JILLIAN MICHAELS

Optimiza tu metabolismo

Jillian Michaels, mejor conocida como la entrenadora de fortaleza y salud en la exitosa serie de
NBC *The Biggest Loser* (El perdedor más grande),
es la autora de los bestsellers *Making the Cut* y
Winning by Losing.

TAMBIÉN DE JILLIAN MICHAELS

EN INGLÉS

MAKING THE CUT

WINNING BY LOSING

OPTIMIZA TU METABOLISMO

OPTIMIZA TU

METABOLISMO

LOS TRES SECRETOS DIETÉTICOS PARA EQUILIBRAR TUS HORMONAS DE MANERA NATURAL Y OBTENER UN CUERPO ATRACTIVO Y SALUDABLE

JILLIAN MICHAELS

CON MARISKA VAN AALST

PRÓLOGO DE LA DOCTORA CHRISTINE DARWIN

VINTAGE ESPAÑOL
UNA DIVISIÓN DE RANDOM HOUSE, INC.
NUEVA YORK

PRIMERA EDICIÓN VINTAGE ESPAÑOL, ABRIL 2010

La información en este libro no se debe considerar como consejo médico o como sustituto para el asesoramiento médico. La información debe ser usada en conjunto con los consejos y el cuidado de su médico. Consulte a su médico antes de comenzar este programa como lo haría con cualquier programa de pérdida o mantenimiento de peso. Su médico debe ser consciente de todas las condiciones médicas que pueda tener, así como los medicamentos y suplementos que estés tomando. Como con cualquier plan para perder peso, la información ofrecida aquí no debe ser utilizada por pacientes en diálisis o por mujeres embarazadas o por madres lactantes.

Información de catalogación de publicaciones disponible en la Biblioteca del Congreso de los Estados Unidos

Vintage ISBN: 978-0-307-47651-7

Diseño del libro de Ruth Lee-Mui
Traducción de Martha Baranda

www.grupodelectura.com

Impreso en los Estados Unidos de América
10 9 8 7 6 5 4 3 2 1

A mi hermana menor, Lauren, por ser la esperanza de mi corazón. Estoy tan orgullosa. Verte crecer, florecer y prosperar me ha inspirado a ser una mujer mejor. El título de este libro se refiere a optimizar tu metabolismo y tu salud, pero, en última instancia, se refiere a optimizar tu vida. Tú eres el dueño de tu destino. Aspira a las estrellas. No te detengas ante nada. No olvides el poder que guardas en tu interior. Progresa.

RECONOCIMIENTOS

Quiero agradecer especialmente a mi editora y amiga, Heather Jackson, por su visión y apoyo constante. A Mariska van Aalst, mi brillante cómplice, gracias por tu paciencia, sangre, sudor y lágrimas. Andy Barzvi, gracias por hacer de este libro una realidad. Gracias a la doctora Christine Darwin, quien proporcionó el prólogo y supervisó los planes de acondicionamiento específicos incluidos en este libro. A mi equipo formado por Giancarlo Chersich, Steve Blatt, Tammy Munroe, David Markman, Kevin Huvane, Jonathan Swaden y Lisa Shotland; sin ustedes no soy nada. A mi asistente, Janet Graham, por soportarme y por ser indulgente con mis neurosis. A mi madre por su amor incondicional.

A todo el mundo en Crown, NBC, Waterfront Media, Icon, Lionsgate, Majesco, Nintendo y KFI, por ayudarme a construir una marca con integridad y propósito. ¡Gracias a todos... por todo!

CONTENIDO

Tercera parte: LAS HERRAMIENTAS MAESTRAS

PRÓLOGO

Por la doctora Christine Darwin

Como endocrinóloga, con frecuencia conozco personas que buscan una explicación para su fatiga o su aumento de peso relacionados con sus hormonas o con su metabolismo.

Este libro único aborda las hormonas en un formato fácil de leer; Jillian Michaels explica, de manera extraordinaria, sus propias experiencias de vida acerca de cómo convirtió sus errores en oportunidades de aprendizaje para otras personas. El libro refleja no sólo la pasión de Jillian por defender un estilo de vida saludable, que incluye una condición física óptima, sino también su compromiso de ayudar a sus lectores a aprender la información esencial sobre las hormonas, las dietas y la salud.

Esta sencilla guía responde a muchas de las preguntas más frecuentes, en especial en las áreas de las hormonas y los temas del peso. Es un libro para todos porque está dirigido a las personas de todas las edades que deseen incorporar una alimentación saludable a un estilo de vida equilibrado. *Optimiza tu metabolismo* sirve incluso como una guía útil para los padres que están preocupados porque sus hijos se encuentran en riesgo hormonal, en especial en el mundo de hoy donde los índices de obesidad infantil se elevan hasta alcanzar los rangos de una epidemia.

Además de aquellos pacientes con preocupaciones hormonales legítimas, también conozco individuos saludables que insisten en consumir algún tipo de hormonas con regularidad porque tienen la creencia errónea que obtendrán algunos efectos favorables para superar problemas metabólicos o de peso. Como médica que atiende a muchos pacientes con enfermedades similares, me manifiesto en contra de agregar más hormonas a tu cuerpo para atender dichos problemas. De hecho, las hormonas no ayudarán. Al contrario, representan un peligro, pues alteran tu producción natural de hormonas. Las hormonas adicionales pueden causar efectos negativos a largo plazo en tu cuerpo que pueden conducir a la dependencia durante el resto de tu vida.

Tu cuerpo necesita revisiones médicas frecuentes. Tienes que prestar atención a lo que sucede en su interior, así como revisas la correspondencia todos los días o limpias tu habitación y los espacios donde vives. No aceptamos "mensajes basura" por correo electrónico en nuestras computadoras porque no nos resultan útiles. Lo mismo sucede con los productos dañinos y tóxicos que llegan a nuestro cuerpo. Tenemos que desecharlos. No son buenos para nosotros. Necesitan ser eliminados con regularidad porque, de lo contrario, nos costarán espacio, tiempo y, en un momento dado, dominarán los aspectos saludables de nuestra vida.

Algunos productos son saludables, tal como esos documentos que conservamos y archivamos. Los nutrientes saludables y los buenos hábitos, como ejercitarnos durante al menos treinta minutos tres o cuatro veces por semana, son el tipo de cosas que deseamos conservar. El ejercicio nos proporciona una sensación de recompensa y nos ayuda a obtener enormes beneficios incluso si la cantidad de peso perdida es mínima. El ejercicio armoniza con tus hormonas al optimizar tu bioquímica interna y ayuda a que tu cuerpo se recupere de nuevo.

El libro de Jillian ilustra los desafíos ambientales que enfrentamos a diario y cómo el estrés influye en nuestro cuerpo a nivel emocional y físico. Nos muestra cómo evitar esos desafíos y superar el estrés de manera que podamos recuperar un cuerpo saludable. El valioso contenido de estas páginas también enfatiza lo importante que es equilibrar nuestros ejercicios psicológicos, hormonales, nutricionales y físicos para lograr una vida larga, saludable y gratificante.

Al leer este libro, recibirás las herramientas necesarias para comprender cómo funcionan las hormonas, con lo cual podrás comenzar a reconocer y a eliminar todas las influencias tóxicas que se cuelan en tu vida. De igual manera, mientras lees y aprendes, querrás consultar a tu médico para corregir cualquier asunto hormonal para que puedas recuperar tu cuerpo.

¡Felicidades! Estás a punto de embarcarte en un viaje fascinante que te animará a eliminar toxinas y a reequilibrar tu vida con hábitos saludables a medida que te haces cargo de tu cuerpo.

Doctora Christine Darwin, miembro del Colegio Estadounidense de Médicos, miembro del Colegio Estadounidense de Epidemiología, profesora asociada de medicina, Escuela de Medicina David Geffen de la Universidad de California, Los Ángeles (UCLA)

INTRODUCCIÓN: RECUPERA TU METABOLISMO

POR QUÉ LAS HORMONAS SON IMPORTANTES

PARA TODOS NOSOTROS

Pude haber titulado este libro *La evolución de una gurú de la salud y la condición física.* ¿Por qué? Porque, después de diecisiete años de trabajo en el campo de la condición física, diecisiete años de estudiar con los médicos más importantes del mundo en áreas como la medicina deportiva, la nutrición, la endocrinología y el antienvejecimiento, esto es todo lo que he aprendido. Sí, esto es a lo que todo lo anterior ha conducido: *Optimiza tu metabolismo,* mi perspectiva total hacia el peso y la salud óptimos.

Este libro es la destilación de mi travesía completa en la salud, de ser una comedora sin moderación durante la infancia a convertirme en una gurú de la pérdida de peso. Durante casi dos décadas me he dedicado a ello; no obstante, lo que he aprendido en los últimos años ha transformado por completo mi cuerpo y mi vida.

Mi primer libro, *Winning by Losing,* se concentró en los aspectos psicológicos y de conducta de la pérdida de peso. En ese libro, me enfoqué en cómo meterte en un marco de vida de manera que estuvieras listo para perder peso. (Si apenas has iniciado un programa de ejercicios y quieres un plan accesible, quizá desees leerlo también).

Mi segundo libro, *Making the Cut,* fue mi oda a la condición física. Se trata de un régimen para la condición física diseñado para liberarte de esas últimas diez libras, ¡a la manera dura! Es despiadado, pero muy efectivo (ríete de un modo siniestro). Te hace pedazos, aniquila las áreas problemáticas, como las lonjas y las chaparreras, y te ayuda a prepararte para ese gran evento o fiesta donde quieres lucir mejor que nunca. (Si sólo tienes que perder unas cuantas libras y quieres adelgazar con rapidez, este plan de treinta días te funcionará).

Sin embargo, este libro no tiene relación alguna con el ejercicio.

¿Te sorprende?

Lo sé, eso no es lo que esperas escuchar de mí. En el pasado he insistido muchas veces acerca de los beneficios del ejercicio. Tú y toda la gente saben que es conveniente para todos. Entonces, ése no es el propósito de este libro.

Tampoco es un libro para aprender a contar calorías.

Sé lo que piensas: que después de haber sido una tirana en cuanto al ejercicio y al cuidado de las calorías, por fin me he ablandado. ¿Cierto? ¡Falso!

Optimiza tu metabolismo es, en primer lugar, un libro de dietas. Mi primer libro de dietas. Y permíteme decirte que, si practicas lo que aquí predico, cambiarás tu vida de más maneras que si sólo adelgazaras. Me refiero a agregar años de calidad a tu vida.

Todos sabemos que las dietas de moda son cosa del pasado y que las locuras de los "cero carbohidratos" y "cero grasas" de los años ochenta y noventa son motivo de risa científica y de dinosaurios de la cultura popular. Bienvenido al futuro: ésta es una era de mapeo del genoma, de investigación celular y de *nutrigenómica* (el estudio de cómo los alimentos se comunican con nuestros genes). Sí, el recuento de calorías y el ejercicio son muy importantes pero no son toda la historia. Debajo de los programas de ejercicio y dietas se encuentran los pequeños mensajeros que transportan información desde tu cuerpo hasta tu cerebro y viceversa. Estos "pequeños mensajeros" son tus hormonas.

¿Qué relación tienen las hormonas con todo? Permíteme explicarlo. Si yo te preguntara qué es tu metabolismo, ¿qué responderías? Apuesto a que tu respuesta sería: "La manera de mi cuerpo de quemar calorías".

Si es así, estarías equivocado. Ésa es una de las *funciones* clave de tu metabolismo, pero ¿sabes lo que *es*?

¡La respuesta es *hormonas*! Tu metabolismo es tu bioquímica.

Algunas hormonas te indican que tienes hambre y otras te dicen que ya estás satisfecho. Cuando comes, las hormonas le indican a tu cuerpo lo que debe hacer con la comida, si debe almacenarla o quemarla como combustible. Cuando te ejercitas, las hormonas le dicen al cuerpo cómo mover y consumir las reservas de energía, y cómo encender o apagar algunas partes. Las hormonas controlan casi cada aspecto de cómo aumentamos de peso y cómo podemos perderlo.

Tal vez ahora pienses: "soy hombre; no tengo que preocuparme por las hormonas" o "si este libro habla de hormonas, no es para mí. Hace veinte años tuve la menopausia".

¡Eso fue lo mismo que yo pensé! Sólo tengo treinta y cuatro años de edad, ¿qué relación puede haber entre mi peso y mis hormonas? Pero, adivina: si eres hombre o mujer, si eres joven o viejo, tu peso está relacionado completamente con tus hormonas. Tanto si quieres perder las libras adicionales del primer año en la universidad como si quieres deshacerte del sobrepeso posterior al parto o de la barriga a causa de la cerveza, tus hormonas determinan si tendrás éxito o no. Justo en este instante, tus hormonas y, por definición, tu metabolismo, están programados para el fracaso. Sin que tú lo sepas, tus hormonas han sido atacadas por sistemas saturados de toxinas, deficientes en términos de nutrición y dominados por el estrés; es decir, trastornos endocrinos que causan obesidad y enfermedades. Estos sistemas acechan en lugares sorprendentes, pero, en última instancia, trastornan las funciones de tus hormonas y causan desequilibrios hormonales en *todos* nosotros.

Ésa es la razón por la cual diseñé *Optimiza tu metabolismo:* para identificar esos catalizadores de obesidad y enfermedades, eliminarlos desde la raíz y crear un estado de salud óptimo en el cual el cuerpo y la mente funcionen a su máxima eficiencia. Juntos, identificaremos y eliminaremos esos trastornos endocrinos y los sustituiremos por sistemas positivos para las hormonas que te vuelvan saludable, feliz y esbelto, sin importar tu edad.

Al sintetizar lo que la ciencia de la endocrinología puede enseñarte sobre tu metabolismo, tus hábitos de alimentación y tu peso corporal, *Optimiza tu metabolismo* te brinda un plan claro que hace que la investigación más actualizada trabaje para ti y para tu bioquímica individual. Este plan completo de estilo de vida te ayudará no sólo a perder esas libras, sino a mantenerlas lejos de ti de una vez por todas.

EL SECRETO PARA LA PÉRDIDA PERMANENTE DE PESO: LA ARMONÍA HORMONAL

El sistema endocrino se puede comparar a veces con una orquesta. Cada hormona es como un instrumento. Juntos y afinados suenan fantásticamente. Pero, ¿qué sucede si, justo en la mitad de un concierto, el violín de pronto se pierde y enloquece por su cuenta? ¿Y después los clarinetes comienzan a vacilar? ¿Y luego el pianista no puede mantener un ritmo constante?

Sonarían como basura, ¿no es cierto?

Eso es justo lo que sucede con tu metabolismo. Tu cuerpo no puede funcionar como se supone que debe hacerlo si cualquiera de nuestras hormonas está desafinada. Una vez que una de ellas pierde el ritmo, las demás la seguirán. Es por ello que, cuando las hormonas están fuera de tono, no puedes enfocarte en una sola a la vez: tienes que esforzarte por afinarlas a todas para que puedan tocar de nuevo de manera armoniosa.

Es probable que hayas escuchado las palabras *cortisol, hormona del crecimiento, insulina* y *leptina*; en especial cuando las mencionan en los infomerciales de la una de la mañana por televisión, ¿cierto? Bueno, esas palabras son los nombres de las hormonas y esas hormonas afectan de manera dramática tu peso y tu salud.

Entonces, los productos para perder peso que las han detectado deben funcionar, ¿no? Es difícil. Lo que sucede es que esos "tratamientos" se enfocan en una sola hormona a la vez (si es que en realidad funcionan), lo cual es una imagen incompleta que puede generar confusiones.

A diferencia de esos infomerciales, en lugar de aislar una hormona a la vez —lo cual es imposible por completo— este libro se refiere a cómo puedes optimizar *todas* tus hormonas y a cómo puedes hacerlo sin consumir medicamentos peligrosos o costosos.

Nuestras hormonas, todas ellas, reciben la influencia de millones de cosas en nuestra dieta y medio ambiente, desde los alimentos procesados hasta los pesticidas, la falta de sueño y el exceso de estrés. Cualquier trastorno disparará una hormona hasta el agotamiento y pondrá a otra a hibernar. Cuando la función normal de una hormona se trastorna, ese desequilibrio crea otro y otro y otro. Con mucha frecuencia, esos desequilibrios crónicos te hacen engordar, incluso cuando eres despiadado y meticuloso para contar y quemar calorías.

Quiero enseñarte a mantener tus hormonas controladas con sólo cambiar tus hábitos en el supermercado y en la mesa de la cocina. Vamos a examinar a profundidad en esos sitios y a retirar toda la basura tóxica que daña a tu sistema endocrino, enciende tus hormonas almacenadoras de grasa y hace que aumentes de peso. Después recuperaremos los nutrientes que se comunican de manera directa con tus hormonas quemadoras de grasa para sintonizarlas de nuevo en sus niveles más favorables. Finalmente, le daremos de nuevo **equilibrio** a la energía que entra y sale de tu cuerpo, de manera que tu metabolismo trabaje para ti como una máquina quemadora de grasas en lugar de trabajar en tu contra por medio del almacenamiento de grasas y del robo de energía.

Cuando tus hormonas se encuentran en sus niveles óptimos, tu cuerpo trabaja con la máxima eficiencia:

- Tu metabolismo comienza a funcionar bien.
- Luces mucho mejor.
- Tu cuerpo mantiene un peso saludable sin demasiado esfuerzo consciente.
- Tu abdomen se hace más plano.
- Tu piel está clara y radiante; tu cabello y uñas están fuertes y brillantes.
- Tus ojos brillan.
- Tus sentidos son agudos, no lentos.
- No sufres hambre excesiva o antojos locos.
- Eres esbelto y flexible.
- Tienes energía para quemar.
- Vives una vida más larga y saludable.

Si me has visto por televisión o me has escuchado en la radio, sabes que soy como un perro con un hueso: no me doy por vencida. He perfeccionado este plan para que nos funcione a todos. Lo he hecho de esta manera para ayudar a cada uno de mis clientes y a los concursantes de *The Biggest Loser*: a través de una atención cuidadosa a los detalles y de una persistencia incansable. He tomado las investigaciones más vanguardistas y las he probado de forma personal para asegurarme de poder ofrecerte el programa más saludable y efectivo de estilo de vida y de alimentación posible.

Lo creas o no, he afinado este plan hasta el punto en el cual puedo comer dos mil calorías al día y asistir al gimnasio por dos o tres horas a la semana (¡debo amar estos exhaustivos horarios de trabajo!) y aún arreglármelas para mantener mi físico.

¿Te suena alocado? También es posible para ti.

Lo mejor es que yo ya hice todo este trabajo, ¡de manera que tú no tienes que hacerlo!

Sé que tienes una vida ocupada y acelerada. Sé que odias los planes que te obligan a contar, a diagramar y a obsesionarte con los detalles mínimos. Olvídate de todo eso. Puedo ser ruda en el gimnasio, pero voy a facilitártelo con esta dieta. Sólo ocupa un asiento en la mesa y disfruta.

Con este libro, aprenderás a:

- Optimizar *todas* las hormonas que son necesarias para perder peso.
- Afinar tu metabolismo con el fin de que trabaje para ti y no en tu contra.
- Elegir alimentos y hábitos que disparan las hormonas para perder peso.
- Evitar alimentos y hábitos que disparan las hormonas para aumentar de peso.
- Distinguir cuáles alimentos funcionan juntos y cómo cocinarlos para obtener el máximo beneficio endocrino.
- Preparar alimentos rápidos y balanceados a nivel hormonal con ingredientes que ya tienes en tu cocina.
- Comer increíblemente bien por poco dinero al día.
- Corregir disfunciones bioquímicas con técnicas de relajación.
- Desintoxicar tu ambiente de manera que las hormonas se reajusten y el sobrepeso desaparezca.
- Disfrutar alimentos frescos que pueden prevenir el cáncer, los padecimientos cardiacos, la depresión, la diabetes y otras enfermedades relacionadas con la dieta y el estilo de vida.
- Incrementar de manera drástica tus niveles de energía y alargar tu vida de forma potencial por muchos años.

A medida que avances en el libro, podrás usar este programa como una guía de principios generales o como un plan prescrito específico para perder peso. El libro está detallado al máximo para que puedas implementarlo todo o sólo las lecciones fundamentales y usarlo a tu modo. Depende de ti.

Quisiera que comenzaras por ver todo a lo que nos enfrentamos y empezaras a tomar decisiones para seguir los postulados principales de este plan. Hazlo y recuperarás el control sobre tus hormonas, reanudarás tu metabolismo y harás que trabaje más rápido que nunca. *Porque, en resumen, éste no es un libro acerca de ser esbelto para ser saludable; se trata de ser saludable para ser esbelto.*

¿Listo? Adelante.

PRIMERA PARTE

ÉSTE ES TU METABOLISMO HORMONADO

CAPÍTULO 1

PERMÍTEME ADIVINAR...
¿ES ESTO LO QUE TE SUCEDE?

CÓMO LOGRÉ PERCATARME DE QUE MIS HORMONAS ESTABAN TRASTORNADAS POR COMPLETO

Intenté acomodar las piezas de todas las formas posibles, pero la historia era siempre la misma.

Médico tras médico, examen tras examen, prueba tras prueba me indicaron este hecho aterrador: en mi búsqueda por ser "delgada" había abusado de mi cuerpo durante años y años. En lugar de adelgazar, tan sólo había logrado envejecer, trastornar mis niveles hormonales y enseñar a mi cuerpo a ser *más gordo*.

Ahora, antes de que digas: "Jillian, por favor, mira tu cuerpo", espera un segundo. Si ya me has visto en televisión, sabes que no soy holgazana (supongo que no te llaman "la entrenadora más ruda de la televisión" por ser indulgente). Es verdad, he invertido muchas horas en el gimnasio. En términos literales, he hecho sudar mi trasero para obtener el cuerpo que tengo.

Sin embargo, ése es mi punto: a pesar de todo ese trabajo, mi cuerpo no respondía como debía, así que me di cuenta de que me hacía falta una pieza del rompecabezas. Ahora, me mata saber que pude haber hecho la mitad del trabajo que realicé para obtener el cuerpo que tengo si tan sólo hubiera sabido lo que sé ahora.

Ahora sé que la solución para vivir de manera feliz y saludable es el equilibrio hormonal, no un régimen imposible que elimina todo placer de la vida. Cuando aprendí cómo comer y vivir de una manera que

11

EL INFIERNO HORMONAL GOLPEA DE NUEVO

Déjame adivinar. Tienes:

- ¿Una báscula que está atorada, no importa cuán poco comas o cuánto ejercicio hagas?
- ¿Un deplorable nivel de energía que sólo parece empeorar?
- ¿Una piel que comienza a palidecer o a arrugarse en exceso, y ni siquiera has cumplido cuarenta años?
- ¿Una piel que con frecuencia tiene erupciones y hace décadas que dejaste atrás la adolescencia?
- ¿Estados de ánimo que se elevan y decaen de manera impredecible?
- ¿Un ciclo menstrual que te vuelve loca por completo (y a todos los que te rodean también)?
- ¿Una fatiga apabullante que no mejora, sin importar cuánto duermas?
- ¿Una sensación de agotamiento un tanto "irritante" de la cual no puedes deshacerte?
- ¿Has perdido las mismas cinco, diez o veinte libras una y otra vez?
- ¿O, lo más probable, has perdido y ganado más peso cada vez, lo cual te enloquece y hace que la desesperanza crezca en ti?

Yo también. Todo lo anterior y más. Yo sabía que algo estaba mal, pero no podía descubrirlo. Pensé que me volvía loca. Fue entonces cuando comencé a investigar en el campo de la endocrinología, es decir, la rama de la medicina que se encarga de las hormonas, y de manera lenta, pero segura, me di cuenta (con no poco horror) de que llevaba gran parte de ello en mi interior.

balanceara y optimizara los niveles de las hormonas principales, la mayor parte de mi batalla para perder peso estuvo ganada antes, incluso, de que pusiera un pie en el gimnasio.

Sin embargo, me tomó mucho, realmente *mucho* tiempo darme cuenta de lo anterior y no quiero que eso te suceda a ti.

UNA NACIÓN EN DESEQUILIBRIO HORMONAL

Cuando miro alrededor, sé que no estoy sola. Existen muchos sistemas endocrinos trastornados allá afuera. Las estadísticas cuentan la historia:

- 24 millones de estadounidenses tienen diabetes (1 de cada 4 no lo sabe todavía).
- 57 millones de estadounidenses son prediabéticos.
- 1 de cada 4 personas tiene síndrome metabólico.
- 1 de cada 10 personas tiene una glándula tiroides hipoactiva.
- 1 de cada 10 mujeres tiene síndrome de ovarios poliquísticos (SOP).
- 1 de cada 13 mujeres padece un severo síndrome premenstrual (SPM).

Eso es antes de comenzar a hablar siquiera acerca de las 33 millones de mujeres que se dirigen hacia la menopausia. De acuerdo, son miembros de la Generación de la posguerra pero también me refiero a los primeros individuos de la Generación X.

Entonces suma otros 33 millones de hombres que se dirigen hacia la andropausia, alias "menopausia masculina", la cual sí existe de verdad.

Todas estas afecciones son causadas por un desequilibrio hormonal. Algunas son el resultado predecible del envejecimiento, otras son provocadas por predisposiciones genéticas. Sin embargo, ¿cuál es el síntoma más común de un sistema endocrino trastornado?

El exceso de grasa corporal, en palabras sencillas.

La obesidad, ni hablar del envejecimiento prematuro y la enfermedad, es causada por desequilibrios hormonales que poco a poco desgastan el sistema endocrino hasta que éste se ve engañado y comienza a almacenar libras. Una vez que tu metabolismo piensa que lo que tú quieres es subir de peso, hace todo lo que puede por complacerte.

Ésta es la razón por la cual dos de cada tres personas tienen sobrepeso y una de cada tres se ha vuelto obesa.

Y ése es el motivo por el cual escribí este libro.

Juntos, vamos a reeducarte a ti y a tu metabolismo para que tu cuerpo se convierta en una máquina vibrante por naturaleza y tonificada para quemar grasa.

EL GRAN ENGAÑO HORMONAL

Todas y cada una de las funciones corporales que puedas imaginar están controladas por tus hormonas. Minuto a minuto, tu bioquímica intenta mantener la homeostasis, que es un sentido de equilibrio en tu cuerpo. Además de ayudar a todos los sistemas de tu cuerpo —tus riñones, intestinos, hígado, grasa, sistema nervioso, órganos reproductivos— a comunicarse entre sí, tus hormonas tienen otra labor enorme. Cada vez que tu cuerpo interactúa con millones de variables externas, como el contenido de tus alimentos, la hora del día y la intensidad de tu ejercicio, tu sistema endocrino responde y libera hormonas para ayudarte a equilibrar tu azúcar corporal, para dormir, para quemar grasa o para desarrollar tus músculos.

El único problema es que a veces esas variables externas se salen de registro y tus hormonas no saben para dónde dirigirse. Éstas intentan ayudar a tu cuerpo a recuperar el equilibrio, pero, frente a alimentos no saludables, a toxinas ambientales o a demasiado estrés, comienzan a exagerar sus reacciones y a sobrecompensar. Allí es donde comienza el problema.

Demasiado estrés dispara el cortisol, responsable de producir la grasa abdominal. Los estrógenos sintéticos en el ambiente atacan al cuerpo desde todos los rincones y engañan a tu testosterona. Demasiadas noches sin dormir ocasionan que las hormonas del crecimiento decrezcan y no quemen grasa. Las comidas que omites hacen que salte la ghrelina, es decir, la hormona del hambre. La adicción a los refrescos con azúcar entorpece el trabajo de la leptina, la hormona de la saciedad (satisfacción).

Estos cambios hormonales drásticos no formaban parte del plan original de tu cuerpo. Entonces, las fluctuaciones impredecibles comienzan a desgastar los procesos regulatorios naturales de tu cuerpo. Tu sistema endocrino ya no comprende cómo luce el equilibrio. Deja de responder como solía hacerlo. Tus órganos pierden eficiencia y tus glándulas se agotan. Te vuelves hipotiroideo, resistente a la leptina y resistente a la insulina.

Y entonces subes de peso.

Ésta es la razón por la cual necesitamos lograr que tu cuerpo recupere el equilibrio. Y eso es lo que hará este libro. Voy a darte todas las herramientas que necesitas para recuperar el control de la bioquímica de tu cuerpo. Juntos, vamos a oprimir el botón de reinicio de tu metabolismo y reentrenaremos a tus hormonas para que, en lugar de ganar peso, puedas comenzar a perderlo. Mucho peso.

LO QUE ESTÁ EN JUEGO

Por todas partes existe la evidencia de un colapso endocrino nacional. Los estadounidenses con sobrepeso son más que antes: 72 millones de nosotros. La obesidad es la segunda causa de muerte evitable. Sólo el acto de encender carcinógenos conocidos e inhalarlos una y otra vez a tus pulmones, alias fumar, le ha robado el primer sitio.

Las personas que son obesas tienen entre 50 y 100 por ciento más probabilidades de morir de manera prematura que los individuos con peso normal. También tienen un índice de riesgo más alto de padecer muchas enfermedades debilitantes o mortales:

- Artritis
- Arterosclerosis (endurecimiento de las arterias)
- Cáncer (en especial cáncer de páncreas, hígado, riñón, endometrio, mama, útero y colon, y tal vez leucemia y linfoma)

- Fallo cardiaco congestivo
- Enfermedades coronarias
- Depresión grave
- Estigma social devastador
- Enfermedades de la vesícula biliar
- Gota
- Ataques cardiacos
- Presión arterial alta
- Colesterol alto
- Triglicéridos altos
- Problemas respiratorios
- Apnea del sueño
- Embolia
- Paredes cardiacas más anchas
- Diabetes tipo 2

Desearía haberme inventado todo esto para asustarte, pero no es así. Todos hemos leído los periódicos. Sabemos que existen múltiples razones por las cuales sucede esto: veinte mil canales de televisión, súper hamburguesas de queso, alimentos procesados, desplazamiento al trabajo de cincuenta millas, semanas laborales de setenta horas.

Sin embargo, existen otras razones de las cuales nadie parece querer hablar. ¿Qué ocurre con los químicos en nuestro aire, agua, cosméticos, ropa? ¿Qué hay del pesticida en los jardines de nuestros vecinos? ¿Qué tal el plástico que ha invadido cada esquina de nuestro mundo?

Hemos satanizado durante mucho tiempo nuestros hábitos de pedir raciones extragrandes. No obstante, existen muchos otros factores ambientales, alimenticios y sociales que han entrado al juego en los últimos treinta años, y una amplia cantidad de ellos trastorna nuestras hormonas y apaga nuestros metabolismos.

He observado a muchas personas a quienes aprecio avanzar hacia una muerte prematura inducida por las hormonas. Tú conoces a ese tipo, o tal vez eres ese tipo, con un barril de grasa causante de infartos alrededor de su cintura. O a esa mujer que encuentra una bolita en su pecho a los veintiocho años. O a ese niño que es diagnosticado con diabetes tipo 2, propia de adultos, antes de estar autorizado para ver una película para adolescentes.

Este último caso es muy penoso para mí. El índice de diagnósticos de diabetes se ha disparado 40 por ciento en la última década. ¿Qué diablos sucede aquí? ¿Por qué nuestras hormonas se salen de control y cómo podremos detenerlas?

Resulta claro que sólo existe un camino. Tenemos que despertar y darnos cuenta de que cada bocado que comemos y cada decisión sobre el estilo de vida que llevamos es importante. No sólo por las calorías, la grasa o los carbohidratos, sino porque esos bocados o decisiones le dicen a nuestro cuerpo cómo reaccionar. Con una mordida tras otra, un trago tras otro, una inhalación tras otra, cuando elegimos los alimentos equivocados o nos rodeamos de químicos tóxicos, cada momento de consumo le indica a nuestras hormonas que hagan cosas que, si estuviéramos conscientes, nunca les indicaríamos.

Tenemos que aprender cómo nuestro suministro de alimentos moderno y nuestro mundo tóxico interactúan con nuestras hormonas. Tenemos que comprender con exactitud cómo es que nos hacen engordar y enfermar. Ésa es la única manera de programarnos bien de nuevo. De eso trata *Optimiza tu metabolismo*.

CONFESIONES DE UNA NIÑA QUE FUE GORDA

¿Qué tanto nos hemos alejado del camino del equilibrio hormonal natural?

Muchísimo, en realidad. Y lo sé porque durante muchos años de mi vida yo estuve muy, muy lejos de mí misma.

Voy a contarte lo que me sucedió, cómo mis niveles hormonales se trastornaron por completo, no porque sea muy inusual, sino porque muchas de las mismas cosas pueden haberte sucedido a ti o a todas las personas que conoces. Sin reflexionar sobre lo anterior, incluso una gurú del acondicionamiento físico puede observar que todo su esfuerzo se ve menospreciado por las hormonas descontroladas; entonces, ¿qué oportunidad podría tener un profesor, un vendedor o una mamá que se queda en casa?

Todo comenzó cuando yo era una gordita total.

Tal vez ahora luzca esbelta, pero invertí mis primeros años en una lucha constante contra el exceso de peso.

Una parte de lo que dio inicio a todo fue vivir con mi papá. Mi papá era un adicto, y la comida era sólo una de sus adicciones. Es muy probable que también tuviera hipotiroidismo, aunque ninguno de nosotros lo sabía en aquel momento. Sin embargo, su adicción a la comida y su predisposición genética al sobrepeso fueron transferidas a mí, sin duda alguna.

Yo me quedaba con mi papá mientras mi mamá asistía a la escuela nocturna para convertirse en psicóloga. La comida era la única manera que él conocía para demostrar su afecto y para relacionarse conmigo. Preparaba enormes recipientes de palomitas de maíz y mirábamos juntos a *Buck Rogers*. O preparábamos pizzas juntos. Incluso, preparaba helado casero para nosotros.

> Las papas a la francesa son uno de los tres vegetales más comunes consumidos por infantes entre los 9 y 11 meses de vida.

Si salíamos de la casa, íbamos a nuestro restaurante preferido de pollo frito o al de burritos que tanto nos gustaba. La comida se convirtió en la única conexión que tuve con mi papá.

Sin embargo, no todos mis problemas con la comida provinieron de él. Mi mamá, que siempre fue delgada, a veces utilizaba la comida como recompensa. Yo fui hija única; cuando mis padres estaban fuera, me dejaban con una niñera. Entonces, antes de que llegara la niñera, me llevaban a la panadería y me decían: "Escoge todo lo que quieras". O mi papá ordenaba una milhoja sólo para mí, porque era su favorita. Al salir de la panadería, podía escoger lo que quisiera. Esas cosas aún tienen una extraña conexión emocional para mí, lo cual es terrible.

Mi mamá sabía que yo la echaba de menos cuando iba al trabajo; por tanto, antes de marcharse durante todo el día, me decía: "¿Qué quieres de la máquina expendedora?". Tan pronto como llegaba a casa, me entregaba mi barra de chocolate Twix. Yo tenía un elaborado ritual para comerme el Twix: primero, me comía con todo cuidado la capa de caramelo que cubría la galleta. Después, sumergía la galleta en un vaso de leche. Estos rituales alimenticios eran un consuelo para mí. Eran constantes, consistentes, confiables y, con el tiempo, muy destructivos.

Siempre fue así en mi familia, tanto como puedo recordar. En una ocasión, cuando tenía tres años, mis padres tuvieron una conversación acerca de separarse. Me entregaron una bolsa de Cheetos y me llevaron a la cocina mientras ellos discutían en la habitación contigua. Recuerdo que me senté sola en la mesa de la cocina frente a una enorme bolsa de Cheetos y me pregunté: "¿Qué significa esto para mí?". En ese momento, no tenía hermanos ni hermanas. No tenía un apoyo verdadero; sin embargo, los Cheetos estaban allí para mí. La comida me hizo

LAS RAÍCES DE LA GORDURA, PRIMERA PARTE: ESTÁN (DE MANERA PARCIAL) EN LA FAMILIA

Ten en cuenta estos elementos del ambiente familiar que están asociados con un riesgo elevado de generar obesidad:

- **El peso de la madre:** A los 6 años, los niños nacidos de madres con sobrepeso tienen quince veces más probabilidades de ser obesos que los niños nacidos de madres con peso normal.
- **Lactancia:** Numerosos estudios vinculan la lactancia con menos probabilidades de obesidad infantil. Algunos expertos estiman que los bebés alimentados con biberón tienen entre 15 y 20 por ciento más de probabilidades de ser obesos que los bebés alimentados con leche materna.
- **Televisión:** Cada hora de televisión que los adolescentes ven incrementa su riesgo de obesidad en 2 por ciento. Reducir el tiempo frente al televisor a una hora semanal podría disminuir el número de adolescentes obesos en casi una tercera parte.
- **Comidas familiares:** Una encuesta entre 8.000 niños reveló que aquellos que no compartían muchas de sus comidas en familia, y pasaban muchas horas frente al televisor, tenían más probabilidades de sufrir sobrepeso en el tercer grado escolar.
- **Sin juegos a la intemperie:** Si esos niños también viven en vecindarios inseguros que no permiten los juegos a la intemperie, ya son gordos en el jardín de niños.
- **Control de los padres:** Si los padres son muy controladores respecto de lo que comen sus hijos, éstos nunca desarrollan la capacidad de autorregular su consumo y tienen probabilidades de sufrir de sobrepeso.

compañía. Me dio algo a lo cual aspirar; algo consistente y que nunca me decepcionaría.

Triste, ¿verdad?

En última instancia, mis padres se divorciaron cuando yo tenía doce años. No es coincidencia que ése haya sido justo el pináculo de mi aumento de peso. Todo se caía a pedazos a mi alrededor. Faltaba a la escuela, fallaba en las clases, probaba el licor del bar de la casa de mis padres; en resumen, hacía todo tipo de cosas malas, de cosas peligrosas.

Comencé a robarme el auto de mi mamá después de la escuela. Ten presente que yo tenía *doce* años. Llegaba a la casa por la tarde, cuando ella aún estaba en el trabajo, y tomaba el duplicado de sus llaves. Me llevaba el Jeep Cherokee y corría por el vecindario como una persona enloquecida. Fui muy afortunada de no matar a alguien, incluso a mí misma.

Mientras me encontraba afuera en el auto, visitaba mis restaurantes preferidos de comida rápida. Comenzaba con una visita a Taco Bell: dos burritos de frijoles con queso, sin cebolla y con queso adicional. Después, fueron dos burritos de frijoles con queso, sin cebolla y con queso adicional, y un taco. Después, tres burritos de frijoles con queso, sin cebolla y con queso adicional, y un taco supremo. Y, por si fuera poco, desde luego, agrégale las barritas de canela y una Coca-Cola.

O, después de clases, ordenaba una pizza de Domino's, me sentaba en la azotea de mi casa y me la comía entera. O me compraba una bolsa de Cheetos y me la comía completa, mientras miraba *Punky Brewster* o *The Facts of Life*. Sólo me sentaba en el sillón a aumentar de peso y a sentirme miserable.

Por aquel tiempo, comencé a soñar que era una prisionera de guerra en una zona de conflicto. Me obsesioné con las películas sobre la guerra de Vietnam y literalmente comencé a creer que era una prisionera de guerra reencarnada. El día en el cual finalizó el divorcio de mis padres, hice un agujero en la pared a patadas.

Yo tenía doce años, medía 5 pies de altura y pesaba alrededor de 175 libras. (En otras palabras, medía dos pulgadas menos y pesaba 55 libras más que ahora).

Mi mamá me miró con atención y se dio cuenta de que tenía que actuar, y pronto. Me llevó a un psicoterapeuta, pero, por fortuna, también reconoció que yo necesitaba una salida física para liberar mi rabia y mi frustración.

Así fue como las artes marciales salvaron mi vida.

- **Hacer dietas demasiado jóvenes:** Los chicos y las chicas que son motivados a hacer dietas tienen tres veces más probabilidades de sufrir sobrepeso cinco años después debido a que se atragantan de comida, omiten el desayuno o realizan otro tipo de intentos poco saludables para perder peso.
- **Pobreza:** Un ingreso bajo combinado con cualquiera de estos factores incrementa el riesgo de la obesidad de manera drástica. Creo que las toxinas de nuestro ambiente hacen presa de las personas más vulnerables: los niños pobres, cuyos padres sólo pueden pagar los alimentos procesados más disponibles, modificados a nivel genético, saturados de pesticidas y con bases de maíz y soya.

INTEGRA EJERCICIO... Y PODER

En aquel tiempo, mi mamá salía con un tipo cuyos sobrinos tomaban clases de artes marciales con un maestro que era muy poco convencional, por decir lo menos. Yo estaba intrigada. En cierto sentido, mi mamá sintió que aquello sería adecuado para mí; no obstante, enviar a tu hija con ese instructor era como enviarla a una escuela militarizada. Él no se andaba con bromas.

Su nombre era Robert David Margolin e impartía sus clases en un *dojo* construido en su garaje, en Calabasas Hills. Robert creó un estilo híbrido, una mezcla de *aikido* y *muay thai* llamado *akarui-do*. En esencia, él era uno de los pioneros en las mezclas de artes marciales. Se convirtió en una especie de figura paterna para mí, pero, en definitiva, era un renegado.

Era muy extremo y me encantaba. Lo sentía más real de lo que hubiera sido para mí una perspectiva más tibia y convencional. Supongo que los extremos me atraen. (Es probable que ya hayas adivinado esto sobre mí).

Los hombres en ese pequeño *dojo* se convirtieron en hermanos para mí. Todos estaban dedicados a su salud y estaban motivados, eran espirituales y se concentraban. Dado que los admiraba tanto, comencé a darme cuenta de que todas las demás cosas que hacía (la bebida, faltar a clases y, en términos básicos, hacer de mi vida un desastre) no eran geniales. *Esto* era genial para mí. Yo quería ser como esas personas. Yo quería impresionarlos.

> Los niños que practican deportes tienen 80 por ciento menos probabilidades de tener sobrepeso que los niños que no los practican.

Entonces, ¿qué fue lo que Rob me dijo que por fin consiguió meterme en cintura? Ésta es la historia. Creo que todas las personas que toman con seriedad la idea de cambiar su vida tienen uno de esos "momentos de tocar fondo", como yo los llamo. Es la epifanía que, en última instancia, te conduce hacia el cambio, sin importar lo que cueste.

Cierto día, mientras esperaba mi lección, yo estaba allí de pie y escarbaba mi bolsa de Cheetos. Robert salió por mí, echó una mirada a la bolsa y me expulsó de su estudio.

"Desperdicias mi tiempo", me dijo, "y hasta que estés lista para captar lo que yo enseño, pierdes tu tiempo también. Yo en verdad *valoro* el mío. De manera que sal de aquí". Sentí que la sangre escapaba de mi cuerpo. Él vio lo afectada que yo estaba. "Si quieres tomar esto con seriedad y tomarte con seriedad a ti misma, regresa. Yo puedo ayudarte", y entonces cerró la puerta en mi cara.

El mensaje de Robert para mí, que se convirtió en mi filosofía desde ese momento, fue: todo el viaje hacia la salud se refiere al poder. La definición de poder, en mi opinión, es aprender cómo lograr que tu sueño se convierta en realidad.

Permíteme compartir un pequeño secreto contigo: no me gusta hacer ejercicio. A veces me gusta, pero es raro. No me importa si una persona tiene abdominales de lavadero o bíceps de acero. No me malinterpretes; si los tienes, bien por ti. Sin embargo, el acondicionamiento físico significa mucho más para mí.

Yo utilizo el ejercicio para motivar a la gente. El ejercicio hace que la gente se sienta fuerte, confiada y potente, y esa fortaleza trasciende a otras áreas de la vida.

Ahora comprendo que con tu dieta y con otros aspectos de tu estilo de vida sucede lo mismo. Una vez que tomas la decisión de tomar el control de lo que sucede en tu cuerpo, eres capaz de controlar ese poder. Al reconocer que las fuerzas externas a tu cuerpo han trastornado tu bioquímica interna, y al tomar medidas para optimizar tus hormonas, tienes acceso a ese poder y lo reclamas para ti mismo.

Cuando Robert me expulsó de su estudio, yo tenía catorce años. Había estado allí sólo durante un año. De pronto, me di cuenta de lo lejos que había llegado. Había pasado de ser la chica gorda de la escuela que no podía levantar la vista del suelo, la misma que comía su almuerzo en la oficina de la señora Cronstad cada día porque tenía miedo de mostrar su rostro en el patio de la escuela, a ser la chica que caminaba por el pasillo y miraba a la gente a los ojos mientras pensaba: "No puedes hablarme así. Rompí dos tablas con el pie derecho. Vamos".

No podía arriesgarme a perder ese poder de nuevo.

El trabajo con Robert me transformó a nivel psicológico, me dio confianza y me mostró una manera de vivir que yo valoré y que me ayudaría a alcanzar mis sueños. Él me ayudó a darme cuenta de que mientras más fuerte era a nivel físico, más poderosa era como ser humano.

Sin embargo, aún no entendía un concepto esencial. A Robert no le importaba que yo fuera esbelta. A mí sí. A él no podía importarle menos. Él quería que yo tuviera una dieta saludable para cuidar mi cuerpo, pero en realidad yo no capté *esa* parte de su mensaje hasta muchos años después.

JOVEN Y ATRACTIVA

A los diecisiete años yo era una entrenadora física certificada. Y era vanidosa.

Era una mujer joven que vivía en Los Ángeles. Como es natural, quería lucir bien. Era voraz al respecto. No había nada que no leyera o que desconociera al respecto. Tenía todas y cada una de las revistas, desde *Muscle & Fitness* hasta *Shape*. Leía cada libro de dietas e intentaba cada locura relacionada con el físico. Vi lo que funcionaba y lo que no.

Estudiaba el entrenamiento de mar, aire y tierra que se impartía en la Marina, y devoraba libros acerca de Bruce Lee y de los métodos de entrenamiento del equipo de tácticas y armas especiales del ejército de Israel. Invertía horas y horas en el gimnasio, y hacía las cosas más locas. Practicaba *plyometrics* (ejercicios explosivos) y rutinas de alta intensidad una década antes de que se pusieran de moda. Asistía al gimnasio y me colgaba de cabeza en un aparato de gravedad o hacía flexiones con un solo brazo como si nada.

La gente en el gimnasio me veía y pensaba: "¿Qué diablos hace esa chica?". Después, un par de personas se acercaron a mí y me pidieron que las entrenara. Así comenzó mi carrera como entrenadora: la gente quería que le enseñara todas las locuras que yo hacía conmigo misma.

Yo ni siquiera pensaba en hacer una carrera de ello. Ya trabajaba en un bar por las noches (con una identificación falsa, debo agregar. Aún era un poco rebelde. Algunas cosas nunca cambian). En realidad, ganaba mucho dinero para ser adolescente. No necesitaba ingresos adicionales. Nunca busqué clientes. Sólo pensaba: "Bueno, yo hago esto por mí, pero, si quieres, claro. Te entrenaré, ¿qué diablos? Podría ser divertido".

Desde luego, a esas alturas, no tenía idea de que éste sería mi destino: ayudar a la gente a transformar su cuerpo y su vida a través del acondicionamiento físico y la salud.

Aún atravesaba por mi propia saga, por mi propia lucha continua contra mi peso.

Estaba obsesionada con encontrar maneras adecuadas para perder grasa, no sólo para mis clientes, sino para mí. Por ejemplo, durante un tiempo seguí la creencia prevaleciente según la cual la manera más efectiva para perder grasa era haciendo ejercicio con el estómago vacío. ¡Después tuve oportunidad de conversar con un bioquímico al respecto y entonces descubrí que eso es un error porque tu cuerpo metabolizará su propio tejido muscular! Borré lo anterior y avancé hacia lo siguiente.

> La mujer estadounidense promedio ha intentado bajar de peso al menos 10 veces.

Hice lo mismo con mi dieta. Experimenté con Pritikin, Atkins, tipo de sangre, pH, paleolítica, vegetarianismo, alimentos combinados, incluso el temible programa de purificación gastrointestinal Master Cleanse. La dieta que se te ocurra, yo la intenté. ¿Por qué? ¡Porque quería ser delgada!

Durante una década entera, traté a mi cuerpo como si fuera una rata de laboratorio. ¿Cómo imaginar que esos experimentos extremos creaban desórdenes en mis hormonas? Todo lo que me importaba era no volver nunca a ser la chica gorda y, con toda franqueza, no me importaban las maneras de obtener los resultados que buscaba.

Al ejercitarme en el gimnasio y al leer las últimas investigaciones acerca de las dietas, me sentía en mi mundo y adoraba la vida. Pero, entonces, de alguna manera, me perdí en la tierra de los cubículos durante algunos años.

▶ LA CARRERA DE RATAS RECLAMA OTRA RATA

¿Alguna vez tomaste una decisión en tu vida que parecía ser una corrección amable de camino, pero resultó ser una desviación mayor? Eso fue lo que me sucedió y me tomó *años* volver al camino correcto.

Yo me sentía feliz de entrenar personas durante el día y de trabajar en un bar por las noches, no pensaba mucho en el futuro y sólo me divertía. Pero entonces, comencé a recibir las críticas de un chico con quien salía. "Jillian, tienes veintitrés años", me dijo. "Vives en Los Ángeles. No puedes ser *entrenadora* (como si dijera "narcotraficante") durante el resto de tu vida. Tienes que ponerte seria. Necesitas una carrera"

A partir de ese momento, pensé: "Oh, supongo que ser entrenadora no es una carrera real". Es posible que la parte más triste de todo haya sido que yo no pensaba que entrenar gente fuera una carrera precisamente *porque* me gustaba mucho. Algo tan divertido no podía ser un trabajo, ¿no es cierto? Trágico.

Me dije a mí misma que necesitaba ponerme seria y encontrar un "trabajo adulto". Entonces me fui a trabajar a una gran agencia de talentos en Los Ángeles.

Durante los siguientes tormentosos y mortificadores cuatro años, quemé la vela por ambos lados al tolerar un trabajo de escritorio de sesenta horas por semana con el estrés por las nubes y el trasero puesto sobre una silla el ciento por ciento del tiempo. Sin embargo, aunque tuviera que hacer ejercicio a medianoche, aún sudaba en el gimnasio, aún me obsesionaba con la salud y aún me entrenaba, sólo que no entrenaba a nadie más.

Durante mis escasas horas libres devoraba con voracidad todas las publicaciones existentes sobre las dietas. Oh, ¿estamos ahora en la "Zona"? Espera, ahora hacemos clasificaciones metabólicas, ¿no es así? ¿Qué es esta cosa de South Beach?, ¿es la manera? Siempre estaba en una batalla constante contra mi peso, mi cuerpo y mi salud. Día tras día me esclavizaba contando hasta la última caloría.

Por esa época, noté que tenía una mancha color castaño en el rostro que no desaparecía. Acudí al dermatólogo. Resultó ser que yo tenía melasma, también conocida como "mancha de embarazo" o "paño", que es una hiperpigmentación extrema en el rostro que con frecuencia es causada por altos niveles de estrógeno y progesterona. Mi dermatólogo la vio y me dijo: "Podemos hacer una exfoliación para aclararla".

Yo pensé: "¿Una exfoliación? Espere, ¿por qué me salió en primer lugar?". Nunca había estado embarazada y no tomaba píldoras anticonceptivas. ¿Qué sucedía?

No tenía tiempo para pensar al respecto. Estresada hasta el límite, vivía de alimentos de dieta procesados (es decir, *falsos*), edulcorantes artificiales, alcoholes azucarados y cafeína; me forzaba a pasar los días y lo soportaba todo a través de una adicción franca a la Diet Coke. Me bebía seis latas o *más* todos los días.

Visto desde el exterior, mi trabajo era en verdad glamuroso. Yo no hacía fila de espera en los restaurantes. La gente "me reconocía". Trabajaba en Hollywood, por el amor de Dios. Yo pensaba que era muy exitosa.

Sin embargo, en realidad odiaba mi trabajo y lo que hacía. Todos los días me despertaba y quería gritar. Sentía que mi vida no tenía sentido.

¿Ya conoces el refrán: "Todo se vuelve más oscuro antes del amanecer"? Mi punto más oscuro fue cuando me vi atrapada en la lucha de poder entre dos agentes del trabajo. Yo sabía algo terrible de uno de ellos, algo que hacía y que, en definitiva, hubiera significado que lo despidieran, por no decir que lo demandaran. El estrés de saber esta información fue demasiado para mí (además, con toda honestidad, yo no lo soportaba). Entonces, cuando la gerencia me llamó y me preguntó acerca de lo que ese tipo había hecho, lo conté todo. Toda la historia. Les dije lo que él había hecho y cómo lo había hecho.

> La gente que reporta estrés laboral tiene 73 por ciento más probabilidades de desarrollar obesidad y 61 por ciento más probabilidades de desarrollar grasa abdominal que la gente que no reporta estrés alguno.

Ya te has dado cuenta hacia dónde se dirige la historia, ¿cierto?

Los agentes renegociaron su contrato. Me despidieron. Y ahora yo tenía un enemigo mortal de por vida.

Lo que sucedió a continuación fue la representación de *Tú nunca volverás a almorzar en esta ciudad*. Me ficharon en toda la ciudad. No podía encontrar empleo. Ni siquiera podía levantarme del sofá. Sólo me quedaba sentada allí y pensaba: "Desperdicié cuatro años de mi vida, matándome sin razón, sintiéndome miserable y, ¿para qué?".

En cierto momento, no tuve opción. Tenía que ganar dinero. Un amigo me contrató en un centro deportivo para que fuera asistente de terapia física. Tuve que tragarme mi orgullo y trabajar por una décima parte de mi salario anterior. Tenía que cubrir con toallas a los chicos que eran asistentes de la empresa que me había despedido, ¡chicos a quienes yo había enviado a ese gimnasio cuando era su jefa en el trabajo! Toda la experiencia fue mortificadora.

Justo entonces me sucedió lo mejor que me ha sucedido.

Un mal día para tu ego es un día grandioso para tu alma.

DE NUEVO EN CASA... Y MUY CERCA DE LAS RESPUESTAS

Según resultaron las cosas, esa prueba gigantesca a mi ego fue justo lo que necesitaba. Esta situación me sirvió para encarrilarme de nuevo y me hizo sentir lo bastante humilde y hambrienta como para trabajar duro una vez más. Después de un tiempo largo de intentar vivir de acuerdo con la definición de éxito de alguien más, había regresado adonde pertenecía. Y estaba feliz por primera vez en años.

En el transcurso de unos cuantos meses, ayudé a que el centro deportivo extendiera sus ofertas y abriera un gimnasio en forma. Mi lista de clientes comenzó a llenarse. Ya trabajaba con celebridades como Vanessa Marcil y Amanda Peet, con agentes y productores de Hollywood, todos clientes nuevos que habían acudido a mí debido al tiempo que pasé en la industria del entretenimiento. A medida que me reestablecía, podía hablar con los nutricionistas, dietólogos y médicos del deporte de estas celebridades, los mejores de la industria. Créeme, nunca perdí la oportunidad de hurgar en sus cerebros. Tomaba las teorías que aprendía y les decía: "Explícame la dieta Atkins. ¿Dónde está la ciencia detrás de esa dieta? ¿Qué es lo que hace en realidad?". La imagen se hacía cada vez más clara, pero aún no lograba unir todas las piezas... en especial en lo que se refería a mi propio cuerpo.

Para el año siguiente, ya había abierto mis propias instalaciones de medicina del deporte en Beverly Hills, con tres terapeutas físicos, un fisiólogo y un quiropráctico. Muy poco después de eso comencé a recibir llamadas de *Shape, Self, Redbook* y *Marie Claire* cada vez que necesitaban una entrevista sobre una nueva rutina, dieta o fenómeno para perder peso.

En términos profesionales, tenía mucho éxito y mi futuro parecía brillante. Sin embargo, a pesar de todo, yo aún luchaba para mantener mi peso bajo. La única razón por la cual mantenía la línea era porque había sido meticulosa, y quiero decir *me-ti-cu-lo-sa* con el conteo de las calorías. Entrenaba a mi cuerpo con rigor durante siete u ocho horas a la semana. A pesar de que les recomendaba a mis clientes beber galones de agua, yo era una adicta a la cafeína y bebía refrescos dietéticos hora tras hora.

> Por cada lata de refresco dietético consumida cada día, el riesgo de una persona de volverse obesa asciende a 41 por ciento.

Que Dios no permitiera que me saliera de mi régimen durante unos cuantos días. Al instante aumentaba cinco libras, lo cual me regresaba a mi rutina tormentosa. Después de todo el esfuerzo que invertía en aprender acerca de dietas y nutrición, no podía dilucidar por qué todo mi ejercicio y mis hábitos alimenticios un tanto alocados no funcionaban. En verdad, pensaba que el departamento de genética de mi cuerpo estaba arruinado, es decir, que mi metabolismo apestaba y que ser esbelta nunca sería tan fácil para mí como lo era para muchas de mis amigas.

Pero, según se dieron las cosas, la realidad es que el cuerpo es capaz de lidiar con ese tipo de presión sólo durante un tiempo limitado antes de darse por vencido por completo. Eso fue lo que sucedió cuando me uní al elenco de *The Biggest Loser*.

Ahora, si una chica va a aparecer en televisión para inspirar a la gente a perder decenas de libras, tiene que lucir bien, ¿cierto? Ése fue el pensamiento que me guió mientras me preparaba para aparecer ante las cámaras. "Tengo que estar delgada. Tengo que dar una buena impresión", me decía; por tanto, restringía con severidad mi consumo de calorías a 1.200 al día mientras me mataba en el gimnasio. Ésa era la única manera de lograr que mi cuerpo tuviera una figura formidable. Sólo tenía una oportunidad para obtener la atención de la gente y dar una buena impresión. Tenía que estar en la mejor forma de mi vida para andar por ese camino, se podría decir.

Bueno, anduve por ese camino, de acuerdo: el camino de los muertos vivientes. Me sentía exhausta. Estaba en los huesos y estresada al máximo.

Tan pronto como terminó la temporada, pasé de las 1.200 calorías diarias a unas más saludables 1.800; un cambio perfectamente razonable para una persona que se ejercitaba con tanto empeño como yo.

Y aumenté quince libras casi de la noche a la mañana.

Pero no fue que llegara a casa y me llenara de pizza. ¡Aún hacía ejercicio durante cinco horas a la semana! Si me bebía una sola copa de vino, aumentaba de peso. Una vez más, tuve que matarme para recuperar la línea.

Algo más estaba sucediendo. "Esto es ridículo", pensé. Algo estaba mal, en definitiva, con mi metabolismo. No debía ser tan difícil, maldita sea.

ENCONTRAR LAS LLAVES DEL REINO

Entonces, justo en esa época, llegué a los treinta. Es chistoso eso de cumplir treinta años; de verdad hace que una persona piense en la posibilidad de tener hijos, en el deseo de vivir más años y ser más saludable. Hasta ese momento, y esto puede parecerte un tanto gracioso, siempre había asumido que moriría joven. Cuando llegué a los treinta me di cuenta de que no era James Dean y de que no podría escabullirme tan fácil. ¡Y no quería! Quería tener una vida larga, crecer y envejecer con gracia.

El asunto ya no sólo se refería a estar delgada, sino también a la salud y a la longevidad.

> Después de los 20 años, el índice metabólico basal desciende 2 por ciento por década; después de los 40 se reduce en 5 por ciento cada década.

Yo quería no sólo un cuerpo esbelto, sino también una vida saludable, feliz y larga.

Por aquel entonces, una buena amiga y cliente estaba consultando a un endocrinólogo. Hablé por teléfono con ese doctor para discutir la salud y el bienestar de mi cliente, lo cual era rutinario para mí. En realidad, trabajaba con casi toda la comunidad médica de Los Ángeles y me reunía o hablaba con cada dietólogo, doctor de medicina del deporte, bioquímico, quiropráctico, podiatra... lo que te imagines. Pero éste fue mi primer endocrinólogo.

Mientras hablaba con este médico, por fin comprendí por qué mi clienta no obtenía resultados. Todas las partes faltantes del rompecabezas estaban justo delante de mí. Mi clienta tenía hipotiroidismo, razón por la cual no podíamos deshacernos de sus últimas quince libras de sobrepeso. Ella también padecía síndrome de ovarios poliquísticos, que se relaciona con dos tipos de diabetes, y que provocaba que su metabolismo funcionara a ritmo de caracol. *Guau.* Yo sabía que su metabolismo era lento, pero ahora sabía por qué. Y con esa ayuda creamos un plan de alimentación para cambiarlo.

"Increíble", pensé, "tengo que hacer eso mismo por mí". "¿En cuánto tiempo puede recibirme?", pregunté. "¿Puedo ir allá ahora mismo?".

Entonces me puse a merced del endocrinólogo. Me hicieron pruebas de todo, desde el colesterol hasta envenenamiento por metales pesados. Aún recuerdo el día en que estaba sentada en su consultorio y él entró con mis resultados. Sonrió, me entregó una hoja de papel y, antes de que yo tuviera la oportunidad de leerla, me dijo: "¿Desde cuándo eres hipotiroidea?". Yo parpadeé. La hoja de papel estaba llena de números en la columna de "rango anormal". "Y tu testosterona es muy baja. ¿Alguna vez has tomado Accutane?". Yo apenas podía respirar. "¿Sabes lo que significa "estrógeno dominante?".

> La testosterona y la progesterona en las mujeres alcanzan su máximo nivel en la década de los veintes y después declinan durante el resto de su vida. La secreción de la hormona del crecimiento disminuye en alrededor de 75 por ciento a los 35 años.

En ese momento casi me sentí mareada. De pronto contaba con una explicación completamente convincente para todos los síntomas que había ignorado o negado durante muchos años: mi pigmentación facial, mis alzas y bajas de energía y, sí, esas quince libras instantáneas. El común denominador eran *mis hormonas.*

Mis hormonas del estrés almacenadoras de grasa, como el cortisol, estaban hasta el techo. Mis hormonas juveniles quemadoras de grasa, como la hormona del crecimiento y la dehidrodepiandrosterona (DHEA), estaban en el suelo. Tenía más estrógeno flotante del que mi cuerpo podía procesar. Mi sistema endocrino entero estaba hecho un desastre y, con éste, mi metabolismo.

Este descubrimiento fue uno de los grandes despertares de mi carrera. A partir de ese momento fui imparable. Yo era nueva por completo en ese mundo, pero vi una luz para corregir cosas y hacerlas bien.

Canalicé toda la energía que antes dedicaba a eliminar y quemar calorías en esta nueva obsesión. Comencé a estudiar la ciencia del antienvejecimiento y me reuní con los mejores expertos en toxicología y endocrinología del país.

Comencé a aprender acerca de las toxinas ambientales y sus efectos en el cuerpo. Opté por lo orgánico. Tal como lo hice en el gimnasio durante mi adolescencia, exploré las investigaciones más oscuras y detecté lo que no funcionaba y lo que sí. Empecé a comprender de verdad por qué siempre había luchado contra mi peso y el hecho de que yo lo hubiera convertido en algo más difícil de lo que había tenido que ser.

Aprendí que quemar la vela por ambos extremos y que mi obsesión enfermiza con las dietas y las restricciones alimenticias habían agotado cierto número de mis hormonas y, como consecuencia, a mi metabolismo.

Primer descubrimiento: Desde que tenía catorce años, mi dieta consistía en consumir alimentos que tuvieran la palabra *sin* en ellos: almuerzo *sin* grasa, pan carbohidratos, yogur *sin* azúcar. En otras palabras, no eran alimentos, sino alimentos *Frankenstein*, espantosos y horrendos alimentos procesados. Para mi horror, aprendí que los químicos sintéticos en esos "alimentos" se comunicaban con mis células a nivel del ADN. Incluso, podían encender genes de almacenamiento de grasa que podían haber permanecido latentes si yo sólo me hubiera comido una manzana en lugar de una galleta Apple-licious sin azúcar. Y, como es natural, ¡todos estos alimentos estaban empacados en plásticos que enviaban aún más mensajes endocrinos trastornados a mi cuerpo!

Segundo descubrimiento: La versión extrema de la ecuación "calorías adentro, calorías afuera" en la cual vivía y me alimentaba había regresado para agregar grasa a mi trasero. La ecuación aún era la misma; los números sólo habían disminuido. De pronto, me di cuenta de que mis años de restricciones calóricas habían destrozado mi índice metabólico en reposo al ayudar a deprimir mi ya débil tiroides.

Tercer descubrimiento: Era probable que el Accutane que había consumido durante seis meses a principios de mis veintes, es decir, *seis o siete años antes de los primeros síntomas,* hubiera suprimido mis niveles de testosterona y me hubiera ayudado a tener estrógeno dominante, lo cual me había provocado esas manchas horrendas en la cara y por las cuales me sometía a exfoliaciones frecuentes desde entonces. ¡Por no mencionar toda la quema de calorías que me perdí debido a una escasez de testosterona! (Esto, en verdad, me provocó ganas de llorar).

LAS RAÍCES DE LA GORDURA, SEGUNDA PARTE: ESTÁN (DE MANERA PARCIAL) EN LOS GENES

Es probable que hayas escuchado hablar acerca de la teoría del supuesto gen ahorrador, el mismo que, según los investigadores, evolucionó para ayudar a nuestros ancestros a almacenar grasa de manera más eficiente durante los tiempos de escasez. Las personas con este gen desarrollaron un tipo de resistencia estacional a la insulina, que permitía que una mayor parte de sus calorías se almacenara en forma de grasa durante los tiempos de escasez (como en el invierno). Estas reservas de grasa después podían ser empleadas para sobrevivir; sin embargo, este hecho creaba aún más depósitos de grasa. (Hasta aquí llega lo de ahorrador. A mí me parece bastante avaro).

Todo este almacenamiento de grasa resultaba muy útil en tiempos de festín o hambruna. Sin embargo, en la actualidad en Estados Unidos, cuando producimos 25 por ciento más calorías por persona desde 1970, vivimos tiempos de festín, festín, festín, sin ninguna escasez a la vista.

Entonces, tener este gen avaro apesta, ¿no es cierto? Bueno, ¿y qué tal tener *miles* de genes avaros? Un informe reciente del *British Medical Journal* sugiere que más de 6.000 genes, o alrededor de 25 por ciento del genoma humano, ayudan a determinar nuestro peso corporal. Los investigadores estiman que puede haber hasta 10 veces más genes que incrementan el peso corporal que los que lo disminuyen.

Esos genes, y cómo se expresan en cada individuo, actúan de maneras distintas. Algunos nos indican que comamos más o menos azúcar. Algunos les ordenan a las personas a que se muevan de forma

Cuarto descubrimiento: Había dormido durante cinco horas cada noche mientras les decía a mis clientes que se fueran a la cama temprano. "El buen sueño guarda relación con la pérdida de peso", les decía, al tiempo que ignoraba por completo mi propio consejo. Ahora me daba cuenta de que me había engañado a mí misma con las hormonas quemadoras de grasa y constructoras de músculos que mi cuerpo habría liberado si me hubiera quedado en casa y me hubiera ido a dormir en lugar de andar por la ciudad y de beber Red Bull sin azúcar.

Así continuó la situación. Cada descubrimiento acerca del equilibrio hormonal señalaba algo que yo había hecho mal con mi dieta, mis suplementos y mi estilo de vida. Finalmente, todo tuvo sentido. No era mi genética la que me había arruinado; yo me había arruinado a mí misma al quemar la vela por ambos extremos, al esforzarme hasta el agotamiento en el gimnasio y al vivir gracias a alimentos dietéticos procesados, edulcorantes artificiales, alcoholes azucarados y cafeína. Yo era un desastre.

Decir que estaba devastada es un piropo. ¿Cuántos años, cuántas miles de horas adicionales en el gimnasio había desperdiciado por no saber cómo proteger mis hormonas? ¿Cuánta comida dietética increíblemente desagradable había comido, creyendo que me ayudaba a permanecer delgada, cuando en realidad me hacía *engordar* más?

Sabía que tenía que dejar de ver la comida como un enemigo y, en lugar de ello, aprender a percibirla como la gasolina para una vida larga y saludable. Fue este descubrimiento lo que encendió una luz en mi interior. Por mi propia salud tenía que encontrar una manera de convertir mis errores en oportunidades de aprendizaje para otras personas. Así fue como creé *Optimiza tu metabolismo*.

Una vez que encontré la combinación adecuada de elementos, comencé a ver resultados muy pronto. Las libras empezaron a desaparecer sin tener que invertir horas en el gimnasio. Si antes tenía que ser meticulosa y contar cada caloría que pasaba entre mis labios, ahora podía comer de manera normal, sentirme hambrienta y obsesionarme con la comida. Tenía el cuerpo que siempre había querido, me sentía más saludable y más llena de energía que a lo largo de toda mi vida.

¿Cómo lo logré? Comencé por reconocer y apreciar *cómo las hormonas afectan cada uno de los procesos corporales*, todos los días y a todas horas. Desde luego, los alimentos que comía, el horario que tenía y el estrés que soportaba afectaban a mis hormonas. A través de pruebas y errores, muchas consultas con médicos y expertos, y toneladas de lecturas e investigaciones, le di un pellizco suave a mi vida para ayudarla a reiniciar esas hormonas y optimizar sus niveles, con el fin de que pudieran funcionar como la naturaleza siempre quiso que funcionaran.

Y ahora es tu turno de hacer lo mismo.

incansable en sus asientos, con lo cual se queman cientos de calorías excedentes por día. Algunos genes pueden predisponernos a padecer ciertos desórdenes tiroideos de regulación metabólica. Algunos pueden causar una deficiencia en la hormona de la saciedad, la leptina, lo que ocasiona que la produzcamos en cantidades deficientes o que la bloqueemos.

El simple hecho de que toda tu familia tenga sobrepeso no significa que ése sea tu destino. Todos podemos cambiar la expresión de nuestros genes al mejorar tanto nuestro ambiente físico como nuestro ambiente celular a través de las decisiones que tomemos sobre nuestra dieta y nuestro estilo de vida.

▶ CÓMO FUNCIONA EL PLAN

Ahora tengo treinta y cuatro años y me siento más saludable que nunca en mi vida. No como en exceso, pero vivo con un rango de consumo de calorías entre 1.800 y 2.000 al día en lugar de 1.200. Invierto máximo cinco horas por semana en el gimnasio. No tengo que hacer más porque mi cuerpo se encarga de ese equilibrio de manera natural. Para una persona que usaba el cálculo de manera práctica para medir sus alimentos y sus ejercicios durante años, no puedes imaginarte cuán liberador es.

Ya no como más basura sintética, porque ahora me sabe a veneno, ¡y lo es! No invierto horas en el gimnasio, pero cuando voy lo hago bien. Tengo la energía para hacer mucho más de lo que solía hacer y siento como si hubiera retrocedido el reloj de mi edad al menos una década.

Tú también puedes hacerlo.

Sin importar cuánto hayas abusado de tu cuerpo hasta este momento —y estoy dispuesta a apostar que así ha sido— aunque ésa no haya sido tu intención, *puedes* hacerlo mejor. Puedes recomponer tu metabolismo y optimizar tus hormonas de manera que tu cuerpo pueda volver a aprender cómo quemar grasa. Puedes aprender cuáles alimentos y hábitos disparan las hormonas para perder peso y cuáles restringen las hormonas para ganar peso. Puedes hacer que el reloj de tu cuerpo retroceda y agregue esos años adicionales sólo al final. Y lo lograrás con tres pasos sencillos.

RETIRA, RECUPERA Y REEQUILIBRA

Lo más probable es que ya hayas intentado ayudar a sanar la Tierra por medio de las tres R: Reducir, Reutilizar, Reciclar. ¿Cierto? Bueno, vamos a sanar el metabolismo de tu cuerpo con las tres R del poder hormonal: Retirar, Recuperar, Reequilibrar. Vamos a:

RETIRAR LOS ANTINUTRIENTES

Vamos a retirar esa comida *Frankenstein* de tu cocina de una vez por todas. Revisaremos tu despensa y nos desharemos de todos los antinutrientes, los alimentos procesados y tóxicos, y los químicos sintéticos que han trastornado tu metabolismo, incluso aquellos que pensabas que te ayudaban. También desecharemos algunos de los alimentos naturales que tienen un sorprendente impacto negativo sobre tus hormonas.

RECUPERAR LOS ALIMENTOS DEL PODER HORMONAL

Agregaremos de nuevo los alimentos que tu cuerpo necesita; alimentos integrales y frescos que, de manera natural e instintiva, optimizan tus hormonas. Nos enfocaremos en recuperar los grupos alimenticios que disparan tus hormonas quemadoras de grasa y suprimen tus hormonas almacenadoras de grasa. Cada uno de estos alimentos del poder hormonal también crea músculos, suaviza la piel, incrementa la energía y ayuda a prevenir afecciones y enfermedades peligrosas como el cáncer, las deficiencias cardiacas, la presión arterial alta, la diabetes, el síndrome metabólico y muchas más.

REEQUILIBRAR TUS HORARIOS Y RACIONES

No contaremos calorías aquí. Crearemos un plan personalizado fácil de seguir para ayudarte a reequilibrar tu consumo de alimentos y mantener tu azúcar sanguínea balanceada y tu energía a lo largo del día, sin hambre ni antojos. Aprenderás a combinar alimentos de manera que disparen la liberación óptima de hormonas y a asegurarte de obtener los nutrientes apropiados en las raciones adecuadas para apoyar a tu metabolismo. Y con el fin de que tu cuerpo queme calorías a lo largo del día, comerás casi de manera constante, que es uno de mis aspectos favoritos del plan.

La reparación de tu metabolismo no termina con la dieta. Una de las características más sorprendentes de mi revelación hormonal fue descubrir el impacto que el ambiente y el estilo de vida tienen en nuestras hormonas. Los periódicos están llenos de historias acerca de los peligros de los plásticos que segregan estrógenos en nuestros alimentos. Mientras conversaba con científicos alrededor del mundo, me sorprendía al enterarme del número creciente de trastornos endocrinos, tanto en el ambiente global como en nuestros propios hogares. Sin embargo, pese a la dimensión del problema, fue gratificante descubrir que existen muchas, muchas maneras de reducir nuestros riesgos. Ésa es la razón por la cual *Optimiza tu metabolismo* también incluye un programa de estilo de vida para ayudarte a identificar y minimizar tantos factores de riesgo como sea posible en tu propia vida. Aprenderás a:

RETIRAR LAS TOXINAS

No podrás creer cuántos químicos existen en las instalaciones del agua, en tu hogar, en tu auto, en tu oficina, en donde se te ocurra, que te hacen engordar ahora. Continuaremos con la desintoxicación de nuestro cuerpo al retirar los trastornos endocrinos conocidos de nuestro ambiente donde sea posible. De manera automática, ayudaremos a sanar a la Tierra, una casa a la vez.

RECUPERAR LOS NUTRIENTES

Todo en las provisiones alimenticias modernas en Estados Unidos —desde la agricultura industrial hasta el uso de pesticidas y el sobreprocesamiento— drena los nutrientes naturales de nuestros alimentos. Una vez comiences a recuperar los nutrientes que optimizan las hormonas, te encontrarás en el camino correcto. A veces, tu cuerpo necesita más cantidades de ciertas vitaminas y minerales para que tu metabolismo alcance su poder máximo. En esos casos, me ocuparé de cualquier pequeña deficiencia con algunos suplementos, para recuperar los nutrientes críticos faltantes en tu dieta.

REEQUILIBRAR TUS NIVELES DE ESTRÉS

Reequilibrar es la pieza final de este programa, pero, en muchos sentidos, se trata del aspecto más importante. El descanso y la relajación tienen un impacto mayor en el equilibrio hormonal que casi cualquier otra cosa que puedas hacer. Quizá lleves una dieta prístina, pero si estás estresado o te has privado de sueño, no hará una gran diferencia. Reequilibraremos y aprenderemos cómo manejar el inevitable estrés en nuestras vidas (también recompondremos el equilibrio entre la vigilia y el sueño), para mantener bajo control nuestras hormonas del estrés.

MI PROMESA PARA TI Y UNA SOLICITUD

Tu cuerpo ha sido engañado respecto a la salud. Ahora vamos a corregirlo, pero también necesito pedirte algo.

Necesitas ser un participe activo aquí. Necesitas hacerte responsable y comprender que el Tío Sam no está a cargo de ti. Las grandes empresas de alimentos no están de tu lado. El hecho de que los pesticidas sean legales, de que el Departamento de Agricultura de Estados Unidos (USDA, por sus siglas en inglés) diga que las hormonas en la carne son seguras por completo, de que tu jefe diga que necesitas casarte con tu trabajo todos los días a todas horas, no significa que sea verdad. Ya no puedes enterrar más la cabeza en la arena. Los alimentos falsos, los químicos y el estrés causan desórdenes en tu interior a nivel genético y alteran tus hormonas a un nivel irreconocible, envenenan tu cuerpo y asesinan a nuestro planeta un dólar a la vez. Esto no sólo se refiere a la circunferencia de tu cintura, sino a salvarnos a nosotros mismos.

Con toda honestidad, no importa si estás a favor de la porción de "salvemos a nuestro planeta" de este programa. Con que sólo cumplas con la dieta, tanto si lo haces por tu cintura como por el planeta, me parece bien. El efecto real es el mismo: tus hormonas estarán equilibradas, tu cintura será más pequeña y estarás aquí durante mucho tiempo más para disfrutar el mundo que ayudaste a salvar. ¡Con eso me basta!

Antes de comenzar con el plan tomémonos un segundo para definir los términos. Podríamos hablar durante todo el día acerca del metabolismo, pero, ¿en realidad sabes de qué se compone? Revisaremos los datos más importantes acerca de las hormonas clave que ayudan a controlar tu peso. Tendrás una mejor idea de lo trastornadas que están tus hormonas; incluso *si* lo están. Algunas personas son afortunadas, como mi amiga Vanessa (ya sabrás quién es ella en un minuto). No obstante, muchos, muchos de nosotros tenemos al menos un desequilibrio hormonal que ha hecho más lenta o ha anulado por completo nuestra capacidad de perder peso. En los siguientes dos capítulos aprenderemos qué hace cada hormona, los síntomas clave de desequilibrio en el cuerpo y cómo es que, en primer lugar, todos quedamos atrapados en este desastre hormonal.

Si estás ansioso por comenzar, adelante, salta hasta el capítulo 4 y lee primero el plan. Incluso, puedes profundizar en el capítulo 5, "Primer paso: Retirar", y comenzar a limpiar tu cocina hoy mismo. A mucha gente le gusta iniciar con el programa mientras aprende los temas subyacentes. No es una mala idea. Todo el mundo se beneficia con este plan, así que bien puedes comenzar de inmediato. No tenemos un segundo que perder.

Sin embargo, cuando termines, regresa, porque sin importar lo aterradora que esta información pueda ser —y lo es— el conocimiento es poder. Ahora, hablemos acerca de las hormonas, cuáles tienen un impacto en tu peso y cómo podemos empezar a empujar sus niveles en la dirección adecuada hoy mismo.

CAPÍTULO 2

CONOCE A LOS JUGADORES CLAVE

Cómo las hormonas determinan tu metabolismo

¿Recuerdas que te conté cómo cambió mi vida cuando visité al endocrinólogo?

La verdad es que todo sucedió un par de semanas después.

Al principio, cuando mi médico me informó que mi sistema endocrino estaba hecho un desastre, me quedé muda. Mi cerebro daba vueltas. Entonces, una pequeña parte de mí dijo: "No sé nada acerca de esto. Tal vez sólo intenta meterme en todo este negocio de los suplementos que tiene".

Entonces, le pedí ayuda a mi mejor amiga, Vanessa, para descubrirlo.

Vanessa es una de esas mujeres que no tienen que hacer nada para estar delgadas y, por ello, resultan terriblemente irritantes. ¿Y ya mencioné que es hermosísima? Ella es cinco años mayor que yo, pero la he visto devorar más comida que la que su pequeño cuerpo podría quemar en una vida entera. Sin embargo, nunca aumenta ni una libra. ¿Por qué?

Tenemos justo la misma estatura, yo soy más musculosa que ella, pero yo tengo que cuidar cada caloría que consumo, mientras ella devora toneladas de comida. ¿Qué diablos sucedía aquí?

Si el endocrinólogo me decía que ella necesitaba alguna intervención hormonal, yo tendría pruebas de que él sólo quería mi dinero.

Para acortar la historia, cuando llegaron sus resultados, recibí una lección.

"Vanessa, he revisado el informe y estoy sorprendido", dijo el médico. "Tienes el nivel de testosterona de un chico de dieciocho años. Tu hormona del crecimiento está perfecta. Tu tiroides está completamente sana. Estás en forma. No hagas nada".

Vanessa le dio las gracias y conversó con él durante un rato, mientras yo permanecía sentada y me sentía cada vez más enojada. Adoro a mi chica V, pero, vamos, ¿por qué era tan afortunada?

Yo estaba decidida a investigarlo. Después de esforzarme como una maniática durante años, quise ser como ella.

EN CUALQUIER CASO, ¿QUÉ SIGNIFICA "METABOLISMO"?

La mayoría de la gente menciona la palabra *metabolismo* y se siente muy confiada de saber lo que significa. Decimos cosas como: "Tengo un metabolismo lento" o "Él debe tener un metabolismo veloz" cuando nos referimos a la facilidad con la cual la gente aumenta o baja de peso. Ésta es una manifestación de lo que hace el metabolismo, pero no dice nada acerca de lo que *es* en realidad. Entonces, ¿qué es? ¿Y puede ser dañado o mejorado?

Solemos pensar que el metabolismo es como un horno, pero en realidad es como un laboratorio químico. Tu metabolismo es la combinación de todas las moléculas, hormonas y químicos mensajeros del cerebro, los intestinos y la grasa, que regulan el porcentaje de calorías que quemas. Cuando comes, las enzimas de tu tracto digestivo descomponen la comida: las proteínas se convierten en aminoácidos, las grasas en ácidos grasos y los carbohidratos en glucosa. La sangre lleva cada componente a las células y su llegada dispara reacciones químicas que determinan cómo se utiliza o se metaboliza cada uno. Si esta energía se quema, se almacena en forma de grasa o se utiliza para construir músculos, queda a cargo de las hormonas.

En términos básicos, todas las actividades metabólicas pueden tomar uno de estos dos caminos:

Las actividades catabólicas tienen que ver con la destrucción, es decir, descomponen las moléculas grandes (como los carbohidratos, las grasas y las proteínas de nuestros alimentos) para liberar el combustible que permite el funcionamiento del cuerpo. Este proceso no sólo nos proporciona la energía para caminar, sonreír y pensar, sino también para construir tejidos corporales en las actividades anabólicas.

Las actividades anabólicas tienen que ver con la construcción, es decir, las células toman la glucosa, los ácidos grasos y los aminoácidos del catabolismo, y los convierten en tejidos corporales, como los músculos, la grasa y los huesos.

Muchas de las hormonas que tienen un impacto en nuestro peso se ubican en alguna de estas dos categorías. Por ejemplo, el cortisol se considera una hormona catabólica; la hormona del crecimiento, una hormona anabólica. Ninguna de las hormonas catabólicas o anabólicas son buenas o malas por completo; tú necesitas ambos tipos de hormonas en tu metabolismo para funcionar de manera normal. El truco es tener el equilibrio adecuado de hormonas, como Vanessa, para que puedas quemar grasa y construir músculos, y no lo opuesto. Nadie quiere construir grasa y quemar músculos.

La diferencia entre el examen hormonal de Vanessa y el mío era como el día y la noche. En verdad, me vi obligada a mirarlos y a preguntarme: "¿Por qué? ¿Cómo sucedió esto?". Entonces, comencé a sopesar las diferencias entre nosotras:

Yo había hecho dietas y había quemado calorías durante, oh, alrededor de quince años.
Vanessa nunca había estado a dieta.
Yo había comido toneladas de alimentos falsos, sin grasa y bajos en carbohidratos.
Vanessa comía alimentos integrales; siempre lo había hecho.
Yo bebía seis latas de Diet Coke al día.
Vanessa nunca bebía refrescos, ¡nunca!
Yo nunca prestaba atención a cómo o dónde se cultivaba o producía mi comida.
Vanessa comía alimentos orgánicos siempre que podía.

Continué con la lista de "yo hago/ella hace", hasta que me dolió la cabeza. Los resultados fueron deprimentes en ciertos momentos, pero, en última instancia, me ayudaron a encontrar el camino de salida de mi discurso.

La buena noticia, lo que aprendí después de (a) enloquecer y (b) educarme, es que si el metabolismo es tu bioquímica, entonces es dinámico, no estático, y puede ser transformado. Para empeorar, es cierto, pero también para mejorar. Sólo unos cuantos cambios en tu dieta, hábitos y estilo de vida pueden tener un mayor impacto en tu metabolismo y en la capacidad natural de tu cuerpo para construir músculos y quemar grasa. Y no necesitas ser un bioquímico para lograrlo.

Si buscas resultados inmediatos y prefieres tomar hormonas en forma de píldoras o inyecciones cada día, puedes acudir a un médico, conseguir una receta y terminar con el asunto. Sin embargo, ten presente que esta perspectiva convierte tu cuerpo en un dependiente del apoyo externo, y eso no sucede sin riesgos serios. En lugar de ello, este programa llega hasta las raíces más profundas del problema, optimiza los niveles hormonales innatos de tu cuerpo y restaura tu metabolismo de manera natural.

Cuando le das a tu cuerpo los alimentos que digiere naturalmente le proporcionas apoyo a tus hormonas para que hagan lo que deben hacer y para que tu metabolismo trabaje para ti, y no en tu contra. Ahora estoy feliz de aprovechar los beneficios de un metabolismo fuerte, pero durante largo tiempo mis hormonas *no* estuvieron de mi lado. No tenía idea de dónde estaban o qué hacían, por no hablar de cómo hacer para que trabajaran para mí. Comencemos por ese punto.

¿"OBESIDAD CON PESO NORMAL"? ¿LA TIENES?

Incluso si en términos oficiales no tienes sobrepeso, podrías tener exceso de grasa y ese exceso de grasa te hace más susceptible a la resistencia a la insulina. Investigaciones recientes de la Clínica Mayo muestran que muchos adultos con peso normal en realidad tienen alto el nivel de grasa corporal; es decir, más de 20 por ciento en los hombres y 30 por ciento en las mujeres, así como problemas cardiacos y metabólicos. Los investigadores descubrieron esta "obesidad con peso normal" (lo que yo llamo "grasa en delgados") en más de la mitad de los pacientes con índice de masa corporal normal. También tendían a tener alterados los lípidos sanguíneos (colesterol alto), leptina alta (una hormona que se encuentra en la grasa que se involucra en la regulación del apetito) y altos índices de síndrome metabólico. La composición del cuerpo es lo que en realidad importa, no el peso.

OFERTA Y DEMANDA DE HORMONAS

Tus hormonas son mensajeros químicos que controlan y coordinan actividades a través de todo tu cuerpo. El objetivo principal de tu sistema endocrino es mantener la homeostasis, de manera que el cuerpo tenga suficiente insulina, cortisol, hormonas tiroideas, etcétera (pero no demasiadas), para lograr que toda la operación funcione bien.

Cuando los niveles de ciertas hormonas descienden, o cuando el cuerpo piensa que necesita más por la razón que sea, las glándulas se encienden. Entonces, las hormonas liberadas viajan por el torrente sanguíneo hasta sus receptores específicos en los tejidos y en los órganos de todo el cuerpo. Cada hormona se inserta en su receptor como una llave se inserta en una cerradura. Cuando hacen "clic", activan procesos corporales como el hambre, la sed, la digestión, el desarrollo de músculos, el almacenamiento de grasa, la menstruación o el deseo sexual. Lo que se te ocurra, las hormonas lo controlan. Una vez que la acción culmina, se recupera la homeostasis, aunque de manera temporal, y todo el proceso comienza de nuevo.

Los problemas empiezan cuando tenemos una cantidad demasiado grande o demasiado pequeña de ciertas hormonas en el cuerpo. Tal vez tu glándula produce la hormona en exceso; tal vez los receptores de tus células funcionan mal y no coinciden con las hormonas tan bien como deberían. Tal vez un órgano en tu cuerpo no funciona bien, como tu hígado o tus riñones, y el nivel de hormonas que circulan por tu cuerpo se eleva mucho. O tal vez tu sistema endocrino recibe señales provenientes de las toxinas en los alimentos o en el ambiente, que son semejantes a las hormonales y que son confusas; entonces, tu sistema endocrino segrega las hormonas erróneas como respuesta.

Cuando las "tormentas" hormonales como éstas golpean tu cuerpo, todas las apuestas están perdidas.

Algunas glándulas se sobreestimulan y producen hormonas en exceso; algunas se agotan y fallan por completo. En el mundo de hoy, estos problemas endocrinos casi siempre suceden debido a factores presentes en nuestro estilo de vida y en nuestro ambiente.

Los "alimentos" que comemos hoy en día simplemente no les brindan a nuestras hormonas lo que necesitan para permanecer equilibradas. Los químicos y las toxinas en el ambiente envían señales a nuestro cuerpo que lo hacen producir más o menos hormonas de lo normal. Estos "alteradores hormonales" son sustancias que actúan como hormonas y engañan al cuerpo para que reaccione (y, con frecuencia, para que su reacción sea exagerada) a sus señales, lo cual altera el funcionamiento saludable y normal del sistema endocrino. Hablaremos acerca de los alteradores hormonales más comunes y cómo afectan a nuestro metabolismo en el capítulo 3. Por ahora, debes saber que cuando tus hormonas se ven alteradas no sólo tu salud se encuentra en riesgo serio, sino que las funciones importantes del control de peso se hacen más lentas o se interrumpen de inmediato.

GARFIELD COUNTY
LIBRARIES

Checkout Receipt

06/16/2015

New Castle
Branch Library
Need to renew?
970-984-2346
www.gcpld.org

TITLE   **Optimiza tu metabolismo**

BARCODE   1220005133029

DUE DATE   **07-07-15**

Ésa es la razón por la cual nos desharemos de esos alteradores del sistema endocrino externos tanto como nos sea posible. Tu sistema de distribución de hormonas trabajará de forma equilibrada una vez más, y tus glándulas y receptores ya no se saldrán de control. Haremos que tu cuerpo retome la función de desarrollar músculos, quemar grasas y permanecer saludable y feliz.

Tomémonos unos momentos para aprender acerca de los principales jugadores hormonales en tu metabolismo y lo que sucede cuando todos ellos se salen de control. Una vez que sepamos un poco más acerca de cómo deben funcionar nuestras hormonas, podremos corregirlas.

HORMONAS QUE IMPACTAN EL METABOLISMO

Creo que todos sabemos por qué estás aquí: quieres perder peso. Y yo también lo deseo. Entonces, en lugar de ofrecerte un tratado de mil páginas sobre el funcionamiento del sistema endocrino, enfoquémonos en aquellas hormonas que tienen un mayor impacto en tu peso corporal. Dado que no importa si eres un adicto a las dietas de veinticinco años de edad o una persona de cincuenta y cinco años que desea deshacerse de su barriga, tienes las mismas hormonas metabólicas. Aunque sus hormonas se encuentren en niveles diametralmente distintos, los principios del programa funcionarán para cualquier individuo.

Tendremos en cuenta el papel que cada hormona desempeña dentro de la función metabólica, en el hambre, en la distribución de la grasa corporal y del tejido del músculo magro, en el nivel de energía y en otros aspectos de la salud en general. Hablaremos acerca de lo que sucede cuando cada hormona se encuentra en su nivel óptimo y el tipo de daño que cada una provoca cuando se sale de control. Una vez que sepamos todo lo anterior, tendremos una idea más precisa de los orígenes de muchos desequilibrios metabólicos sobre los cuales hablaremos en el capítulo 3. Cuando sepas lo que sucede y por qué, verás que el plan puede ayudarte a corregirlo.

A lo largo del libro, también hablaremos acerca de algunos jugadores que se han descubierto de manera más reciente en la escena metabólica y hormonal, como la adiponectina, la resistina, la colecistoquinina, el neuropéptido Y, y otros. Pero, primero, enfoquémonos en los jugadores principales:

- Insulina
- Hormonas tiroideas
- Estrógeno y progesterona
- Testosterona
- Dehidroepiandrosterona y cortisol
- Epinefrina y norepinefrina
- Hormona del crecimiento humano
- Leptina y ghrelina

HORMONA METABÓLICA #1: INSULINA

Escuchamos mucho hablar acerca de la insulina en los días de las dietas bajas en carbohidratos. Y por buenos motivos. Los problemas con la insulina son la causa principal de algunas de las enfermedades más peligrosas, pues la insulina afecta casi a cada célula del cuerpo. Si puedes detectar el aumento y la disminución de tu insulina, estarás en buen camino para recuperar el poder hormonal de tu cuerpo.

De dónde proviene la insulina: Del páncreas. Sujeto detrás de tu estómago, el páncreas desempeña una función crítica en la reacción del cuerpo a la comida.

Cómo la insulina afecta a tu metabolismo: La función más importante de la insulina es disminuir las concentraciones de glucosa en tu sangre. Al poco rato de haber comido, en especial carbohidratos altamente procesados, los alimentos se descomponen en azúcares simples y se liberan a tu torrente sanguíneo. En cuestión de minutos, el páncreas segrega una serie de oleadas de insulina. Entonces, la insulina transporta esos azúcares directo al hígado, donde se convierten en glucógeno para ser utilizado por los músculos. La insulina también ayuda a convertir la glucosa en ácidos grasos y los conduce a los adipocitos, donde pueden ser almacenados como combustible para ser empleado después. Ambas actividades disminuyen la concentración de azúcar en la sangre, lo cual es muy importante.

Mientras los niveles altos de glucosa en la sangre disparan la liberación de insulina, los niveles bajos la suprimen. El mantenimiento de niveles de insulina bajos —uno de los objetivos principales de la dieta— permite que tu cuerpo recurra con más facilidad a tu grasa almacenada como combustible. (El ejercicio también ayuda a las células de tus músculos a ser más sensibles a la insulina y más eficientes para utilizar la glucosa como combustible). Cuando tu mecanismo de liberación de insulina funciona de manera adecuada, te ayuda a mantener tu peso controlado. Sin embargo, cuando no funciona, ¡ten cuidado!

Cómo la insulina se sale de control: Los problemas surgen cuando tu cuerpo comienza a crear demasiada insulina, lo cual puede suceder por muchos motivos. Es probable que adivines el más común: cuando comes demasiados carbohidratos erróneos con mucha frecuencia, en especial carbohidratos refinados, como el pan blanco o la pasta, el azúcar en tu sangre se incrementa de manera dramática. Para regular este incremento, tu páncreas segrega una cantidad proporcional de insulina para almacenarlo todo en las células.

GRASA BUENA, GRASA MALA

Los rollitos en tus caderas y en tu trasero, la capa de grasa justo debajo de tu piel, se llama grasa subcutánea. Esta grasa no necesariamente es mala para ti; es de donde provienen tus hormonas metabólicas positivas: la leptina y la adiponectina. Un estudio reciente elaborado por el Centro de Diabetes Joslin en Harvard descubrió que la grasa subcutánea puede incluso ayudarte a mejorar tu sensibilidad a la insulina y protegerte de la diabetes. Sin embargo, la grasa en tu barriga, alias grasa visceral, rodea tus órganos y desata un incendio hormonal (y no del tipo bueno). El doctor Scott Isaacs, autor de *The Leptin Boost Diet,* dice que la grasa visceral es "metabólicamente maligna" porque todo lo hace mal: hace más lento el metabolismo, disminuye la hormona del crecimiento, eleva el cortisol, crea resistencia a la insulina e incrementa el riesgo a toda clase de enfermedades, incluso diabetes, padecimientos cardiacos, presión arterial alta y esteatosis hepática.

Por ejemplo, digamos que te comiste un Milky Way con el estómago vacío. Tu flujo de azúcar en la sangre es tan dramático que la insulina reacciona de manera exagerada y trabaja con el doble de esfuerzo para eliminarla. Esta eliminación demasiado eficiente del azúcar no deja suficiente glucosa en circulación en tu torrente sanguíneo; por tanto, tu concentración de azúcar cae, te sientes hambriento de nuevo y se te antojan más carbohidratos (y tal vez te los comas). Éste es el ciclo de "caída y atracón" post-azúcar, la raíz de la adicción al azúcar.

Cuando los músculos aún están llenos por la última pasaboca, ¿dónde deposita la insulina esas nuevas calorías adicionales? Directo en la grasa. En tanto esas grandes cantidades de insulina aún acechen en el torrente sanguíneo, tu cuerpo no tendrá oportunidad de recurrir a los almacenes de grasa para obtener combustible; como consecuencia, tú tampoco quemarás grasa.

Si repites este ciclo suficientes veces, tu páncreas sobrecompensará y producirá más insulina; la cual, con el tiempo, comenzará a ser ignorada por tus células. A esto se le llama resistencia a la insulina, precursora de la diabetes tipo 2 y también común entre personas con síndrome metabólico... y con libras de más. Al ser rechazada en la puerta de los músculos, el azúcar es libre de vagar por las calles de tu sangre, sin rumbo y sin hogar.

Si esa azúcar vagabunda permanece en la sangre durante demasiado tiempo, los médicos le llaman glicemia anormal en ayuno (si se mide por la mañana) o tolerancia anormal a la glucosa (si se mide dos horas después de comer). Si no las revisas, ambas situaciones pueden provocar una diabetes declarada con el paso del tiempo.

Mientras más grasa corporal tengas, más insulina habrá en tu cerebro. Y así como nuestros cuerpos se vuelven resistentes a la insulina, sucede lo mismo con nuestros cerebros. Un estudio longitudinal descubrió que los hombres que tenían problemas de respuesta a la insulina a los cincuenta años tenían más probabilidades de sufrir declives cognitivos, demencia vascular o Alzheimer treinta y cinco años después, que los hombres que tenían una respuesta normal a la insulina.

Aunque tal vez hayas escuchado que la obesidad causa resistencia a la insulina y diabetes, y así es, otra secuencia plausible es que la resistencia a la insulina se presenta primero, estimula la producción de insulina y de azúcar en la sangre y *hace engordar a la gente*. (Hablaremos acerca de algunas otras fuentes sorprendentes y temibles de la epidemia de resistencia a la insulina en el capítulo 3).

COSAS QUE ALTERAN LA INSULINA	SEÑALES DE QUE TIENES POCA INSULINA	SEÑALES DE QUE TIENES DEMASIADA INSULINA (Y RESISTENCIA A LA INSULINA)	ENFERMEDADES ASOCIADAS CON INSULINA DESCONTROLADA
Ciertos aditivos en los alimentos	Visión borrosa	Obesidad abdominal (más de 40 pulgadas en hombres y 35 pulgadas en mujeres)	Diabetes
Ciertos pesticidas	Fatiga	Acné	Enfermedades cardiacas
Ciertos plásticos	Aumento en el pulso cardiaco	Manchas oscuras en las axilas, el cuello, las ingles o los codos (acantosis nigricans)	Tolerancia anormal a la glucosa
Ciertos medicamentos recetados	Aumento en la orina	Depresión	Síndrome metabólico

COSAS QUE ALTERAN LA INSULINA	SEÑALES DE QUE TIENES POCA INSULINA	SEÑALES DE QUE TIENES DEMASIADA INSULINA (Y RESISTENCIA A LA INSULINA)	ENFERMEDADES ASOCIADAS CON INSULINA DESCONTROLADA
Carbohidratos hiperglicémicos	Infecciones (como hongos o irritación genital)	Dificultad para dormir	Síndrome de ovarios poliquísticos
Infecciones	Respiración rápida	Triglicéridos elevados	Prediabetes/glicemia anormal en ayuno
Falta de ejercicio	Dolor estomacal	Enzimas hepáticas elevadas (esteatosis hepática)	Enfermedades renales
Disfunciones renales o hepáticas	Sed inusual	Vello facial (en mujeres)	Cálculos biliares
No desayunar	Vómito	Glucosa en ayunas superior a 100 mg/dL	Diabetes gestacional/ alta producción de hierro (hemocromatosis)
Obesidad	Pérdida de peso	Fatiga	Apnea del sueño
Embarazo		Gota	
Saltarse comidas		Presión arterial alta	
Fumar		Infertilidad	
Esteroides (uso crónico)		Ciclos menstruales irregulares	
Estrés		Bajo impulso sexual	
Muy pocas calorías		Bajo nivel de colesterol "bueno" (*high-density lipoprotein,* o HDL, por sus siglas en inglés)	
Demasiadas calorías		Obesidad	
		acrocordones	

HORMONA METABÓLICA #2: HORMONAS TIROIDEAS

El hipotiroidismo se ha convertido en un tema de salud importante en estos días, después de la revelación de Oprah de haber "agotado" su glándula tiroides. Puedo comprenderla: lo mismo me sucedió a mí. La verdad es que los problemas tiroideos son muy comunes en este país. Alrededor de 27 millones de personas tienen un desequilibrio tiroideo, pero menos de la mitad lo sabe porque los síntomas, que son cambios en la energía, el estado de ánimo y el peso, se parecen a muchas otras enfermedades.

De dónde provienen las hormonas tiroideas: De tu glándula tiroides, una glándula con forma de mariposa localizada en tu cuello, justo debajo de la manzana de Adán y justo arriba de tu clavícula. Por lo regular es bastante pequeña, sólo mide alrededor de dos pulgadas, con un lóbulo a cada lado de la tráquea. Sin embargo, si tu tiroides se inflama, podrías desarrollar bocio. En este caso, puedes ver aparecer un bulto en tu garganta.

Cómo afectan las hormonas tiroideas al metabolismo: Las hormonas tiroideas realizan miles de funciones en tu cuerpo. Ayudan a controlar la cantidad de oxígeno que utiliza cada célula, el ritmo al cual tu cuerpo quema calorías, tu pulso cardiaco, el crecimiento general, la temperatura del cuerpo, la fertilidad, la digestión, tu memoria y tu estado de ánimo. (En términos básicos, toda la enchilada).

Tu glándula pituitaria crea tirotropina (THS) para encender la tiroides. Entonces, la tiroides toma yodo de tu sangre y lo convierte en hormonas tiroideas. La mayor cantidad es la T4, tiroxina, que en realidad es un sujeto metabólico. La magia tiroidea occure cuando la T4 se convierte en T3, la dinámica hormona tiroidea disparadora del metabolismo. Esta conversión es caprichosa y depende por completo de lo que sucede en tu cuerpo. Si estás enfermo, estresado, si comes bien o mal, si estás embarazada, consumes medicamentos, envejeces o absorbes toxinas ambientales, todo lo anterior impactará en la eficiencia con la cual sucede esta conversión y, como consecuencia, cuánta T3 activa tiene tu cuerpo en determinado momento. Por ejemplo, cuando no consumes suficientes calorías, la glándula pituitaria deja de producir suficiente THS y la tiroides no produce suficiente T4. Menos T4, menos T3. Menos T3, metabolismo más lento. Lo anterior forma parte de lo que crea el círculo vicioso conocido como dieta *yo-yo*.

Cómo las hormonas tiroideas se salen de control: Cuando las hormonas tiroideas se desequilibran, tanto hacia arriba como hacia abajo, las reacciones químicas en todo el cuerpo se convierten en un desastre. Una tiroides hipoactiva puede disminuir tu energía y hacerte aumentar de peso. Esta afección se conoce como hipotiroidismo. Puedes sentirte inactivo y comenzar a acumular libras adicionales por las cuales no puedes culpar a una dieta deficiente o a la falta de ejercicio. (Consulta "Domina el hipotiroidismo" en la página 259).

La mayoría de mis clientes hipotiroideos tienden a tener un sobrepeso de quince libras. Lo mismo sucede conmigo. Desde que comencé a tomar medicamentos para mi tiroides, y esta dieta, he recuperado mi peso de batalla y lo mantengo con esfuerzo moderado. Aún me ejercito y no como en exceso, pero no me mato en el gimnasio ni me muero de hambre.

La causa más común del hipotiroidismo es la tiroiditis Hashimoto, una enfermedad hereditaria siete veces más común en las mujeres que en los hombres, en la cual el sistema inmunológico ataca a la tiroides. Como podrás darte cuenta, las mujeres tenemos un departamento tiroideo que nos fastidia; razón de más para revisar tu tiroides si sospechas que tienes uno o más de los síntomas enumerados aquí. La buena noticia es que esta dieta te ayudará a respaldar a tu tiroides de manera que pueda ponerse a trabajar y a quemar algunas grasas para ti.

Dado que el hipotiroidismo puede hacer que todo sea más lento, quizá pienses que ser hipertiroideo es algo bueno, ¿no es así? No tanto. En la enfermedad de Graves, la forma más común de hipertiroidismo, tu corazón puede acelerarse, puedes volverte intolerante a las temperaturas cálidas y puedes perder peso y/o sentirte muy cansado. La gente con glándulas tiroides hiperactivas a veces reciben yodo radioactivo, el cual las vuelve *hipo*tiroideas. Entonces, puedes ver que el equilibrio tiroideo es muy engañoso y tiene efectos desagradables en ambos extremos del espectro. Éste es el motivo por el cual es importante trabajar con un buen endocrinólogo para mantener bien balanceados tus niveles.

COSAS QUE PUEDEN ALTERAR TUS HORMONAS TIROIDEAS	SEÑALES DE QUE TIENES MUY POCAS HORMONAS TIROIDEAS	SEÑALES DE QUE TIENES DEMASIADAS HORMONAS TIROIDEAS	ENFERMEDADES ASOCIADAS CON HORMONAS TIROIDEAS FUERA DE CONTROL
Ciertos alimentos, en especial el exceso de yodo	Disfunciones cognitivas	Diarrea	Enfermedad de Graves
Toxinas ambientales	Síndrome del túnel carpiano	Mareo	Disfunción tiroidea postparto

continúa en la siguiente página

COSAS QUE PUEDEN ALTERAR TUS HORMONAS TIROIDEAS	SEÑALES DE QUE TIENES MUY POCAS HORMONAS TIROIDEAS	SEÑALES DE QUE TIENES DEMASIADAS HORMONAS TIROIDEAS	ENFERMEDADES ASOCIADAS CON HORMONAS TIROIDEAS FUERA DE CONTROL
Dietas extremas	Cabello y piel ásperos	Inestabilidad emocional	Tiroiditis
Genética	Confusión y olvidos	Excesivo calor corporal	
Medicamentos (litio y amiodarona)	Estreñimiento	Hambre extrema	
Menopausia	Depresión	Pulso rápido	
Embarazo	Dificultad para tragar	Fatiga	
Estrés	Párpados caídos	Intolerancia al calor	
Deficiencias en vitaminas	Piel amarillenta y/o seca	Hiperactividad	
	Agotamiento	Aumento en el crecimiento del cabello	
	Periodos abundantes y prolongados	Insomnio	
	Presión arterial alta	Irritabilidad	
	Habla lenta o ronca	Periodos ligeros o intermitentes	
	Intolerancia al frío	Presión arterial baja	
	Letargo/pérdida de ambición/malestar	Bulto en el cuello	
	Pérdida de cabello	Nerviosismo	
	Pérdida del tercio exterior del vello de las cejas	Ritmo cardiaco acentuado	
	Bulto en el cuello	Ojos prominentes ("ojos de insecto")	
	Calambres musculares, rigidez y dolor	Piel suave y húmeda	
	Pulso lento	Sudoración	
	Ronquidos	Pérdida de peso	
	Aumento de peso/rostro congestionado		

HORMONAS METABÓLICAS #3 Y #4: ESTRÓGENO Y PROGESTERONA

El estrógeno realiza un número increíble de funciones, en especial en los cuerpos de las mujeres. Además de dirigir el desarrollo de la mujer, desde la niñez hasta la vida adulta, el estrógeno también tiene un impacto importante en las grasas de la sangre, las enzimas digestivas, el equilibrio entre el agua y la sal, la densidad ósea, la función cardiaca y la memoria, entre muchas otras funciones.

El estrógeno y la progesterona son hormonas esteroides. La mayoría de la gente piensa en musculosos tontos cuando escucha la palabra *esteroides,* pero en realidad lo que significa es que tu cuerpo crea esas hormonas a partir del colesterol. Tanto hombres como mujeres producen estrógeno y progesterona de manera normal, pero nuestro ambiente también le proporciona una cantidad tremenda de estrógenos a nuestros cuerpos. Los xenoestrógenos son estrógenos fabricados de forma artificial, como la terapia farmacéutica de sustitución hormonal, las toxinas ambientales (pesticidas, plásticos, dioxinas) y los aditivos de alimentos, todos los cuales pueden tener un efecto profundo en el equilibrio general del estrógeno en el cuerpo. Los fitoestrógenos son fuentes vegetales de estrógenos, como la soya y la linaza, las cuales tienen un efecto más moderado en el cuerpo.

Dónde se producen el estrógeno y la progesterona en el cuerpo de la mujer: En los ovarios, en las glándulas suprarrenales, en el tejido adiposo y en la placenta. En realidad, los estrógenos se crean a lo largo de todo el cuerpo. Pueden unirse con los receptores en la parte exterior de las células, como otras hormonas, o entrar directo en el núcleo, donde habita el ADN. Estos poderes duales forman parte de lo que hace al estrógeno tan influyente.

En realidad, las mujeres tienen muchos tipos de estrógenos, pero los tres más importantes son el estradiol, la estrona y el estriol. Antes de que la mujer llegue a la menopausia, la mayor cantidad de estrógeno de producción natural en su cuerpo es el estradiol de sus ovarios, que es transportado a través de todo el cuerpo segundos después de haber sido creado. El estradiol nos da pechos y caderas, suaviza nuestra piel, protege nuestro cerebro, corazón y huesos, y regula nuestro ciclo menstrual.

¿QUÉ OCURRE CON LAS HORMONAS BIOIDÉNTICAS?

Desde el 2002, cuando el estudio de la Iniciativa de salud de la mujer descubrió que las mujeres sometidas a terapia convencional de sustitución hormonal se encontraban en riesgo creciente de padecer cáncer de mama, ataques cardiacos y embolias, ha surgido un interés por las hormonas bioidénticas como una alternativa natural. Los fabricantes juran que estos compuestos personalizados y mezclados son más seguros y mejor tolerados que las versiones comerciales aprobadas por la Administración de drogas y alimentos (FDA, por sus siglas en inglés).

Bueno, eso es magnífico. Ya lo capté. Todo el mundo quiere las hormonas que tenía cuando era más joven. ¡Yo las quiero! Sin embargo, tengo algunas preocupaciones. En primer lugar, el tratamiento hormonal bioidéntico personalizado es muy costoso. Además, tomar esos medicamentos (enfrentémoslo, son medicamentos) es un manejo externo del problema, no una solución interna. Tal vez lo más aterrador de todo es que algunos productos de hormonas bioidénticas no han sido estudiados. El hecho es que en realidad no sabemos lo que esas sustancias producen en nuestro cuerpo; nadie ha realizado aún la investigación. Todo lo que sabemos es que podrían conllevar los mismos riesgos que la terapia de sustitución hormonal.

Si estás interesada en las hormonas bioidénticas, por favor acude a un endocrinólogo certificado. Revisa la página web para el consumidor de la Sociedad Endocrinológica (www.hormone.org) y busca un endocrinólogo por el código postal. Pide un análisis hormonal antes del tratamiento e insiste en que te hagan una revisión médica cada ciertos meses. Los mayores peligros se

La estrona es un estrógeno que se produce en nuestros adipocitos y en nuestras glándulas suprarrenales, esas glándulas del tamaño de una nuez que se localizan justo encima de los riñones, y tiene muy pocas cosas positivas que hacer en nuestro cuerpo. Por fortuna, antes de la menopausia, la estrona se transforma con facilidad en estradiol (después no hay truco: sigue siendo estrona).

El tercer estrógeno más común es el estriol, que no es tan predominante como los primeros dos. La placenta produce estriol durante el embarazo.

El compañero del estrógeno, la progesterona, proviene de los ovarios, desde donde es segregado cuando el folículo revienta y libera tu óvulo cada mes. La progesterona desempeña la función importante de proteger el embarazo y promover la lactancia. La progesterona también se produce en las glándulas suprarrenales y sirve como precursora del cortisol, la testosterona y el estrógeno.

Dónde se producen el estrógeno y la progesterona en los hombres: En los testículos y en las glándulas suprarrenales. Los hombres tienen una cantidad pequeña de estradiol natural, producido en los testículos y en las glándulas suprarrenales. Cuando el estrógeno tiene un nivel normal puede ayudar a proteger el cerebro, el corazón y los huesos del hombre, y a mantener una libido saludable.

Cómo el estrógeno y la progesterona afectan al metabolismo de las mujeres:

El estradiol es el estrógeno de la juventud; en niveles apropiados, su función primordial es ayudar a los cuerpos femeninos a permanecer esbeltos. El estradiol disminuye los niveles de insulina y de presión arterial, eleva el colesterol bueno HDL y disminuye el malo (*low-density lipoprotein,* o LDL, por sus siglas en inglés). Las mujeres con más estradiol tienden a tener niveles más altos de músculos y niveles más bajos de grasa. El estradiol ayuda a regular el hambre al crear la misma sensación de satisfacción provocada por la serotonina. De igual manera, ayuda a mantener estable tu estado de ánimo y tu energía alta, de manera que te sientes más motivada para ejercitarte. El estradiol pone grasa en tus caderas y trasero, pero, recuerda, esa grasa apoya la respuesta de la insulina.

presentan cuando los pacientes no hacen un seguimiento a su tratamiento.

Por último, por favor, por favor, no consumas suplementos hormonales de venta libre no regulados, y si ya lo haces por favor infórmale a tu médico. No son benignos y algunos de ellos pueden causar daños a tus glándulas o incluso destruirlas. ¡Ten cuidado!

Mientras te preparas para superar la menopausia, tus ovarios comienzan a cerrarse y tu producción de estradiol decrece. Entonces la estrona se convierte en tu estrógeno principal, lo que en verdad es una maldición. De inmediato, la estrona transporta la grasa de tu trasero y tus caderas a tu barriga. A medida que pierdes más estrógenos de tus ovarios, tu cuerpo busca con desesperación otras áreas productoras de estrógenos en tu cuerpo, incluso la grasa, haciendo que se te dificulte más perder esa grasa abdominal. Y mientras más grasa tengas, más estrona producirás, porque el tejido adiposo convierte los andrógenos quemadores de grasa en estrona almacenadora de grasa.

La mayoría de las mujeres tiende a aumentar varias libras durante esta transición, dando inicio a un círculo vicioso: más estrona, más grasa en la barriga; más grasa en la barriga, más estrona.

Otro de los círculos viciosos del estrógeno tiene relación con la insulina. La insulina incrementa los niveles de estrógeno en circulación y la estrona causa resistencia a la insulina. De acuerdo con la Clínica Mayo, el estrógeno es entre 50 y 100 por ciento más alto en mujeres postmenopáusicas que tienen sobrepeso, que en las mujeres más delgadas, lo cual puede representar 20 por ciento más riesgos de cáncer (en especial cáncer de mama) entre mujeres mayores más obesas.

La progesterona ayuda a equilibrar el estrógeno y puede ayudar a atender algunos de estos problemas; entonces, cuando los niveles de progesterona descienden, eso también crea problemas. Por ejemplo, cuando la progesterona disminuye justo antes de tu periodo, ese desequilibrio puede ser lo que dispara la ansiedad por comer, en especial carbohidratos. La progesterona también disminuye en la menopausia, incluso de manera más que el estrógeno. Dado que la progesterona también es precursora de la testosterona y el estradiol, cuando tu producción de progesterona disminuye también comienzas a perder los efectos quemadores de grasas de esas hormonas positivas en términos metabólicos.

Cómo el estrógeno y la progesterona afectan a metabolismo de los hombres: Cuando el estrógeno está en equilibrio con la testosterona de los hombres tiene poco impacto negativo en el metabolismo. Sin embargo, cuando el estrógeno está fuera de balance con otras hormonas, los hombres pueden perder su masa muscular, la cual es su ventaja quemadora de grasas. Es entonces cuando tienden a desarrollar pechos masculinos y michelines, características que por lo general se encuentran en las mujeres.

Cómo se descontrolan los estrógenos y la progesterona: La gente solía pensar que todos los problemas de desequilibrios hormonales de las mujeres se debían a la disminución de los niveles de estrógeno, en especial durante la etapa premenopáusica y la menopausia, el síndrome premenstrual o los periodos post-parto. Sin embargo, cada vez más mujeres en las culturas occidentales tienden a tener *demasiado* estrógeno en lugar de muy poco.

Durante los últimos cincuenta años, los médicos han comenzado a notar que los cambios de pubertad de las niñas, como los senos incipientes, el desarrollo del vello púbico y la menstruación temprana, suceden cada vez más pronto. Los índices de cáncer de mama se han incrementado 40 por ciento en los últimos treinta y cinco años. Y muchas señales, incluso conteos de esperma decrecientes y un incremento en los índices de cáncer de próstata, indican que los hombres se enfrentan al mismo problema de exceso de estrógenos.

Gran parte de este trastorno hormonal proviene de la explosión abrumadora de xenoestrógenos en el ambiente. Abordaremos este problema con mucho mayor detalle a lo largo de este libro, pues es una de las repercusiones más conflictivas de la adicción de este país a los químicos tóxicos. Nuestros cuerpos se ven saturados de estrógenos sintéticos que trastornan nuestro sistema endocrino, desde los ingredientes de nuestros cosméticos y los productos de limpieza debajo de nuestros fregaderos, hasta los conservantes de nuestros alimentos y las envolturas de plástico que los contienen. Ya verás cómo la gravedad del impacto en nuestro equilibrio hormonal es *gigantesco*.

Otros factores también pueden incrementar los niveles no saludables de estrógeno, como el estrés, la carencia de grasas o proteínas de calidad y demasiados granos, azúcares y alimentos procesados refinados. Hablaremos luego sobre todos estos factores, porque la sobrecarga de estrógeno es una de las crisis más críticas de nuestra bioquímica en la actualidad.

Por naturaleza, los hombres son proclives a incrementar su estrógeno a medida que envejecen; sin embargo, cualquier exceso adicional puede provocar problemas posteriores con un metabolismo, desarrollo de músculos y libido decrecientes. Para los hombres más jóvenes, los crecientes niveles de estrógenos son casi siempre producto de los estrógenos ambientales. Estos estrógenos excesivos nos ponen a todos en riesgo de padecer cáncer, infertilidad, diabetes u otras enfermedades serias.

En contraste con las ideas tradicionales, algunos investigadores ahora creen que la mayoría de los síntomas premenopáusicos o menopáusicos no provienen de una disminución del estrógeno, sino de un desplome de la progesterona. Algunos creen que demasiado estrógeno y muy poca progesterona crean "estrógeno dominante", afección bautizada así por el doctor John R. Lee, uno de los primeros médicos prominentes en recetar progesterona bioidéntica para ayudar a sus pacientes a superar la menopausia. La teoría del doctor Lee aún es controversial, pero a medida que se acumula la evidencia de las fuerzas destructivas de los estrógenos ambientales, continúa aumentando la creencia de una epidemia de estrógeno dominante.

El estrés también puede empeorar este desequilibrio. El cortisol y la progesterona compiten por los mismos receptores en tus células; entonces, cuando produces cortisol en exceso amenazas la actividad saludable de tu progesterona. El plan *Optimiza tu metabolismo* te ayudará a corregir el equilibrio estrógeno/progesterona al atender varios de estos problemas. Comenzarás por identificar y **retirar** tantos estrógenos exógenos de tu dieta y de tu ambiente como te sea posible. También **recuperarás** los alimentos integrales, en especial las grasas saludables, las cuales ayudan a tu cuerpo a construir las hormonas adecuadas, mientras **reequilibras** el estrés que puede entorpecer la producción adecuada de hormonas.

COSAS QUE PUEDEN ALTERAR EL ESTRÓGENO Y LA PROGESTERONA	SEÑALES DE QUE LAS MUJERES TIENEN EL ESTRÓGENO Y LA PROGESTERONA DESEQUILIBRADOS	SEÑALES DE QUE LOS HOMBRES TIENEN EL ESTRÓGENO DESEQUILIBRADO	ENFERMEDADES ASOCIADAS CON ESTRÓGENO Y PROGESTERONA DESCONTROLADOS
Edad	Reflujo ácido	Pechos	Cáncer de mama, de ovarios, de testículos o de glándulas suprarrenales
Pastillas anticonceptivas	Ansiedad	Libido decreciente	Cirrosis
Grasa corporal	Grasa abdominal	Zonas musculares decrecientes	Pubertad prematura
Pesticidas	Inflamación abdominal	Depresión	Endometriosis
Plásticos	Disfunciones cognitivas	Crecimiento de la próstata	Senos fibroquísticos
Contaminación	Pechos incipientes antes de los siete años	Disfunción eréctil	Hipogonadismo
Fumar	Quistes en los senos	Grasa abdominal creciente	Hipopituitarismo
Estrés	Antojo de carbohidratos	Grasa corporal creciente	Infertilidad
	Fatiga crónica	Bajo conteo de esperma	Menopausia
	Libido decreciente	Baja movilidad de esperma	Perimenopausia
	Depresión	Vello facial reducido	Síndrome de ovarios poliquísticos (SOP)
	Mareo		Síndrome premenstrual (SPM)
	Piel seca		Miomas
	Exceso de vello facial		
	Síndrome premenstrual extremo o desorden disfórico premenstrual (DDPM)		
	Fatiga		
	Pérdida de cabello		
	Periodos más abundantes o intermitentes		

COSAS QUE PUEDEN ALTERAR EL ESTRÓGENO Y LA PROGESTERONA	SEÑALES DE QUE LAS MUJERES TIENEN EL ESTRÓGENO Y LA PROGESTERONA DESEQUILIBRADOS	SEÑALES DE QUE LOS HOMBRES TIENEN EL ESTRÓGENO DESEQUILIBRADO	ENFERMEDADES ASOCIADAS CON ESTRÓGENO Y PROGESTERONA DESCONTROLADOS
	Alta azúcar en la sangre		
	Bochornos		
	Memoria débil		
	Incontinencia		
	Asma o alergias más graves		
	Insomnio		
	Resistencia a la insulina		
	Irritabilidad		
	Síndrome de intestino irritable		
	Rigidez de articulaciones		
	Migrañas		
	Estados de ánimo cambiantes		
	Sudoración nocturna		
	Sueño inquieto		
	Aumento de peso		

HORMONAS METABÓLICAS #5 Y #6: TESTOSTERONA Y DEHIDROEPIANDROSTERONA (DHEA)

Los andrógenos testosterona y DHEA no son sólo cosa de hombres. No se preocupen, señoritas: el aumento en estas hormonas no nos convertirá en neandertales salvajes. Así como el estradiol lo hace para las mujeres, la testosterona ayuda a desarrollar las características sexuales secundarias masculinas, como el vello facial y corporal. Sin embargo, la testosterona ayuda tanto a los chicos como a las chicas, pues dispara la libido, mantiene alta la energía, protege los huesos y conserva las funciones mentales en la edad avanzada.

La mayor parte de la testosterona en las mujeres proviene de las glándulas suprarrenales, que también son la fuente de su DHEA. Precursora de la testosterona (y del estradiol), la DHEA puede ayudar a prevenir el cáncer de mama, las enfermedades cardiovasculares, las fallas de la memoria y de la función cerebral, así como la osteoporosis. Al ser una hormona increíble, la DHEA puede ayudarnos incluso a vivir más.

Cómo la testosterona y la DHEA afectan a tu metabolismo: Los andrógenos son, por definición, hormonas anabólicas, es decir, construyen en lugar de destruir. Y lo que construyen, por fortuna, es, en su mayor parte, músculos. Tanto en hombres como en mujeres, la testosterona ayuda a incrementar la masa y la fuerza de músculo magro, dispara la libido y mejora la energía. En las mujeres, la testosterona también puede convertirse en estrógeno. La testosterona y la DHEA son fuerzas del bien en la guerra metabólica.

Cómo se descontrolan la testosterona y la DHEA: La testosterona y la DHEA son hormonas de la juventud. A medida que los hombres y las mujeres envejecemos, nuestra producción de estas hormonas tiende a disminuir. De acuerdo con Scott Isaacs, alrededor de una tercera parte de las mujeres experimenta bajos niveles de andrógenos en algún momento de su vida. A partir de los treinta años, la testosterona de los hombres disminuye entre 1 y 2 por ciento por año. En la mayoría de los hombres, esta declinación lenta y constante de "andropausia" es diferente a la pérdida más rápida de estrógeno y progesterona que caen desde un acantilado en la menopausia. La DHEA también disminuye y, dado que es la base de muchas hormonas importantes, todo el nivel hormonal sufre también.

A medida que perdemos estos andrógenos poderosos al envejecer, ocurren ciertas cosas: nuestra libido disminuye, nuestros músculos pierden masa, ganamos grasa abdominal y nuestros huesos se debilitan. Nuestra motivación para hacer ejercicio disminuye, lo cual es una tragedia absoluta porque el ejercicio ayuda a incrementar la producción de testosterona. Los hombres con un nivel anormalmente bajo de testosterona libre tienden tres veces más a la depresión que los hombres con testosterona alta.

Para empeorar las cosas, a medida que la gente aumenta de peso, su cuerpo comienza a convertir más testosterona en estrógeno. Este estrógeno puede entonces comenzar a ensombrecer los efectos de la testosterona, creando otro círculo vicioso: más estrógeno, más grasa; más grasa, más estrógeno. La testosterona, entonces, se elimina cada vez más de la ecuación.

Los suplementos de testosterona son un nuevo campo tanto para hombres como para mujeres y, a pesar de que ciertas investigaciones parecen muy prometedoras, los médicos guardan cierta cautela hasta que terminen los estudios a largo plazo. Un aspecto claramente peligroso es cuando la gente joven intenta consumir suplementos de andrógenos sin la ayuda de un endocrinólogo. Cuando los hombres y las mujeres jóvenes consumen esteroides anabólicos artificiales, lo que hacen en realidad es entrenar a sus glándulas para que produzcan *menos* de sus propios andrógenos. Ésta es la razón por la cual los hombres que consumen esteroides tienden a tener testículos pequeños y voces agudas; sus cuerpos creen que tienen suficientes hormonas masculinas y, por tanto, dejan de producirlas por sí mismos (esto es contrario a lo que desean, ¿no es cierto?).

Otro riesgo se presenta cuando la gente se autodiagnostica "fatiga suprarrenal". Éste es un término muy de moda en estos días llenos de estrés. Entonces, la gente consume suplementos con DHEA sin consultar a un endocrinólogo. Si se consumen de manera incorrecta, este tipo de suplementos pueden causar una de estas dos cosas:

- Impedir la producción de hormonas suprarrenales (porque tu cuerpo ahora cree que tienes suficientes hormonas en circulación y deja de producir las propias).
- Hacer que tu cuerpo convierta el exceso de DHEA en estrógeno excesivo (lo cual también puede agravar tus problemas con la grasa corporal y exacerbar los riesgos de cáncer).

En resumen, no juegues con los suplementos sin supervisión médica. Te conviene más optimizar la producción natural de andrógenos de tu cuerpo. Puedes lograrlo protegiendo tus glándulas suprarrenales, fuente de más del 50 por ciento de la producción de andrógenos en las mujeres, y asegurándote de consumir suficientes grasas y proteínas de buena calidad, así como vitaminas y minerales (como vitaminas B y zinc), con el fin de construir estos esteroides fundamentales.

En el extremo opuesto del espectro, algunas mujeres desarrollan síndrome de ovarios poliquísticos (SOP), síndrome que indica que tienen demasiados andrógenos. (Consulta "Domina el síndrome de ovarios poliquísticos" en la página 264). El SOP está intrincadamente relacionado con la resistencia a la insulina pero los investigadores aún no están 100 por ciento seguros de su causa. Las mujeres con SOP tienen con frecuencia periodos irregulares, crecimiento anormal de vello y dificultades para embarazarse. Por desgracia, los andrógenos en exceso y la resistencia a la insulina también envían mucha grasa a las barrigas de las mujeres, lo cual es una imitación del patrón masculino de aumento de peso. Dado que aún no sabemos con exactitud de dónde proviene, nuestra mejor posibilidad de evitar el SOP es controlar nuestros niveles de insulina, lo que constituye la tarea número uno de esta dieta.

COSAS QUE ALTERAN LA TESTOSTERONA Y/O LA DHEA	SEÑALES DE QUE TIENES MUY POCA TESTOSTERONA Y/O DHEA	SEÑALES DE QUE TIENES DEMASIADA TESTOSTERONA Y/O DHEA	ALGUNAS ENFERMEDADES ASOCIADAS CON TESTOSTERONA Y/O DHEA FUERA DE CONTROL
Envejecer	Ansiedad	Acné	Andropausia (menopausia masculina)
Grasa corporal	Barriga cervecera	Agresividad	Infertilidad
Diabetes	Cambios en la composición del cuerpo	Calvicie	Síndrome de ovarios poliquísticos
Resistencia a la insulina	Libido decreciente	Crecimiento excesivo de vello corporal	
Falta de ejercicio	Depresión	Presión arterial alta	
Tumor en la pituitaria	Disfunción eréctil	Periodos irregulares	
Estrés	Fatiga	Voz más grave	
Consumir esteroides	Falta de motivación	Impulso sexual hiperactivo	
Muy poca progesterona	Pérdida de masa muscular		
Demasiado estrógeno	Pechos masculinos		
Golpes en los testículos	Densidad ósea reducida		
	Testículos más pequeños		
	Cintura más ancha		

HORMONAS METABÓLICAS #7, #8 Y #9: NOREPINEFRINA, EPINEFRINA Y CORTISOL

Luchar o huir son las respuestas de nuestras hormonas al estrés. Éstas pueden liberarnos de momentos específicos de tensión. Nos ayudan a cumplir con las fechas límite, a salvar a un bebé de caer por las escaleras y a correr para alcanzar autobuses. Sin embargo, mientras los efectos de bombeo del corazón de la epinefrina y la norepinefrina son volátiles, el legado del cortisol de almacenamiento de grasa es más duradero... y mortífero.

Dónde se produce la norepinefrina, la epinefrina y el cortisol: En las glándulas suprarrenales. El cortisol, también llamado hidrocortisona, se produce en la corteza suprarrenal, es decir, la parte exterior de cada glándula suprarrenal. La parte interior de la glándula suprarrenal, la médula suprarrenal, produce las otras hormonas primarias del estrés: norepinefrina (que contrae los vasos sanguíneos e incrementa la presión arterial) y la epinefrina (que incrementa el pulso cardiaco y el flujo sanguíneo hacia los músculos). Cada una de estas hormonas del estrés se libera en diferentes grados según el desafío que enfrentes. Si buscas un desafío que crees poder enfrentar, tus glándulas suprarrenales liberan más norepinefrina. (Y después de ganar liberas más testosterona mientras celebras tu victoria). Si te enfrentas a un desafío que parece más complicado, algo que no estás seguro de poder superar, liberas más epinefrina, la "hormona de la ansiedad". No obstante, cuando estás abrumado, desmotivado por completo y convencido de que estás arruinado, liberas más cortisol. Esta distinción ha llevado a algunos investigadores a llamar al cortisol "la hormona de la derrota".

Cómo la norepinefrina, la epinefrina y el cortisol afectan al metabolismo: Cuando te estresas por primera vez, la norepinefrina le dirá a tu cuerpo que deje de producir insulina para que puedas contar con suficiente glucosa de acción rápida en la sangre. De igual manera, la epinefrina relajará los músculos del estómago y de los intestinos, y disminuirá el flujo sanguíneo hacia esos órganos. (Tu cuerpo decide que es preferible enfocarse en salvar tu vida que en digerir tus alimentos). Estas dos acciones causan algunos de los problemas de azúcar alta en la sangre y problemas digestivos asociados con el estrés.

Una vez que ha pasado el estímulo del estrés, el cortisol le indica al cuerpo que deje de producir estas hormonas y que continúe con la digestión. No obstante, el cortisol continúa impactando tu azúcar sanguínea, en particular en el modo como tu cuerpo utiliza el combustible. Como hormona catabólica, el cortisol le indica a tu cuerpo cuál grasa, proteína o carbohidrato quemar y cuándo quemarlos, según el tipo de desafío que enfrentes. El cortisol puede tomar tu grasa, en la forma de triglicéridos, y llevarla a tus músculos, o descomponer los músculos y convertirlos en glucógeno para obtener más energía. (Esto no es todo lo que descompone. El cortisol en exceso también descompone huesos y piel, lo que produce osteoporosis, hematomas de fácil aparición y ¡estrías!).

Mientras el disparo preciso de epinefrina, alias adrenalina, suprime el apetito (¿quién quiere comer cuando un abusivo está a punto de golpearlo?), cualquier cortisol que ande por allí después del hecho lo estimulará. Si no has liberado el exceso de cortisol en tu sangre al responder al ataque, o al huir, el cortisol incrementará tus antojos de alimentos altos en grasas y carbohidratos. El cortisol también disminuye los niveles de leptina e incrementa los niveles del neuropéptido Y (NPY), produciendo cambios que estimulan el apetito.

Una vez que comes, tu cuerpo libera una cascada de químicos cerebrales gratificantes que pueden estimular una relación adictiva con la comida. Te sientes estresado, comes. Tu cuerpo libera opioides naturales, te sientes mejor. Si no evitas de manera consciente este patrón, puedes volverte dependiente a nivel físico y psicológico de esa liberación para enfrentarte al estrés. No es coincidencia que los comedores por estrés que se automedican con comida tiendan a experimentar reacciones de epinefrina de fácil estímulo y niveles altos de cortisol crónicos.

Cuando el estrés continúa durante largo tiempo y los niveles de cortisol permanecen altos, en realidad el cuerpo se resiste a la pérdida de peso. Tu cuerpo cree que los tiempos son difíciles y que vas a sentir hambre; por tanto, de forma avara, acapara cualquier alimento que comes y cualquier grasa que ya se encuentre presente en tu cuerpo. El cortisol convierte los adipocitos, las células jóvenes de grasa, en células maduras de grasa que se aferran a nosotros para siempre.

El cortisol tiende a tomar la grasa de las áreas saludables, como tu trasero y caderas, y lo lleva a tu abdomen, donde el cortisol cuenta con más receptores. En el proceso, convierte la antes saludable grasa periférica en grasa visceral no saludable, que incrementa la inflamación y la resistencia a la insulina en el cuerpo. Esta grasa abdominal genera entonces más cortisol porque tiene concentraciones más altas de una enzima específica que convierte el cortisol inactivo en cortisol activo. Mientras más grasa abdominal tengas, más cortisol activo convertirán estas enzimas; por tanto, aquí tenemos otro círculo vicioso creado por la grasa visceral.

Cómo la norepinefrina, la epinefrina y el cortisol se salen de control:

Según los genes y las experiencias de la primera infancia, algunas personas afortunadas pueden tener reacciones suprarrenales muy moderadas a las situaciones estresantes. Muchas otras personas, sin embargo, tienden a exagerar su respuesta, incluso a la menor amenaza, porque el ciclo de retroalimentación del estrés se hace cada vez más fuerte con cada experiencia negativa en el pasado. Para cuando estas personas son adultas, sus cuerpos ya tienen sistemas muy sensibles de respuesta al estrés.

La sobreestimulación crónica de nuestras glándulas suprarrenales es epidémica en esta nación. Somos víctimas y adictos a nuestro estrés. Y nuestros cuerpos pagan el precio. Una activación de largo plazo de nuestro sistema de estrés tiene un efecto letal en el cuerpo. Cuando abusas de tus glándulas suprarrenales tanto como solemos hacer, te programas para las enfermedades cardiacas, la diabetes, la embolia y otras enfermedades que pueden ser fatales. Sin embargo, antes incluso de que llegues a ese punto, puedes freír por completo tus glándulas suprarrenales.

"La fatiga suprarrenal" es un término de moda que se menciona con mucha frecuencia en estos días. La corriente principal de la medicina no ha reconocido el síndrome de manera oficial (se supone que se reconoce por el insomnio, el aumento de peso, la depresión, el acné, la pérdida de cabello, los antojos de carbohidratos y un sistema inmunológico deprimido), pero algunos endocrinólogos han incrementado sus consultas al ayudar a sus pacientes a revertir estos síntomas.

Si sospechas que tienes niveles de cortisol anormalmente altos o bajos, este plan es la manera ideal de darle a tu cuerpo la mejor estrategia de nutrición y de estilo de vida en momentos de estrés. Cuando limitas tu consumo de cafeína a 200 miligramos al día, evitas los carbohidratos simples, los alimentos procesados y los granos refinados, y consumes muchas proteínas de alta calidad, además de seguir las estrategias para combatir el estrés que compartiré contigo en el capítulo 8, ayudarás a tu cuerpo a mantener bajas las hormonas del estrés de manera automática, en especial, el cortisol.

Si en realidad necesitas ayuda, trabaja con un endocrinólogo certificado para que evalúe tus niveles antes de tomar cualquier tipo de suplemento. **Por favor, no consumas cualquier "apoyo suprarrenal" de venta libre. En verdad, podrías llevar a tu cuerpo a una insuficiencia suprarrenal, enfermedad que puede ser fatal.**

COSAS QUE PUEDEN DESEQUILIBRAR LOS NIVELES DE CORTISOL	SEÑALES DE QUE TIENES MUY POCO CORTISOL	SEÑALES DE QUE TIENES DEMASIADO CORTISOL	ALGUNAS ENFERMEDADES ASOCIADAS CON CORTISOL DESEQUILIBRADO
Agresión	Cambios en la presión arterial o en el pulso cardiaco	Grasa abdominal	Enfermedad de Addison
Ira	Diarrea crónica	Depresión	Insuficiencia suprarrenal
Conflicto	Oscurecimiento de la piel o color de piel disparejo	Diabetes	Síndrome de Cushing
Depresión	Debilidad extrema	Hematomas fáciles en la piel	Diabetes
Diabetes	Fatiga	Infecciones o resfriados frecuentes	Hirsutismo
Dietas	Lesiones en el interior de la boca	Presión arterial alta	Hipoglicemia
Cafeína en exceso	Pérdida de apetito	Azúcar alta en la sangre	Resistencia a la insulina
Azúcar en exceso	Presión arterial baja	Colesterol y triglicéridos altos	
Temor	Náusea y vómito	Insomnio	
Comidas a destiempo	Palidez	Resistencia a la insulina	
Falta de sueño	Antojo de sal	Periodos irregulares	
Suplementos de "apoyo suprarrenal" de venta libre	Movimientos lentos y torpes	Obesidad	
Estrés prolongado	Coloración oscura no natural en algunas zonas de la piel	Libido reducida	
Omitir el desayuno	Pérdida de peso no intencional	Aumento de peso	
Hábitos psicológicos no saludables			

HORMONA METABÓLICA #10: HORMONA DEL CRECIMIENTO

La hormona del crecimiento (también conocida como somatotropina) es una de las hormonas de las cuales todos queremos más. Parece hacerlo todo bien: construye músculos, quema grasas, te ayuda a resistir problemas cardiacos, protege tus huesos, incrementa tu salud general y algunos dicen que incluso te hace más feliz. Las personas con niveles altos de hormona del crecimiento viven más y mejor. Sin embargo, todavía no te la inyectes; los suplementos son controversiales y riesgosos, pues incluso pueden causar resistencia a la insulina. Una de las metas principales de este programa es proteger tu producción natural de hormona del crecimiento.

Dónde se produce la hormona del crecimiento: En la pituitaria, una pequeña glándula anidada debajo del hipotálamo, en el cerebro. La hormona del crecimiento es una de las hormonas anabólicas más influyentes y desempeña una función fundamental en el crecimiento de los huesos y otros tejidos corporales, además de mejorar la inmunidad.

Cómo la hormona del crecimiento afecta al metabolismo: La hormona del crecimiento incrementa tu masa muscular de muchas maneras: ayuda a tu cuerpo a absorber aminoácidos, ayuda a sintetizarlos para formar músculos e impide que éstos se desgarren. Todas estas acciones elevan tu índice metabólico de descanso y te proporcionan más poder para ejercitarte.

La hormona del crecimiento también es increíble para ayudarte a acceder a tus almacenes de grasa. Los adipocitos tienen receptores de hormona del crecimiento que disparan tus células para descomponer y quemar tus triglicéridos. La hormona del crecimiento también impide que tus adipocitos absorban o retengan cualquier grasa que flote por allí en tu torrente sanguíneo.

Agrega a estas características fascinantes el hecho de que la hormona del crecimiento puede ser la mejor amiga de tu hígado. Ayuda a mantener y proteger los islotes pancreáticos que producen insulina y también ayuda al hígado a sintetizar glucosa. La hormona del crecimiento promueve la gluconeogénesis, un proceso verdaderamente asombroso a través del cual el cuerpo puede crear carbohidratos a partir de la proteína.

La gluconeogénesis te ayuda a perder grasa más pronto, al tiempo que le proporciona a tu cerebro y a otros tejidos la energía que necesitan, sin carbohidratos excesivos en la dieta.

La hormona del crecimiento contrarresta la capacidad de la insulina de enviar glucosa a las células y, en lugar de ello, la desvía hacia el hígado. Por desgracia, esta acción es una de las razones por las cuales el exceso de hormona suplementaria del crecimiento puede causar resistencia a la insulina, motivo por el cual tenemos que ser muy cuidadosos antes de andar por ese camino.

Cómo la hormona del crecimiento se sale de control: La deficiencia de hormona del crecimiento es una enfermedad verdadera, en especial cuando hay carencia de ella durante la infancia. Los niños que no tienen suficiente hormona del crecimiento son más bajitos y tienen un desarrollo sexual retrasado; además, su carencia de hormona del crecimiento puede continuar hasta la edad adulta. La deficiencia de hormona del crecimiento también puede comenzar en la edad adulta, pero puede ser más difícil de diagnosticar, pues entre los síntomas se incluyen algunas características comunes del envejecimiento, como una disminución de la masa muscular, energía y fortaleza.

El hecho de que exista esta enfermedad definida en términos médicos ha dado a algunas clínicas de antienvejecimiento la facultad de mandar suplementos a sus pacientes interesados en la cualidad quemadora de grasa y constructora de músculos de la hormona del crecimiento. Así como en la menopausia y la andropausia, el lado triste es que la hormona del crecimiento comienza a disminuir por naturaleza en algún momento después de que cumplimos treinta años. Sin embargo, nosotros también hacemos muchas cosas que aceleran esa disminución prematura y debemos preocuparnos por cambiar esos comportamientos incluso antes de considerar la opción de tomar los suplementos.

Entre las cosas no muy inteligentes que hacemos para romper nuestro equilibrio hormonal, privarnos del sueño de buena calidad es quizá lo más tonto. La hormona del crecimiento se libera en los adultos en un promedio de cinco pulsos a lo largo de cada día. El más largo de esos pulsos sucede durante nuestro sueño más profundo de nivel 4, alrededor de una hora después de quedarnos dormidos. Un estudio de la Universidad de Chicago descubrió que cuando la gente se priva de este nivel de sueño (con interrupciones menores sin llegar a despertarse, pero que interfieren con la calidad del sueño), sus niveles diarios de hormona del crecimiento disminuyen 23 por ciento.

Otra manera de suprimir nuestros niveles de hormona del crecimiento es cuando ingerimos muchos carbohidratos de baja calidad y mantenemos altos los niveles de azúcar e insulina en la sangre. Las proteínas, por otra parte, pueden ayudar a liberar altos niveles de hormona del crecimiento; por tanto, si tenemos carencias en este sentido a favor de los carbohidratos, alteramos nuestra producción en dos niveles. Las nuevas evidencias que han comenzado a surgir indican que las hormonas de los pesticidas y de otros contaminantes en nuestro ambiente y en nuestra dieta pueden tener un impacto en nuestros niveles de hormona del crecimiento.

Una manera segura de convertir nuestros cuerpos en fábricas de hormona del crecimiento es con ejercicio intenso. Durante el ejercicio intenso, y en especial durante los intervalos, la hormona del crecimiento rehuye a la glucosa y, en cambio, motiva al cuerpo a utilizar la grasa como combustible. Lo anterior no sólo te ayuda a quemar grasa mientras te ejercitas, sino que mantiene estable tu nivel de glucosa en la sangre con el fin de que cuentes con la energía necesaria para ejercitarte. Cuando no te ejercitas y tus músculos se hacen resistentes a la insulina, incrementas tus niveles de insulina circulante y entonces tu hormona del crecimiento se ve suprimida aún más. Necesitamos levantar nuestros traseros y capitalizar esta manera increíblemente saludable de revertir el envejecimiento, ¡y no inyectarnos hormona del crecimiento!

La dieta de *Optimiza tu metabolismo* incluye todas las maneras comprobadas de incrementar tus niveles de hormona del crecimiento de manera natural: liberación de estrés, descanso y sueño mejorado; proteínas de alta calidad y azúcar sanguínea balanceada; y el ejercicio justo para quemar grasas, mejorar la sensibilidad a la insulina y eliminar las toxinas del cuerpo.

COSAS QUE PUEDEN ALTERAR LA HORMONA DEL CRECIMIENTO	SEÑALES DE QUE TIENES MUY POCA HORMONA DEL CRECIMIENTO	SEÑALES DE QUE TIENES DEMASIADA HORMONA DEL CRECIMIENTO	ENFERMEDADES ASOCIADAS CON HORMONA DEL CRECIMIENTO FUERA DE CONTROL
Toxinas ambientales	Densidad ósea decreciente	Síndrome del túnel carpiano	Deficiencia de hormona del crecimiento
Estrógenos en exceso	Desempeño atlético decreciente	Diabetes	
Alto nivel de azúcar en la sangre	Libido decreciente	Endurecimiento de arterias	
Cortisol alto	Masa muscular decreciente	Presión arterial alta	
Desvelos (estar despierto hasta medianoche o después)	Fuerza muscular decreciente	Resistencia a la insulina	
Carnes y lácteos no orgánicos	Depresión o cambios bruscos de estado de ánimo	Crecimiento de pechos en los hombres	
Ejercicio insuficiente	Depósitos grasos en el rostro y el abdomen	Disfunción sexual	
Horas totales de sueño insuficientes	Niveles más altos de insulina	Engrosamiento de huesos en mandíbula, dedos de las manos y de los pies	
Sueño ligero (sin llegar a los niveles 3 ó 4)	Bajo nivel de energía		
Estrés	Baja estatura		
Ingestión de grasa en exceso	Problemas para dormir		
	Nivel no saludable de colesterol malo LDL		
	Arrugas		

▶ HORMONA METABÓLICA #11: LEPTINA

Los científicos solían creer que los adipocitos eran sólo grandes burbujas de porquerías que estaban a la espera de hacerse más grandes o más chicas. Ahora saben que nuestra grasa es una enorme glándula endocrina que produce hormonas y reacciona ante ellas de una manera activa. Mientras los científicos continúan identificando más y más hormonas de células grasas cada día, tal vez la más estudiada de estas hormonas sea la leptina.

Dónde se produce la leptina: En los adipocitos. La leptina es una proteína producida por las células de grasa y controlada por un influyente gen llamado el gen "ob". La leptina funciona con otras hormonas (tiroides, cortisol e insulina) para ayudar a tu cuerpo a descubrir cuán hambriento está, con cuánta rapidez quemará el alimento que comes y si conservará el peso o se deshará de éste.

Cómo la leptina afecta a tu metabolismo: Tú tienes receptores de leptina repartidos por todas partes, pero es en tu cerebro donde esta hormona es más activa. Cuando has comido, los adipocitos a lo largo de tu cuerpo liberan esta hormona. La leptina viaja hasta el hipotálamo, la parte del cerebro que ayuda a regular el apetito, y se une a los receptores de leptina que hay allí. Estos receptores controlan la producción de neuropéptidos, pequeñas proteínas de señalamiento que encienden o apagan tu apetito.

Uno de los más conocidos es el neuropéptido Y, el mismo que enciende el apetito y apaga el ritmo metabólico. La leptina apaga al neuropéptido Y, enciende las señales de supresión de apetito y entonces el cuerpo recibe el mensaje de que deje de sentir hambre y comience a quemar más calorías.

Cuando funciona de manera adecuada, la leptina también ayuda al cuerpo a acceder a los depósitos de grasa de largo plazo y a reducirlos. Sin embargo, cuando la señalización de la leptina no funciona, comes más porque nunca sientes que has consumido suficiente comida.

Además de la liberación de leptina que obtienes después de comer, tu cuerpo también experimenta una segregación de leptina durante la noche, mientras duermes. Esta segregación de leptina eleva tus niveles de hormona estimulante de la tiroides, lo cual ayuda a la tiroides a liberar tiroxina.

Cómo la leptina se sale de control: La leptina puede tener varios funcionamientos erróneos. Uno de ellos es que puedes haber nacido con bajos niveles de leptina. Los científicos han descubierto que la mutación del gen ob perjudica nuestra producción de leptina; esta mutación es la causa por la que ciertos niños sufren obesidad severa. Por lo general, el simple consumo de suplementos de leptina ayuda a estos niños a mantener un peso saludable. Esta enfermedad es poco frecuente. Si la hubieras tenido, ya lo sabrías.

Lo creas o no, los bajos niveles no son nuestro mayor problema con la leptina. Los investigadores han descubierto que muchas personas con sobrepeso en realidad tienen niveles muy altos de leptina. ¿Cómo puede ser esto? Bueno, mientras más grasa tengas, más leptina produces. De manera similar a lo que sucede con la resistencia a la insulina, cuando el cuerpo segrega niveles excesivos de leptina con regularidad, en respuesta a comer en exceso, los receptores de leptina pueden comenzar a agotarse y a no reconocerla más. La gente con resistencia a la leptina tiene altos niveles de leptina circulante, pero sus receptores no pueden aceptarla, el neuropéptido Y se apaga, la gente permanece hambrienta y su metabolismo se hace más lento. (Este alto nivel de neuropéptido Y también interfiere con tu actividad de T4, lo cual daña más tu metabolismo).

La resistencia a la leptina y la resistencia a la insulina van de la mano, pero, tal como con la resistencia a la insulina, si pierdes un poco de peso, tu cuerpo se hará más sensible a la leptina y comenzará a actuar como debe hacerlo: alejándose de la mesa y diciendo "¡Suficiente!".

COSAS QUE PUEDEN DESCONTROLAR LA LEPTINA	SEÑALES DE QUE TIENES MUY POCA LEPTINA	SEÑALES DE QUE TIENES DEMASIADA LEPTINA (Y TU CUERPO SE HA HECHO RESISTENTE A ÉSTA)	ENFERMEDADES ASOCIADAS CON LEPTINA FUERA DE CONTROL
Grasa abdominal	Anorexia nerviosa	Hambre constante	Diabetes
Envejecimiento	Hambre constante	Diabetes	Esteatosis hepática
Dieta alta en carbohidratos malos	Depresión	Hormonas tiroideas elevadas	Cálculos biliares
Dieta de grasas trans		Enfermedades cardiacas	Enfermedades cardiacos
Infecciones		Presión arterial alta	Lípidos sanguíneos altos (LDL, triglicéridos)
Inflamación		Colesterol más alto	Presión arterial alta
Menopausia		Inflamación creciente	Síndrome de ovarios poliquísticos
Sueño MOR insuficiente (o menos de 7 u 8 horas de sueño continuo)		Obesidad	Acrocordones

COSAS QUE PUEDEN DESCONTROLAR LA LEPTINA	SEÑALES DE QUE TIENES MUY POCA LEPTINA	SEÑALES DE QUE TIENES DEMASIADA LEPTINA (Y TU CUERPO SE HA HECHO RESISTENTE A ÉSTA)	ENFERMEDADES ASOCIADAS CON LEPTINA FUERA DE CONTROL
Obesidad			Deficiencia de testosterona
Dolor			
Fumar			
Estrés			

▶ HORMONA METABÓLICA #12: GHRELINA

La leptina y la ghrelina actúan como una especie de equilibrio yin y yang entre el hambre y la saciedad. Así como la leptina le indica al cerebro que apague el hambre, la ghrelina le informa que estás hambriento.

Dónde se produce la ghrelina: En el estómago, el duodeno y el intestino superior. Cuando tienes hambre y estás a punto de comer o incluso cuando sólo piensas en comer algo delicioso, tus intestinos segregan ghrelina. Al actuar como una mensajera, la ghrelina viaja entonces hasta tu hipotálamo y enciende el neuropéptido Y, incrementando tu apetito y disminuyendo la quema metabólica. La ghrelina tiene un punto bueno a su favor en todo esto: ayuda a la pituitaria a liberar hormona del crecimiento.

Cómo la ghrelina afecta a tu metabolismo: En personas normales, la ghrelina sube cuando tu estómago está vacío. Esta hormona es la razón por la cual te sientes hambriento en determinados momentos del día. Tu reloj biológico dispara la liberación de ghrelina de acuerdo con un horario programado de manera muy fina. El nivel de ghrelina permanecerá alto hasta que le hayas dado suficientes nutrientes a tu cuerpo para satisfacer sus necesidades. Dado que esas señales pueden tomar algunos minutos en llegar a su destino, comer despacio puede ayudarte a comer menos. Cuando tu estómago se llena, los niveles de ghrelina comienzan a disminuir de nuevo, te sientes satisfecho y puedes dejar de comer.

Es interesante saber que la ghrelina no es la única responsable de que sientas hambre; el hambre es estimulada en parte por el neuropéptido

En las décadas pasadas los científicos han descubierto docenas de hormonas que tienen un impacto en el peso, el almacenamiento de grasas, el hambre, los antojos y el metabolismo. A pesar de que en este capítulo nos enfocamos en las doce hormonas principales, el plan funciona para equilibrar también las siguientes hormonas y péptidos:

Adiponectina: Creada por la grasa a través de tu cuerpo (¡en su mayor parte en tu trasero!), la adiponectina es una chica buena hormonal. Mejora la función de tu hígado y tus vasos capilares, disminuye el azúcar en tu sangre y protege tu cuerpo contra la resistencia a la insulina y a la leptina. Los niveles bajos de adiponectina están asociados con la inflamación y con el síndrome metabólico.

Colecistoquinina (CCK): Supresor natural del apetito, el neuropéptido CCK aparece cerca de la parte superior de tu intestino delgado después de que comes, en especial alimentos con fibra, grasa o proteína, para informarle a tu cerebro que ya no tienes hambre. La CCK actúa deprisa, con una vida media de uno a dos minutos, y después regresa con la siguiente comida.

Péptido similar al glucagón (GLP-1): También creado en el intestino delgado, en especial cuando comes carbohidratos y grasa, el GLP-1 estimula al páncreas para que deje de producir glucagón y comience a producir insulina. El GLP-1 también hace más lenta tu digestión, lo cual mantiene bajo tu apetito.

Neuropéptido Y (NPY): El NPY no es tu amigo. Activado por la ghrelina, el neuropéptido Y hace que quieras comer —mucho— y estimula a tu cuerpo para que almacene grasa. Tanto las dietas extremas como comer en exceso y aumentar de peso tienden a incrementar la actividad del NPY. Se origina en el cerebro y en las células grasas del abdomen, y estimula también el nacimiento de nuevos adipocitos. (Como ya dije, no es tu amigo).

Obestatina: A pesar de estar controlada por el mismo gen que controla a la ghrelina y de ser producida en los intestinos, la obestatina en realidad funciona de manera contraria a la ghrelina; le dice a tu cerebro que *no estás* hambriento y que deberías comer menos.

Péptido tirosina-tirosina (péptido YY o PYY): El PYY también se libera cuando tu barriga se expande después de una comida y también disminuye tu apetito, principalmente al bloquear la acción del NPY. La grasa y la proteína parecen elevar más al PYY, pero el ayuno durante dos o tres días puede disminuir los niveles de PYY en 50 por ciento. Los efectos del PYY duran más que los de las otras hormonas intestinales; comienza a elevarse en un lapso de treinta minutos al comer y permanece alto hasta dos horas después de comer.

Resistina: Esta hormona malvada desempeña una función preponderante en la resistencia a la insulina, pues bloquea la habilidad de los músculos de responder a ésta. Algunos expertos, incluso, piensan que puede ser el vínculo entre la obesidad y la resistencia a la insulina. Tu grasa abdominal produce quince veces más resistina que tu grasa periférica. ¡Razón suficiente para deshacerte de esa barriga!

Y y también por la hormona del crecimiento que segrega. De hecho, el nivel de ghrelina *debe* elevarse para permitir la liberación de hormona del crecimiento. Ésta es sólo una de las muchas razones por las cuales este plan no te permite comer después de las nueve de la noche: quiero que la comida esté casi fuera de tu sistema para cuando te vayas a dormir.

Tu cuerpo necesita ghrelina para que puedas atravesar todas las fases necesarias del sueño. Sin la progresión adecuada, no llegarás al nivel 4 del sueño, durante el cual recibes un gran pulso de hormona del crecimiento, o al nivel MOR del sueño, que te ayuda a proteger los niveles de leptina. Durante el resto del día, sin embargo, el objetivo es mantener bajos los niveles de ghrelina. No necesitas el hambre adicional que pone en peligro tu dieta y todo el desorden metabólico que resulta de los aumentos y disminuciones del azúcar sanguíneo en tu sistema.

COSAS QUE PUEDEN DESCONTROLAR LA GHRELINA	SEÑALES DE QUE TIENES MUY POCA GHRELINA	SEÑALES DE QUE TIENES DEMASIADA GHRELINA (O UNA SENSIBILIDAD MÁS ALTA A LA GHRELINA)	ENFERMEDADES ASOCIADAS AL DESCONTROL DE LA GHRELINA
Comer de manera compulsiva	Desarrollo de desórdenes alimenticios	Hambre constante	Anorexia nerviosa
Comer demasiadas grasas	Desinterés en comer		Trastorno por atracón
Menos de 8 horas de sueño por noche	Pérdida de peso		Bulimia nerviosa
Bajos niveles tiroideos			Síndrome de Prader-Willi
No comer suficientes proteínas o carbohidratos			
Dietas severas			
Omitir comidas			
Estrés			

Cómo se descontrola la ghrelina: Debes mantenerte al frente de esos ataques de ghrelina, porque esta hormona es muy hábil para incitarte a comer. Las nuevas investigaciones demuestran que ésta dispara los centros de recompensa del cerebro para hacer que la comida luzca más apetitosa. Durante muchos años, estas áreas del cerebro han sido asociadas con la adicción a las drogas, y los investigadores creen que la ghrelina dispara estos centros, incluso cuando no tienes motivo alguno para comer, a no ser que pases frente a una panadería justo cuando el pan sale del horno.

Una restricción constante de calorías mantiene altos los niveles de ghrelina, razón por la cual algunas personas que realizan dietas yo-yo sienten que su hambre empeora mientras menos calorías comen. Todo esto forma parte de la manera en que la naturaleza nos dice que comamos y que lo hagamos ya. Mientras caminamos por un mundo saturado de pan francés, la ghrelina siempre en aumento puede ser una de las razones por las cuales perder peso es tan desafiante.

Resulta interesante que un grupo selecto de personas pueda sentirse mejor cuando tiene altos los niveles de ghrelina. Las personas con anorexia nerviosa en realidad tienen niveles más altos de ghrelina que la gente promedio, mientras las personas que padecen de trastorno por atracón tienen niveles bajos. La producción de ghrelina de quines comen compulsivamente puede estimularse después de que ellos comen sin parar más allá del punto en el cual la ghrelina ya no los hace sentir hambre; por tanto, como con las demás hormonas, su sistema de retroalimentación hormonal ya no funciona. Por otra parte, los estudios en animales sugieren que los incrementos de ghrelina pueden ayudar a algunas personas a enfrentar la depresión causada por el estrés crónico. Tal vez en personas con anorexia y bulimia, la ghrelina actúa casi como un antidepresivo.

Una reducción en los niveles de ghrelina puede ser incluso una de las maneras en las cuales el *bypass* gástrico reduce el peso de las personas. Cuando entras a tu estómago y retiras las células que producen ghrelina, sientes menos hambre. Pero yo no lo sé; esto me parece demasiado extremo. Podemos idear mejores maneras de administrar tu ghrelina que someterte al cuchillo, como comer alimentos balanceados cada cuatro horas y meterte entre las sábanas durante ocho horas cada noche. Esto no suena tan mal, ¿o sí?

PREPÁRATE PARA ASUSTARTE

Cada decisión que tomas en tu vida tiene un impacto en esta química tan compleja: dónde vives, cuánto tiempo duermes, si tienes hijos o no, lo que haces (o no haces) para ejercitarte, quién arroja qué cosa en tu agua potable. Ahora, no podemos cambiarlo todo, pero sí tenemos cierto poder sobre lo que ponemos en nuestra boca, en nuestra piel y en nuestra mente.

Primero, echemos un vistazo a lo que causa todos estos problemas. Prepárate para asustarte. Cuando lo descubrí, así me sentí. Una vez que sepas a qué te enfrentas, aprenderás cómo restablecer tu metabolismo y cómo poner a trabajar de nuevo a tus hormonas quemadoras de grasa.

CAPÍTULO 3

CÓMO FUE QUE TE PUSISTE ASÍ

POR QUÉ LA TIERRA DE LA ABUNDANCIA NO ES BUENA,
EN MÁS DE UNA MANERA

Apuesto a que conoces ese tipo de personas que comen sin parar y aún así les cuesta subir de peso. La mujer que perdió sesenta libras de embarazo en un mes. El tipo que se come tres hamburguesas en una sentada, pero aún usa los mismos jeans que usaba en la preparatoria.

No sé lo que suceda contigo, pero yo no puedo hacer eso. Mi metabolismo no lo permitiría. Entonces, ¿de dónde proviene mi metabolismo lento y cómo puedo cambiarlo? ¿Puedo, por favor, sólo culpar a mis padres y terminar con el asunto? ¿No está todo en los genes?

No tan rápido. Los genes son sólo una parte de la historia. Algunos científicos estiman que los genes son responsables de un 30 por ciento del riesgo de la obesidad, mientras otros afirman que el índice asciende a 70 por ciento. Sin embargo, todos concuerdan en que la verdadera respuesta es cómo se expresan nuestros genes, y esto se basa en lo que sucede en nuestro ambiente.

Cuando nos morimos de hambre con dietas yo-yo, comemos alimentos procesados, nos rodeamos de toxinas y trabajamos más allá del punto de agotamiento; todas estas decisiones influyen en la manera como nuestro metabolismo procesa la comida, quema calorías y regula nuestro peso. Aprender a utilizar este plan con el fin de manipular la bioquímica en beneficio nuestro requiere que comprendamos cómo han sido manipuladas previamente nuestras hormonas en nuestro detrimento.

Una advertencia: algunas de las cosas que leerás aquí no serán agradables. No obstante, tenemos que saber contra qué nos enfrentamos antes de poder contraatacar.

ALTERADORES ENDOCRINOS: UNA MISIÓN DE BÚSQUEDA Y DESTRUCCIÓN

Ahora sabes que tu metabolismo se compone de diferentes hormonas. Cuando estas hormonas funcionan de manera normal, todo está bien: tus músculos utilizan una cantidad apropiada de azúcar en la sangre, tu insulina permanece estable, tu tiroides trabaja con normalidad. Todo está equilibrado y quemas energía al tiempo que la consumes.

Sin embargo, cuando estos niveles comienzan a enloquecer y alguno disminuye, el resto se rasca la cabeza y dice: "¿Ah?". Entonces, trata de resolver las cosas por sí mismo. Cada glándula comienza a producir más o menos de su hormona en un intento desesperado por volver a la homeostasis. En ese momento es cuando las libras comienzan a acumularse. Cualquier factor que interrumpa el funcionamiento hormonal normal de tu cuerpo conlleva problemas para tu metabolismo.

Un trastorno endocrino es cualquier sustancia o influencia que de alguna manera altera la forma regular de trabajar de las hormonas del cuerpo. Pueden incrementar, disminuir o cambiar la actividad normal de las hormonas de numerosas maneras; incluso:

- Imitar a una hormona e insertarse en un receptor para luego hacerlo funcionar como si fuera la hormona misma.
- Bloquear a una hormona real para que no tenga acceso a su receptor.
- Incrementar o disminuir el número de receptores de hormonas en ciertas partes del cuerpo.
- Cambiar la cantidad de una hormona específica que se produce.
- Afectar la velocidad del procesamiento de hormonas.

Cualquiera de estas acciones puede desencadenar una serie de eventos. Por ejemplo, digamos que tu cuerpo absorbe bisfenol A, un químico que, según se ha demostrado, se desprende de los recipientes de policarbonato plástico en los líquidos que lo contienen. Algunos estudios en animales han descubierto que esos estrógenos exógenos se introducen en el cuerpo y, en menos de treinta minutos, disminuyen los niveles de azúcar en la sangre e incrementan de forma brusca los niveles de insulina. Después de sólo cuatro días de exposición, ese bisfenol A estimula al páncreas para segregar más insulina y el cuerpo comienza a hacerse resistente a la insulina.

Ahora ten presente el hecho de que tenemos más de mil químicos aditivos en nuestros empaques y en nuestro procesamiento de alimentos. Piensa en cuántos plásticos más llegan a tus labios en un día: esa taza de café de poliestireno, la botella de aderezo para ensaladas, la envoltura de tus sobras de comida, el recubrimiento interior de una lata de sopa, la bolsa de vegetales para microondas. Piensa en los aromas en tu detergente para ropa y la mezcla de cloro en el cepillo para lavar tu baño. La camioneta de jardinería estacionada frente a la casa de tu vecino. La...

¿Puedes ver cómo un pequeñísimo problema puede comenzar a crecer como una bola de nieve? Este programa de dieta y estilo de vida busca detener esa bola de nieve de alteradores endocrinos antes de que agregue nuevos problemas, comience a rodar cuesta abajo y destruya todo en su camino.

Como pasa con casi todo en nuestra saturada sociedad, una de las razones por las cuales engordamos tanto se debe a nuestra manera de consumir. Compramos en grandes cantidades. Queremos que las cosas sean baratas. Queremos que duren para siempre en los estantes. Todo lo anterior representa un costo alto para nuestra salud. Echemos un vistazo a algunos de los factores que pueden dar inicio al descenso veloz y destructivo de la bola de nieve.

DEMASIADOS AÑOS DE PEREZA

No puedo decirte cuántas personas dejan simplemente el ejercicio a un lado mientras envejecen y después se voltean y culpan a las hormonas por su metabolismo perezoso. Ésta es la razón por la cual quiero eliminar del camino el asunto de la edad tan pronto como sea posible.

Pocas hormonas se incrementan a medida que envejecemos; otras permanecen iguales. Sin embargo, lo admitiré. La mayoría de las hormonas van hacia una dirección: hacia abajo.

Sí, a medida que envejecemos, nuestras hormonas cambian de maneras que motivan el aumento de peso. Por ejemplo, a medida que envejeces, los receptores de leptina en tu cerebro comienzan a disminuir y, por tanto, tu cuerpo no reconoce cuando estás satisfecho, lo que puede llevarte a comer en exceso. En las mujeres, las hormonas femeninas disminuyen y las hormonas reguladoras de la insulina son menos efectivas, lo que puede derivar en más libras. Para los hombres, los niveles de testosterona disponible tienden a declinar de manera gradual, alrededor de 1,5 por ciento por año después de los treinta años, y los niveles de DHEA disminuyen aún más rápido: 2 ó 3 por ciento por año. Estas disminuciones pueden reducir la masa muscular y la energía, al tiempo que incrementan la grasa abdominal y la resistencia a la insulina. También te hacen irritable y depresivo, todo lo cual es una mala noticia para tu metabolismo.

Estos declives hormonales les brindan a los laboratorios farmacéuticos y a los promotores de inyecciones de hormonas todas las municiones que necesitan. Las utilizan para respaldar sus mensajes de mercadotecnia de que necesitamos consumir suplementos de hormonas sintéticas o bioidénticas para compensar a nuestro metabolismo o para ayudarnos a extender nuestras vidas. Pero, ¿en verdad es así? Un gran estudio entre más de 1.100 hombres entre los cuarenta y los setenta años mostró que si mantenían un peso saludable, evitaban las bebidas alcohólicas en exceso y esquivaban serias enfermedades como la diabetes o las afecciones cardiacas, podían aumentar entre 10 y 15 por ciento los niveles de muchas hormonas, en especial sus andrógenos.

Cada día, sin embargo, más y más investigaciones señalan el hecho de que la disminución de músculos relacionada con la edad está, en gran medida, bajo nuestro control. ¡Invertimos años en culpar a nuestra edad avanzada por la grasa de nuestras barrigas cuando la verdad es que no nos hemos cuidado a nosotros mismos! Mientras más limpio comamos y vivamos, y nos ejercitemos, mejor será nuestro equilibrio hormonal y más saludable permanecerá nuestro organismo.

Mira, seré honesta. No me gusta hacer ejercicio. Sin embargo, la realidad es que tenemos que hacerlo. Nuestro cuerpo lo necesita como necesita el oxígeno y el agua.

En primer lugar, cada libra de músculo quema tres veces más calorías que cada libra de grasa. Los músculos rastrean el azúcar en la sangre y mejoran la sensibilidad a la insulina de tu cuerpo. El ejercicio reduce las hormonas de aumento de peso, como el cortisol, al liberar endorfinas para combatir el estrés; también incrementa la producción de hormonas quemadoras de grasa, como la testosterona, la hormona del crecimiento humano, la DHEA y la tiroxina (T4). Necesitas ejercicio. Punto.

(Sí, ya sé que éste no es un libro de ejercicios, pero no puedes negar los beneficios y la necesidad de ejercitarte. Si quieres que la información de esta dieta sea efectiva de verdad, te ejercitarás al mismo tiempo. No te pido un régimen de ejercicios extenuante. Sólo digo que muevas tu trasero y añadas algunas actividades saludables a tu vida tan pronto como sea posible. Hablaré más acerca de cómo puedes obtener el impacto más positivo en la menor cantidad de tiempo de ejercicio en el capítulo 8).

Ahora, si quieres tomar la ruta de los suplementos de hormonas, ése es un asunto entre tú y tu médico. Lee un poco (mi libro favorito al respecto es *Ageless*, de Suzanne Somers) y habla con algunos endocrinólogos especialistas en antienvejecimiento. En definitiva, acude a un especialista. Con toda franqueza, ¡la investigación que el Estudio sobre la salud de las mujeres (*Women's Health Study*) publicó hace unos años acerca del aumento en el riesgo de contraer enfermedades cardiacas y cáncer en las mujeres que estaban bajo terapia de sustitución de hormonas me asustó de muerte! Sin embargo, muchas investigaciones están en proceso y podrían descubrir algunas cosas grandiosas en un futuro cercano. Mientras esto ocurre, diseñé esta dieta para explorar otras vías con el fin de proteger y optimizar el equilibrio hormonal *de manera natural*, para cumplir con el diseño de nuestros cuerpos dados por Dios. La naturaleza nos ha proporcionado la cura, ¡nosotros somos quienes lo desordenamos todo! Tenemos alimentos maravillosos, de los cuales hablaremos en el capítulo 6, que no sólo nos ayudan a equilibrar nuestras hormonas, sino también combaten el cáncer, la diabetes, la embolia, las enfermedades cardiacas y el Alzheimer. Pero, ¿qué hacemos nosotros? Los rociamos con pesticidas y gases tóxicos, con lo cual convertimos los medicamentos naturales en venenos.

Tenemos que recuperar esos equilibradores hormonales naturales y luchar contra las muchas formas de asalto a nuestras hormonas cada día. Te mostraré estrategias sencillas, seguras, naturales y efectivas que te ayudarán a sentirte mejor y ayudarán a tu cuerpo a vivir sin todos esos desagradables productos farmacéuticos.

DEMASIADAS DIETAS YO-YO

Si estás leyendo este libro puedo apostar a que has intentado perder peso en una o dos ocasiones a lo largo de tu vida. Alrededor del 75 por ciento de los estadounidenses está preocupado por su peso, pero la mayoría no atiende el problema de manera adecuada. Una encuesta realizada por el International Food Information Council (Consejo internacional de alimentos) descubrió que sólo 15 por ciento de la gente podía calcular con exactitud el número de calorías que debía comer de acuerdo con su peso y estatura.

Esa falta de conocimiento es el presagio del fracaso. La gente tiende a los extremos a la hora de perder peso. Elimina macronutrientes enteros, como los carbohidratos o las grasas. Todo esto está MAL, MAL, MAL. Este tipo de dietas trastorna de manera directa tu equilibrio hormonal y envía mensajes de supervivencia al cuerpo para que almacene grasa y haga más lento tu metabolismo en caso de que persista el estado de hambruna.

La mayoría de los "individuos en ciclo de peso", adeptos a las dietas yo-yo, ha estado a dieta toda su vida. Este patrón de alimentación comienza desde los años de la adolescencia. Un estudio realizado por la Universidad de Minnesota siguió a 2.500 niños y niñas adolescentes durante cinco años y descubrió que aquellos que hacían dietas tenían tres veces más probabilidades de tener sobrepeso y seis veces más probabilidades de comer de manera compulsiva que sus compañeros, quienes nunca se sometieron a dietas. La investigación *Nurses' Health Study* reveló que los individuos sometidos al ciclo del peso, aquellos que habían perdido al menos veinte libras en tres ocasiones durante los últimos cuatro años, aumentaron un promedio de diez libras más que aquellos que mantuvieron un peso más estable. Por lo general, los individuos en ciclos de peso prefieren "hacer dietas" para perder peso que comer raciones apropiadas de los alimentos adecuados. Esto se convierte en un problema aún mayor cuando se suma a la falta de ejercicio.

Este patrón de subidas y bajadas no sólo es frustrante sino que hace que cada intento por perder peso sea más frustrante que el anterior, en especial si perdiste peso con la estrategia de matar de hambre a tu cuerpo. Tienes que hacer ejercicio mientras haces dietas con el fin de mantener tu masa muscular. Esta "partición de calorías" asegura que las calorías que consumas se dirijan a la reconstrucción y reparación de tus músculos.

Si no te ejercitas, una vez que finalices la dieta puedes descubrir muy pronto que te has estado engañando. Las dietas de hambre son catabólicas, pues impulsan a tu cuerpo a canibalizar tus músculos como si fuesen combustible. Tu cuerpo, de manera sabia, piensa en la supervivencia a largo plazo y quiere aferrarse a todas las calorías que pueda en caso de que se presente una hambruna prolongada. Sin esos músculos, tu metabolismo es más lento; además, tus poderosas hormonas tiroideas metabólicas disminuyen. El cambio más significativo en índices de tiroides y de reposo metabólico se presenta cuando la gente hace las eliminaciones más drásticas de calorías.

Entonces, mucha gente con la que he trabajado se ha visto implicada en patrones de ayuno/deslices/atracones. Con desesperación, anhelas perder peso para el gran día e imaginas que un par de semanas comiendo ochocientas calorías por día sólo puede resultar provechoso. ¿Qué sucede? Bueno, primero que todo, tu metabolismo disminuye con increíble rapidez. Después regresas a lo que podría considerarse un consumo normal de alimentos de entre 1.600 y 2.000 calorías al día, y estás frito. Tus niveles de T3 se han desplomado. Tu sensibilidad a la leptina y a la insulina está por los suelos. Tu ghrelina se ha disparado hasta el cielo. Y así continúa la historia.

DEMASIADOS ALIMENTOS IGUALES, TODOS PROCESADOS

Algunos alimentos, en especial los procesados, asesinan nuestro equilibrio hormonal. ¿Por qué? He aquí el pequeño secreto sucio: nuestro cuerpo no los reconoce como alimentos.

Los alimentos procesados no provienen de la naturaleza; provienen de las fábricas. Mientras más productivas sean las fábricas, más dinero obtiene la empresa. Mientras menos dinero pueda gastar la empresa en los materiales baratos y burdos que entran a esas fábricas, más altos serán los márgenes de utilidades. Bueno, ¿quién puede culparlas? Utilidades mayores, productividad mayor. ¿No es ése el estilo estadounidense? Mete centavos y saca dólares. Eso debe ser casi adictivo. Como los "alimentos" que crean.

Nuestra dieta del siglo XXI está compuesta en su mayor parte de maíz, soya y trigo, sin importar si podemos reconocerlos en nuestros platos. Estos productos han sido subsidiados durante tanto tiempo y se han vuelto tan baratos para los fabricantes de alimentos que buscan constantemente nuevas maneras de utilizarlos. A través del milagro de la química moderna, en esencia, los fabricantes de alimentos hacen justo eso. Quizá pienses que estás a punto de consumir una ración de carne enlatada, un plato de sopa o un vaso de jugo, pero en realidad se trata de trigo, soya o maíz. Harina refinada de trigo. Proteína hidrolizada de soya. Aceite de maíz parcialmente hidrogenado. Sirope de maíz alto en fructosa. Con un poco de sal también (otro aditivo barato).

¿Cómo lo hacen? ¿Cómo nos hacen comer esos tres alimentos en todo? Bueno, los fabricantes de alimentos toman estos tres ingredientes increíblemente baratos y insípidos, y les agregan una mezcolanza de químicos

Cuando la gente ve sus alimentos favoritos, el neuroquímico asociado con el placer, la dopamina, se libera en el área del cerebro vinculada con la motivación y la recompensa. Así como los drogadictos, las personas obesas tienen menos receptores de dopamina en esa área y, mientras más obesas son, menos receptores tienen. Los científicos no están seguros si los receptores se agotan después de baños repetidos de dopamina provocados por consumo de drogas o por atracones decontrolados, o si los adictos nacen con menos receptores, para empezar; sin embargo, el efecto real es el mismo: constantemente desean *más*. Las estrategias que ayudan a activar la dopamina de manera natural, como practicar ejercicio o comer suficientes proteínas, pueden ayudar.

para lograr que tengan sabor. Piensa en el maíz, la soya y el trigo como en el lienzo en blanco sobre el cual la industria de la ciencia de los alimentos pinta la *ilusión* de la comida. Y con el fin de mantener viva la ilusión, ellos incluso pueden recurrir a trucos sucios.

Los alimentos altos en grasa y azúcar hacen que el cerebro segregue "opioides endógenos", alias morfina biológica. Si alguna vez has pensado en una galleta Oreo —preparada con casi 60 por ciento de azúcar y grasa— como en una droga que te encanta, tu dinero valió lo que obtuviste. Justo como cuando un adicto recuerda su droga, la corteza orbitofrontal de tu cerebro, el centro de la motivación y los antojos, es estimulada cuando ves, hueles o saboreas la comida que se te antoja.

Sí, amigos, podemos drogarnos con los postres y podemos hacernos adictos. "Bueno, bien puedes decir que no", dice la gente que defiende la "responsabilidad personal". Sin embargo, aquí es donde la historia se vuelve complicada. Una serie de investigaciones realizadas en 2005 por el *Chicago Tribune* informó que Kraft, el fabricante de las galletas Oreo, había compartido investigaciones sobre el cerebro con Philip Morris, la compañía tabacalera, y con Miller Brewing, el fabricante de cerveza, todos socios corporativos en aquel momento (hmm, cigarros, alcohol y galletas Oreo... ¿qué pueden tener en común?) Cuando el *Tribune* publicó la historia, el vocero de Kraft dijo que sólo era un buen negocio hacer que sus científicos "buscaran maneras de intercambiar información, compartir los *mejores hábitos* (las itálicas son mías) e identificar eficiencias que redujeran los costos generales".

Interesante, ¿no?

¿El resumen? Mientras más procesada esté la comida, mayor es la probabilidad de que algunos bioquímicos sin escrúpulos jueguen con tu neuroquímica para hacerte querer comer más, y más y más y más. Hablaremos acerca de lo tóxicos que son los alimentos procesados para tus hormonas y para tu salud en general en el capítulo 5, pero por ahora sólo date cuenta de que, en tanto la combinación de materia prima de baja calidad + azúcar + grasa + sal + químicos adictivos sea la combinación más barata y más generadora de utilidades para las megacorporaciones de alimentos, éstas van a luchar como locas para mantenerlas en los estantes y en nuestras bocas. Hasta que nuestro gobierno pueda aprender a escuchar a las investigaciones y a enfrentarse a los grupos de presión de los alimentos, y haga este envenenamiento amplificado del público más caro para ellos, tenemos que encontrar la manera de protegernos a nosotros mismos. ¡Y *Optimiza tu metabolismo* te ayudará a hacerlo!

DEMASIADOS PESTICIDAS EN NUESTROS ALIMENTOS

La mayoría de los productores de alimentos de origen agrícola obtiene sus ingredientes "principales" de materias primas modificadas a nivel genético o rociadas con docenas de pesticidas que alteran nuestro sistema endocrino. Nuestro amigo el maíz es uno de los peores ofensores: La Organic Consumers Organization reportó que, cada año, el maíz con que alimentan a los animales, y que se convierte en otros productos de maíz, se riega con alrededor de 162 millones de libras de pesticidas químicos. No tenemos idea de lo que entra a nuestro cuerpo, y así se demuestra.

Un estudio epidemiológico reciente de gran escala realizado por los Institutos nacionales de la salud (NIH, por sus siglas en inglés) dio a conocer lo que les sucedía a treinta mil personas, la mayoría hombres, que utilizaban pesticidas en sus trabajos o granjas. Es probable que estos "aplicadores certificados" de los químicos utilizaran vestimentas protectoras (anteojos, guantes, botas, overoles) durante todo el tiempo. Sin embargo, los investigadores descubrieron que si estos hombres empleaban cualquiera de los siete pesticidas específicos, incluso si sólo los utilizaban una sola vez, tenían mucho más riesgo de padecer diabetes. Los resultados sugieren que el hecho de estar expuestos a los pesticidas puede ser un factor significativo que contribuye a la diabetes, así como la obesidad, la falta de ejercicio y la historia familiar.

Uno de estos pesticidas, el triclorfon o metrofonato, es un producto popular utilizado con frecuencia en jardines y campos de golf. El estudio reveló que la gente que había utilizado este químico en diez o más ocasiones tenía alrededor del 250 *por ciento de probabilidades* de desarrollar diabetes. Ahora, te pregunto: ¿Cuántos juegos de golf has jugado en tu vida? ¿Cuántas veces se ha estacionado la camioneta del servicio de jardinería frente a la casa de tu vecino o frente a la tuya?

Ahora ten presente nuestra dieta. Como consumidores, no sólo tocamos plantas con pesticidas: nos las *comemos*. En algunas partes del mundo, el triclorfon se riega incluso sobre el ganado para protegerlo de las plagas.

Algunos pesticidas que han sido prohibidos en Estados Unidos durante más de veinte años aún están presentes en nuestros alimentos. Se acumulan en los tejidos grasos de nuestro cuerpo y permanecen con nosotros durante décadas. Se encuentran en el pescado, las aves, los mamíferos y en la leche materna humana. El Centro para la prevención y control de las enfermedades (CDC, por su siglas en inglés) dice que estamos expuestos a los organoclorados, una familia de químicos tóxicos encontrados en pesticidas a través de:

- Consumir alimentos grasos como la leche, los productos lácteos o el pescado que estén contaminados con pesticidas.
- Consumir alimentos importados de países donde aún está permitido el empleo de estos pesticidas.
- La alimentación con leche materna o a través de la placenta cuando aún estamos en el útero.
- Nuestra piel.

¡Algunos investigadores afirman que los pesticidas pueden ser más culpables de la resistencia a la insulina, el síndrome metabólico y la diabetes, que la misma obesidad! Un estudio con más de dos mil adultos descubrió que al menos 80 por ciento de ellos tenía niveles detectables de seis "contaminantes orgánicos persistentes" (COP); es decir, químicos que permanecen en nuestros tejidos durante más de diez años y quizá más. Estas personas, cuyos cuerpos tenían altos niveles de COP, como dioxina, PCB y clordano, tenían *treinta y ocho veces más probabilidades* de ser resistentes a la insulina que la gente con niveles más bajos. Incluso la gente que era más obesa, pero no tenía rasgos de COP en sus sistemas, tenía niveles más bajo de diabetes.

Con esto no quiero decir que los pesticidas sean la única causa de la diabetes; no obstante, está claro que los COP en la grasa de tu cuerpo continúan en interacción con las libras adicionales para incrementar aún más tu riesgo de padecer diabetes. Ni siquiera he mencionado los efectos colaterales también "divertidos" de los organoclorados: estremecimientos, dolores de cabeza, irritaciones en la piel, problemas respiratorios, mareos, náuseas, convulsiones. Oh, y cáncer, daño cerebral, enfermedad de Parkinson, defectos de nacimiento, enfermedades respiratorias, funciones anormales del sistema inmunológico... ¿quieres que continúe?

Y piensa al respecto: los organoclorados son sólo una categoría de los pesticidas químicos, una pequeña porción del potencial de alteradores endocrinos que acechan en la provisión general de alimentos. También tenemos hormonas de embarazo y lactancia administradas al ganado para "mejorar el rendimiento". U hormonas del crecimiento administradas al ganado para crear más carne. O antibióticos inyectados a los pollos hacinados en jaulas del tamaño de una caja de zapatos para impedir la transmisión de enfermedades. Tan atemorizantes como resultan algunas investigaciones, los científicos aún miran cada uno de estos químicos, pesticidas y otros alteradores endocrinos uno a la vez, de manera aislada. Las nuevas investigaciones sugieren que el efecto combinado y sinérgico de todas estas sustancias puede ser peor de lo que podríamos siquiera imaginar.

Cada vez que hablo acerca de comer alimentos orgánicos, algunas personas siempre se preguntan a qué se debe tanto alboroto. "Vamos, *¿de verdad* vale la pena gastar todo ese dinero adicional? Los tiempos son difíciles, Jillian".

¿Qué precio le pones a tu salud? ¿Por qué las mujeres enferman de cáncer de mama a los treinta años? ¿Por qué sometemos a niños de ocho años a tratamientos para disminuir el colesterol? ¿Por qué han surgido de la nada enfermedades misteriosas, como la fibromialgia, a lo largo de los últimos diez años? ¿No estás tan asustado como yo?

Cuando piensas en el dinero adicional que se necesita para comprar alimentos orgánicos, por qué mejor no te preguntas ¿cuánto dinero te costarán los medicamentos para tratar enfermedades relacionadas con la obesidad? ¿O la quimioterapia? Mucho, te apuesto. Conozco personas que han perdido sus casas debido a una enfermedad. Cada dólar que inviertes en la prevención te ahorrará miles de dólares en tratamientos futuros.

Piensa en esto: recibimos la mayor concentración de contaminantes orgánicos de nuestros alimentos cuando tenemos entre uno y cinco años, justo cuando nuestros genes de obesidad se encienden o apagan, justo cuando nuestros patrones metabólicos se programan. Hemos soportado estos ataques tóxicos durante años sin saber qué es lo que sucede en nuestro cuerpo. Ahora que lo sabemos, *debemos* comenzar a prestar atención al lugar de donde provienen nuestros alimentos. No quiero ser alarmista cuando afirmo que cada bocado puede tener consecuencias de por vida en nuestra salud, hormonas y metabolismo.

DEMASIADAS TOXINAS EN NUESTRO AMBIENTE

Nuestra comida no es el único lugar saturado de toxinas que trastornan nuestro sistema endocrino. Más de cien mil químicos sintéticos han sido registrados para uso comercial y cada año se agregan dos mil más; sin embargo, muy pocos de éstos han sido analizados de manera adecuada en cuanto a su toxicidad, por no hablar de cualquier actividad hormonal potencial. En lugar de ello, los funcionarios encargados de ello han restado importancia a sus efectos. "Esas cosas son peligrosas sólo en niveles muy altos", dicen, al tiempo que se niegan a mencionar que ni siquiera los han probado a niveles muy bajos. Ahora, los investigadores han comenzado a percatarse de que muchos de estos químicos tienen un efecto en nuestro sistema endocrino a niveles moderados, incluso *por minuto*. Y han comenzado a acumularse en nuestro cuerpo. Algunas investigaciones con mujeres suecas descubrieron que la concentración de éter difenil polibrominado (mejor conocido por ser el retardante de llamas que se encuentra en las pijamas para bebés, las fundas para almohadas, los aparatos electrónicos y los muebles) en su leche materna se duplicaba cada cinco años, entre 1972 y 1998.

Esas cosas en verdad desordenan nuestras hormonas. Tomemos como ejemplo a las mujeres que pescan en el lago Ontario, conocido por sus altos niveles de bifenilos policlorados (PCB). Un estudio publicado en el *American Journal of Epidemiology* descubrió que las pescadoras que comían más de un pescado al mes durante varios años tenían ciclos menstruales más cortos que las mujeres que no lo hacían. Otros estudios en mujeres que comían pescado de lagos con PCB sugiere que tienen más dificultades para embarazarse.

Las mujeres no son las únicas afectadas. Ratas machos expuestas a sólo una dosis de dioxina cuando estaban en el útero produjeron 74 por ciento menos esperma que aquellas que no habían sido expuestas. Sus niveles de testosterona eran más bajos de lo normal y el tamaño de sus genitales era significativamente reducido. Los investigadores dijeron que estaba claro que la exposición prenatal a la dioxina "desmasculiniza y feminiza a las ratas machos" (no conozco a muchos hombres que quieran que se les encoja el paquete, ¿tú sí?).

Algunos estudios han demostrado también que cuando los animales se exponen a los PCB y las dioxinas, su glándula tiroides cambia de manera similar a como la gente reacciona ante la enfermedad de Hashimoto. Cuando las ratas embarazadas se exponen a niveles cada vez mayores de PCB, sus bebés tienen menos hormona tiroidea y rangos extraños de neurotransmisores. El tetracloruro de carbono, un químico encontrado a veces en pruebas de agua potable, se ha asociado a disfunciones tiroideas. Los investigadores también han comenzado a detectar que el pescado de lagos y ríos están sufriendo cambios sexuales inducidos químicamente —los chicos se convierten en chicas— ¡debido a los altos niveles de estrógenos artificiales en el agua!

Estos xenoestrógenos son una amenaza para nosotros en todos los niveles de nuestra vida. En abril de 2008, Canadá se convirtió en la primera nación que prohibió el bisfenol A, o BPA, un químico que en los biberones imita al estrógeno en el cuerpo. Después de que los funcionarios canadienses revisaron las investigaciones disponibles, decidieron que los riesgos eran demasiado grandes como para permitir que los bebés lo ingirieran. A partir de entonces, un artículo en el *Journal of the American Medical Association* descubrió que las concentraciones más altas de BPA en la orina de la gente estaban asociadas con un riesgo 300 por ciento mayor de sufrir enfermedades cardiovasculares y con un riesgo 240 por ciento mayor de padecer diabetes, así como anormalidades en las enzimas hepáticas. Las mujeres con síndrome de ovarios poliquísticos tienen niveles más altos de BPA en la sangre comparadas con las mujeres que no tienen la enfermedad. Incluso, se ha demostrado que las dosis bajas de BPA crean nuevas células grasas e incrementan su tamaño. En general, más de 130 estudios en animales han asociado dosis muy bajas de BPA con cáncer de mama y de próstata, pubertad prematura, daño cerebral, obesidad, diabetes, bajo conteo de esperma, hiperactividad, daños en el sistema inmunológico y otras enfermedades serias.

El problema es que el BPA está en todas partes; más de 6 mil millones de libras de BPA se producen en el mundo cada año, una tercera parte de las cuales se genera en Estados Unidos. Un estudio del CDC descubrió que el 95 por ciento de los estadounidenses tiene BPA en la orina. Los fabricantes agregan BPA al plástico de policarbonato y a los recubrimientos de latas, botellas y otros contenedores de alimentos.

Estos tóxicos que alteran el sistema endocrino en nuestro ambiente hacen mucho más que sólo trastornar nuestro metabolismo: pueden provocarnos cáncer por influencia hormonal. Un estudio reciente de Harvard descubrió que hasta el 50 por ciento de todos los cánceres de próstata están relacionados con el exceso de estrógeno en el cuerpo. De acuerdo con Physicians for Social Responsibility, algunos de los contaminantes más comunes encontrados en plásticos, combustibles, medicamentos y pesticidas causan cáncer en animales (y es probable que también en los humanos) precisamente al interferir con la actividad hormonal normal.

Quienes pertenecemos a las Generaciones X y Y, más jóvenes que los de la Generación de la posguerra, estamos perjudicados por partida doble. No tuvimos una infancia libre de estos elementos que alteran nuestro sistema endocrino y que hubiera podido protegernos o, al menos, nos diera un poco de resistencia contra algunos de éstos. En lugar de ello, hemos sido criados en un ambiente que, en esencia, ha aumentado su concentración de hormonas por todas partes; todas con el resultado de hacernos engordar... ¡y enfermar!

La combinación de todos estos factores es lo que me mata del miedo. Un informe estudió el impacto de los PCB y la dioxina, dos sustancias que se encuentran en abundancia en el cuerpo de las personas. La combinación de estos dos químicos infligía *cuatrocientas veces* más daño en el hígado que la dioxina sola. Ahora multiplica lo anterior por el número de químicos que se encuentran hoy en el ambiente.

¡Tenemos que comenzar a protegernos ahora mismo!

ABUNDAN LOS ALTERADORES DEL SISTEMA ENDOCRINO

Esta lista extremadamente abreviada de químicos que alteran el sistema endocrino en nuestro

QUÍMICO	OTROS NOMBRES	USOS
Bifenilos policlorados	PCB	Han sido prohibidos desde 1977, pero en su origen se utilizaron para refrigerantes, equipos eléctricos, aceites para cortar metales, aceites para lentes de microscopios y en tintas, pinturas y papel de copia sin carbón; aún podría encontrarse en antiguos adornos de luz fluorescente.
Ftalato	DEHP, DINP	Agregado a los plásticos para hacerlos flexibles.
Dioxinas		Subproducto de la incineración y de procesos industriales.
Bisfenol A	BPA	Agregado a los plásticos para hacerlos más durables.
Compuestos orgánicos volátiles	Compuestos orgánicos volátiles (VOC, por sus siglas en inglés)	No disponible (los compuestos orgánicos volátiles son subproductos sin uso práctico).
Cloro	Blanqueador	Desinfectante; ingrediente de manufactura industrial.
Nonoxinol	NPE	Agentes químicos para eliminar suciedad.

　OPTIMIZA TU METABOLISMO

ambiente es sólo la punta del iceberg.

PUEDES ENCONTRARLOS EN	EFECTOS EN LA SALUD POTENCIALES O COMPROBADOS
Salmón de granja, pescados de agua dulce (a pesar de haber sido prohibido durante más de treinta años).	Forma severa de acné (cloracné), inflamación de los párpados superiores, decoloración de uñas y piel, torpeza en brazos o piernas, debilidad, espasmos musculares, bronquitis crónica, problemas relacionados con el sistema nervioso, incidencia creciente de cáncer, en especial en el hígado y los riñones.
Tubos médicos, anillos para la dentición, chupones, cortinas para baño, envolturas de plástico, recipientes de plástico para comida; también se utiliza para alargar la vida de las fragancias.	Conteos reducidos de esperma y fertilidad disminuida en animales.
Comer productos animales no orgánicos (la dioxina se acumula en los tejidos grasos).	Bajo nivel de nacimientos de varones en humanos, reducción de conteos de esperma, producción de testosterona y tamaño de genitales en ratas, cáncer reproductivo, desórdenes del desarrollo, erupciones cutáneas, daño hepático, exceso de vello corporal.
Biberones, botellas para beber de policarbonato (el viejo Nalgene), cubiertas internas de latas de alimentos y bebidas.	Riesgo creciente de cáncer de mama y próstata, infertilidad, síndrome de ovarios poliquísticos, resistencia a la insulina y diabetes.
Gases de pinturas, vinilos, plásticos, productos de limpieza, disolventes, aromatizantes de aire, suavizantes de telas, telas aromatizantes y suavizantes para secadora, alfombras de pared a pared, desodorantes, ropa de lavandería, cosméticos.	Náuseas, dolores de cabeza, mareos, ardor de garganta, somnolencia y deficiencias de la memoria. La exposición a largo plazo puede causar cáncer. Muchos productos con compuestos orgánicos volátiles también contienen ftalatos.
Agua potable, desperdicios industriales, limpiadores domésticos, piscina con cloro, papel blanqueado (toallas de papel, filtros para café), nailon.	Problemas respiratorios (respiración sibilante, tos, vías aéreas constreñidas), colapso o dolor de pulmones, irritación de piel u ojos, ardor de garganta. El cloro caliente crea dioxina.
Detergentes domésticos y de lavandería, y otros agentes limpiadores.	El Sierra Club reportó que este potente agente "hace que los organismos desarrollen órganos masculinos y femeninos; incrementa la mortalidad y causa daños al hígado y los riñones; el crecimiento testicular y el conteo de esperma disminuyen en los peces machos; alteraciones en la proporción normal de machos-hembras, en el metabolismo, en el desarrollo, en el crecimiento y en la reproducción". Estos efectos también se intensifican cuando los NPE se descomponen en el ambiente.

DEMASIADAS BACTERIAS MALAS...
Y NO SUFICIENTES BUENAS

Una razón que nos llevó a este desorden encabezado por los pesticidas fue el deseo de matar a las "plagas" que vivían alrededor de nosotros, y que nos parecían molestas o amenazantes. Nosotros, los seres superiores, tenemos derecho a hacer eso, ¿cierto? Intentamos deshacernos de cada bacteria, grande o pequeña, en especial de las temibles, como el estafilococo, la salmonela y el *E. coli,* con un batallón de productos antibióticos. Llenamos a nuestro ganado de antibióticos. Qué diablos, nosotros mismos nos llenamos de antibióticos.

Éste es el asunto: intentar deshacernos de la mayoría de las bacterias no sólo es peligroso, sino casi absurdo. De acuerdo con un artículo del *New York Times,* de los miles de billones de células en nuestro cuerpo, sólo una de cada diez es humana. El resto son bacterias, hongos, protozoarios; en total, más de quinientas especies de microbios, la mayoría de los cuales viven en nuestros intestinos.

La mayor parte de estas bacterias son benéficas; estos "probióticos" que viven en nuestras barrigas forman parte integral del funcionamiento saludable de nuestros sistemas immunológico y digestivo. Sin embargo, cuando pierden el equilibrio y las bacterias "malas" superan a las bacterias benéficas, las cosas malas comienzan a ocurrir. Puedes contraer infecciones por hongos, diarrea u otros síntomas relacionados con bacterias estomacales. Puedes desarrollar alergias a ciertos alimentos. Puedes sucumbir a bacterias muy malas, como el estafilococo dorado, resistente a la meticilina, o MRSA, una infección potencialmente fatal que puedes contraer en hospitales y en otros lugares públicos.

Incluso podrías engordar.

El doctor Nikhil Dhurandhar creó el término "infectobesidad" para describir el fenómeno de una infección como causa de la obesidad. En los últimos veinte años se han reportado al menos diez patógenos que incrementan el peso en humanos y animales, incluyendo virus, bacterias y microflora en los intestinos.

Los investigadores de la Universidad de Washington han descubierto que cuando la gente pierde peso, la proporción de dos microflora clave, bacteriodetes y firmicutes, que constituyen el 90 por ciento de la flora intestinal, cambian. Estos investigadores creen que "nuestra ecología intestinal de microbios" podría ser responsable de la cantidad de calorías que nuestros cuerpos absorben de los alimentos y envían a los adipocitos. Primero realizaron un estudio con ratones y descubrieron que los ratones obesos tenían 50 por ciento menos bacteriodetes y 50 por ciento más firmicutes. Entonces, realizaron un estudio en seres humanos y descubrieron que cuando las personas perdían peso con una dieta baja en calorías o baja en carbohidratos, los esbeltos bacteriodetes comenzaban a reproducirse y los gordos firmicutes comenzaban a disminuir. Los investigadores creen que las bacterias firmicutes ayudan al cuerpo a absorber más calorías, en especial de los carbohidratos, y envían más hacia los adipocitos. Sin embargo, cuando la gente perdía peso, era casi como si cedieran esas bacterias a favor de las más esbeltas y crueles bacteriodetes. Los investigadores incluso se preguntaron si tal vez algunas personas están predispuestas a la obesidad porque comienzan con una proporción más alta de firmicutes en sus intestinos.

La ironía es que cuando tomas antibióticos para ayudarte a limpiar las bacterias "malas", terminas por eliminar las bacterias "buenas", tu mejor defensa, al mismo tiempo. Después tienes que comenzar a construir tus defensas bacterianas de nuevo, un desafío casi imposible cuando te alimentas sólo con la dieta regular de alimentos procesados que las bacterias "malas" adoran. Lo único que podemos hacer es mantener nuestro sistema inmune fortalecido y cuidar nuestros ambientes de microflora, comiendo alimentos que fomenten y alimenten nuestras bacterias benéficas para que éstas puedan balancear la actividad de las bacterias negativas. Este plan te ayuda al enfocarse en la carne y los lácteos orgánicos de animales que han sido criados sin el uso de antibióticos y al evitar el abuso de los antibióticos en tu cuerpo cuando te sea posible.

DEMASIADAS HORAS DE TRABAJO... Y NO SUFICIENTES EN LA CAMA

El estrés es como la criptonita para nuestras hormonas; incluso, un poco nada más puede sacarlas de control por completo. Si sufres de estrés durante mucho tiempo, puedes causarle un daño mayor a muchas partes de tu cuerpo, incluso a tus glándulas. (Sólo piensa en cómo perjudiqué mi tiroides tras años de sobrecarga de cortisol, privación de calorías

¿DEMASIADO SUEÑO?

Si duermes diez horas por noche, podrías enfrentarte a los mismos riesgos hormonales que aquellas personas que duermen muy poco. Un estudio canadiense reciente descubrió que las personas que duermen menos de siete horas o más de nueve pesan en promedio cuatro libras más (y tienen cinturas más anchas) que la gente que duerme ocho horas cada noche. Los investigadores creen que demasiado sueño o muy poco interfiere en tu capacidad de controlar tu apetito porque esto al mismo tiempo incrementa la hormona del hambre, la ghrelina, mientras disminuye la hormona de la saciedad, la leptina.

y abuso general). De acuerdo con el doctor Scott Isaacs, autor de *The Leptin Boost Diet* y un gurú de todos los temas hormonales, el estrés puede causar:

- Resistencia a la leptina
- Resistencia a la insulina
- Estrógeno (estradiol) bajo en mujeres
- Testosterona baja en hombres
- Niveles bajos de hormona del crecimiento
- Niveles más altos de cortisol
- Conversión irregular de hormona tiroidea

Cada uno de estos cambios hormonales hará más lento tu metabolismo y hará que aumentes de peso. Si los sumas todos y agregas los problemas conductuales que vienen junto con el estrés (comer con prisa, comer por tensión, comer por la noche, no hacer ejercicio, exceso de cafeína o alcohol, incluso uno o dos cigarrillos robados), verás que el estrés es una fuente principal de trastornos endocrinos.

Tal vez una de las principales causas y síntomas de la falla hormonal general debido al estrés se presente cuando la gente comienza a disminuir la calidad de sus horas de sueño. El porcentaje de jóvenes adultos que duerme entre ocho y nueve horas por noche ha disminuido casi a la mitad en los últimos cincuenta años, de 40 por ciento en 1960 a 23 por ciento en 2002. Durante este mismo periodo, la incidencia de obesidad casi se ha duplicado. ¿Coincidencia?

Un estudio realizado en la Universidad de Chicago descubrió que cuando el sueño de un grupo de hombres jóvenes se restringía durante dos noches seguidas, sus niveles de la hormona de la saciedad, la leptina, disminuían casi 20 por ciento y sus niveles de la hormona del hambre, la ghrelina, aumentaban casi 30 por ciento; en resumen, se sentían muy hambrientos. Su apetito por los alimentos dulces (como caramelos, galletas y helados) y los alimentos con almidones (como pan y pasta) se incrementó 33 por ciento, y por los alimentos salados (como papas fritas y nueces saladas), 45 por ciento. Si hubieran comido a su antojo, estos hombres hubieran devorado casi el doble de los carbohidratos que hubieran consumido antes del estudio. Otra investigación de la misma institución descubrió que cuando la gente saludable se privaba de la capacidad de conciliar el sueño profundo de ondas lentas —el periodo en el cual se libera la mayor parte de nuestra hormona del crecimiento— durante sólo tres días, su capacidad de procesar el azúcar disminuía 23 por ciento. En esencia, estas personas se hacían resistentes a la insulina en sólo setenta y dos horas.

¡Necesitamos nuestro descanso!

DEMASIADOS PRODUCTOS FARMACÉUTICOS, INCLUSO EN NUESTRA AGUA

Los medicamentos son un gran negocio. Los laboratorios farmacéuticos se han vuelto muy creativos para vendernos enfermedades a través de las nuevas enfermedades del estilo de vida. Si estás triste, ansioso, enojado, acelerado o sientes cualquier otra emoción, tienen un medicamento para eliminarla. Ésta es mi favorita: el síndrome de piernas inquietas. A ver, ¿en serio? A pesar del hecho de que las mujeres han sobrevivido a la menopausia durante miles de miles de años, ¿ahora también necesitamos medicamentos para atenderla?

He aquí una de ellas con la cual me enfrenté y pagué el precio correspondiente: Accutane. Cuando era veinteañera, tuve acné. Entonces, hice lo que cualquier veinteañera vanidosa hace: acudí con un dermatólogo y le pedí Accutane. No sabía lo que ese medicamento me haría, sólo estaba decidida a no tener más acné. Nadie me explicó cuán serios serían los efectos secundarios. Estoy convencida, a pesar de que mi dermatólogo lo discute conmigo hasta el día de hoy, de que mi estrógeno se hizo más dominante porque al tomar Accutane disminuyó mi producción de testosterona. ¡Y mi endocrinólogo está de acuerdo conmigo! Para agregar insulto a la injuria, después de tomar el Accutane comencé a padecer melasma en mi rostro. A pesar de que en parte pudo deberse a una creciente sensibilidad a la luz solar, la pigmentación anormal de la piel facial es también una señal indiscutible de estrógeno dominante.

Ahora, tú esperas que tus hormonas se descontrolen un poco si tomas pastillas anticonceptivas o te sometes a terapia de sustitución hormonal. Pero, ¿medicamentos para la piel? Y éste es sólo el principio. Incluso, si haces a un lado los efectos hormonales obvios, se ha descubierto que muchos medicamentos también contienen químicos que alteran el sistema endocrino. Una clase común de antidepresivos, inhibidores selectivos de reabsorción de serotonina, o SSRI, se ha asociado con índices altos de síndrome metabólico. Un estudio francés encontró que después de sólo cuatro o seis semanas de tomar el medicamento antipsicótico olanzapine, los animales tenían niveles más altos de azúcar en la sangre y más grasa alrededor de sus barrigas.

Un estudio más profundo reveló que muchas clases de medicamentos causan aumento de peso:

- Anticonvulsivos
- Antidiabéticos
- Antihistamínicos
- Antihipertensivos
- Anticonceptivos
- Medicamentos antirretrovirales para VIH e inhibidores de proteasa
- Psicotrópicos (antipsicóticos, antidepresivos, estabilizadores de estado de ánimo)
- Hormonas esteroides (como la prednisona)

Todos estos medicamentos podrían tener un impacto fuerte en nuestra salud hormonal. Dado que nuestro sistema médico no piensa de manera holística, tu médico podría recetarte un medicamento para ayudarte a obtener los resultados esperados en una parte de tu sistema, mientras se puede salir de control otra hormona por completo. Ciertas hierbas, vitaminas y otros suplementos pueden tener efectos hormonales muy poderosos. Si tu médico no sabe que los consumes y elabora otra receta deprisa, podrías causarle un daño severo a tu sistema endocrino.

¿Dices que nunca tomas medicamentos o cualquier otra píldora y que entonces estos alteradores del sistema endocrino no se aplican a ti? Piénsalo de nuevo. El *Associated Press* realizó un estudio masivo del suministro de agua de las cincuenta áreas metropolitanas más importantes del país. Encontró que veinticuatro de éstas —el suministro de agua de 41 millones de estadounidenses— tenían niveles rastreables de medicamentos. Al menos uno, el de Filadelfia, contenía *cincuenta y seis medicamentos distintos,* incluyendo antibióticos, anticonvulsivos, estabilizadores de estado de ánimo y seis hormonas.

¿Cómo llegaron allí esos medicamentos? De muchas maneras, pero principalmente a través de nuestros excusados. ¿No te parece asqueroso?'

Esta agua potable saturada de medicamentos no sólo proviene de los desechos humanos. El ganado que es alimentado o recibe inyecciones de hormonas o antibióticos también hace pipí o popó, y los químicos se filtran a los manantiales subterráneos. Algunas de las hormonas administradas al ganado pueden ser entre cien y mil veces más fuertes en actividad biológica que otros factores de alteración hormonal ambiental.

Las aguas residuales se tratan a varios niveles, pero muchos medicamentos permanecen en éstas porque ningún tratamiento de drenaje ha sido diseñado para eliminarlos. Sólo la ósmosis inversa elimina casi todos los residuos farmacéuticos, pero no esperes que tu compañía local de agua comience a utilizar ese proceso, pues es demasiado costoso para su uso a gran escala (razón por la cual te recomiendo en el capítulo 8 que instales un filtro de ósmosis inversa en tu casa).

Nadie sabe con exactitud cuáles serán las consecuencias de haber bebido durante décadas esta agua medicada. Sin embargo, las tendencias se han incrementado en toda la naturaleza. Un estudio descubrió que los peces que nadan río abajo de las fincas ganaderas tienen cuatro veces más actividad hormonal que los que nadan corriente arriba.

DEMASIADOS CIGARRILLOS

Un estudio realizado por el *Journal of Endocrinology* de más de mil investigaciones sobre los efectos hormonales de fumar arrojó una conclusión sorprendente: fumar apesta.

Fumar tiene un impacto sobre muchas glándulas endocrinas: tu pituitaria, tiroides, suprarrenales, testículos y ovarios, además de tus pulmones, corazón, cerebro y, oh, cada célula de tu cuerpo. Fumar ayuda a causar resistencia a la insulina y diabetes, eleva tus niveles de cortisol e inflama tu estómago. Fumar puede hacerte infértil y llevar a tu cuerpo a la menopausia muchos años antes de tiempo. Fumar es también un gran factor de riesgo en el desarrollo de problemas con tu tiroides; puede causar hipotiroidismo debido al incremento en los niveles de tiocianato, un conocido goitrógeno (sustancia que produce bocio). Si ya eres hipotiroideo, fumar reduce aún más tu secreción de tiroides.

Número de calorías diarias disponibles para cada estadounidense en 1982: 3.200

Número de calorías diarias disponibles para cada estadounidense en 2004: 3.900

Número de calorías diarias que el hombre promedio consumía en 1974: 2.450

Número de calorías diarias que el hombre promedio consumía en 2000: 2.618

Ritmo al cual las calorías adicionales agregaban peso en un hombre: 1 libra adicional cada 20 días (alrededor de 18 libras por año)

Número de calorías diarias que la mujer promedio consumía en 1974: 1.542

Número de calorías diarias que la mujer promedio consumía en 2000: 1.877

Ritmo al cual las calorías adicionales agregaban peso en una mujer: 1 libra adicional cada 10,5 días (alrededor de 35 libras por año)

Incluso con todo lo que sabemos acerca del cigarrillo, yo aún conozco personas de veintitantos años que se acercan a mí y, mientras fuman como chimeneas, me dicen: "No puedo dejar de fumar. ¡No quiero engordar!". (De hecho, una encuesta entre cuatro mil mujeres realizada por la revista *Self* descubrió que el 13 por ciento de las mujeres fuma para adelgazar).

Tengo noticias para ti: fumar *te hará* más gordo. Y viejo. Y feo. Oh, y tal vez te mate. Éste no es un régimen de belleza sostenible.

¿De verdad tenemos que hablar al respecto? Por última vez, gente, dejen de fumar. Sólo porque alguna actriz es fotografiada mientras fuma con toda su alma en un café al aire libre no significa que ése sea el secreto detrás de su plan para adelgazar. Fumar llena tu cuerpo de muchos contaminantes que no sólo no te ayudarán a perder peso sino que te harán engordar.

No lo hagas.

¡DEMASIADO, PUNTO!

Esta última razón por la cual nuestras hormonas se encuentran en un desastre total es, con frecuencia, una de las primeras razones citadas en relación con nuestras libras de sobra: "el ambiente obesogénico". Y sí, no puede negarse que luchamos contra un ambiente que conspira para engordarnos y mantenernos así. Las raciones en los restaurantes se han incrementado hasta 500 por ciento desde los años setenta. En promedio, cada uno de nosotros come 23 libras de dulces y bebe 35 galones de refrescos regulares por año. Agrégale controles remotos, pocas aceras,

5 millones de canales de televisión, adicciones a Internet, tiendas de servicio al automóvil, desplazamientos más largos al trabajo o escuela, semanas laborales extendidas, raciones enormes... de acuerdo, ya me doy cuenta de que has comenzado a desquiciarte.

Ya lo has escuchado.

Ya lo sabes.

Ya has leído todo acerca del "villano de las raciones" y todas las demás maneras insidiosas en las cuales nuestra provisión de alimentos se ha inflado con el paso de los años.

Sin embargo, debemos ver esta epidemia de "demasiado" no sólo como un síntoma inofensivo de nuestros apetitos supuestamente avaros. Quiero que veas este exceso de calorías como un alterador del sistema endocrino corporativo tan aterrador y horrendo como los pesticidas y los medicamentos de los cuales ya hablamos antes. Quiero que veas la comida rápida, enorme e inflada, y pienses en ésta como excesiva y grotesca, como si fuera un vaso lleno de estrógenos para tragártelos al instante. Necesitamos ver estas enormes raciones como veneno, para ayudarnos a darnos cuenta de que, al disminuirlas, no nos privamos a nosotros mismos, sino que evitamos un enorme agujero negro de toxinas en nuestro ambiente.

Y sí *podemos* contraatacar; existen señales de esperanza relacionadas con cómo podemos cambiar nuestra manera de caminar como *zombies,* directo hacia la cazuela freidora. Un estudio encontró que si las escuelas ofrecían pasabocas saludables a los chicos de cuarto a sexto grado (y recompensas por comerlos), si limitaban la disponibilidad de los refrescos y la comida chatarra, y brindaban cincuenta horas de educación sobre nutrición por año (integrada al programa regular de estudios), el número de niños obesos se reducía en 50 por ciento, comparado con una escuela que no aplicó ninguna de estas medidas.

Si pueden hacerlo en las escuelas, tú puedes hacerlo en tu casa. Deshazte de los refrescos, lee más acerca de la nutrición, ¡como este libro!, y sigue este plan hasta que tu metabolismo y tus hormonas comiencen a trabajar para ti en lugar de harcerlo para las avaras corporaciones fabricantes de venenos.

DE ACUERDO CHICOS, NO CAIGAN EN PÁNICO

Cuando ves juntos todos estos factores resulta casi increíble que no toda la gente sufra de obesidad mórbida. Estamos metidos en una batalla, no hay duda alguna al respecto. Sin embargo, una vez que hemos abierto los ojos, podemos comenzar a hacer las cosas de manera distinta. Cada cambio que realices hará una diferencia positiva en tu función endocrina y creará cambios por sí mismos. Pronto, tendrás un sistema endocrino más saludable y equilibrado, y mucha menos grasa que lo demuestre. Ahora, echemos un vistazo a la manera como lo lograremos.

CAPÍTULO 4

CÓMO FUNCIONA LA DIETA

UN RESUMEN DE CÓMO EL PLAN DE RETIRAR,
RECUPERAR Y REEQUILIBRAR RESTAURA TU
METABOLISMO

Ahora que ya sabes contra qué te enfrentas, quizá sientas ganas de levantar los brazos y decir: "Olvídalo. Todo está en mi contra. ¡No tengo posibilidades de contraatacar!".

Pero sí puedes.

Lo que necesitas es un plan. Un programa. Una manera sistemática de defenderte contra los asaltos a tu sistema endocrino, sin importar de dónde provengan. Una perspectiva con base científica que recalibrará tus niveles hormonales, de manera que puedas estar saludable y restaurar tu metabolismo para que haga lo que se supone que debe hacer: quemar calorías y desechar grasa.

Entonces, ¿cómo lo haremos? En verdad es sencillo. Vamos a llegar a ello en tres pasos. Vamos a retirar las toxinas de tu dieta y de tu ambiente, a recuperar los nutrientes en tus alimentos y en tu plan de suplementos y a reequilibrar la energía que entra y sale de tu cuerpo. Estos tres pasos es todo lo que la mayoría de la gente necesita para disparar las hormonas quemadoras de grasas, tranquilizar a esas hormonas almacenadoras de grasas y hacer que el cuerpo vuelva a ser una máquina esbelta y ágil.

PRIMER PASO: RETIRAR

En el capítulo 3 leíste acerca de esa terrible cantidad de toxinas en nuestros alimentos y en nuestro ambiente. Hemos hablado acerca de cómo algunas de estas toxinas han alterado nuestro sistema endocrino, han dañado nuestro metabolismo, nos han causado enfermedades, nos han hecho lucir más viejos y sentirnos menos vitales y también, sí, nos han engordado. ¡Tenemos que alejarnos de esa basura tanto como podamos! Cuando piensas en los diez mil químicos que ya tenemos en los estantes y los dos mil más que se agregan cada año, necesitamos eliminar tantos como sea posible de nuestra dieta y de nuestra vida, y mantenernos firmes en ello.

Este primer paso te guiará a través de toda tu cocina y alacena, y te ayudará a deshacerte de los más grandes ofensores endocrinos. Es probable que hayas escuchado hablar acerca de ciertos villanos endocrinos: ¿Sirope de maíz alto en fructosa? Adiós. ¿Aceites hidrogenados? Adiós. Pero también hablaremos, acerca de algunos alimentos que, aunque parezcan saludables, descontrolan tus hormonas de manera rutinaria (¿quién hubiera pensado que las especies podían ser malas?).

Una vez que hayamos enviado a la basura todas las PORQUERÍAS de tu dieta, todos los alimentos que motivan a tus hormonas a almacenar grasa, podemos comenzar a reconstruirla con alimentos que disparen tus hormonas *quemadoras* de grasa. Allí es donde entra en acción el segundo paso, recuperar.

SEGUNDO PASO: RECUPERAR

Antes de que empieces a pensar que esta dieta se refiere a todo lo que no puedes comer, vayamos ahora a lo bueno. Quiero que comas como la naturaleza dispuso que comiéramos. Lo más importante es que quiero que comas alimentos que enciendan el interruptor de tu metabolismo. Comerás alimentos que repararán, nutrirán y apoyarán a cada célula de tu cuerpo, de manera que éste trabaje para ti y no en tu contra. Sé bueno con tu cuerpo y éste será bueno contigo. Y te prometo que después de dos semanas con esta dieta, nunca más querrás volver a comer esa basura procesada y química.

En las palabras inmortales de Michael Pollan, autor de *The Omnivo-*

re's Dilemma, quiero que "comas comida". ¡Eso es todo! Comida senci-lla, real y de procedencia natural. Comida que ha estado en este planeta durante decenas de miles de años. En otras palabras, no comida que anuncie: "¡Deliciosos sabores nuevos!" en sus etiquetas. A excepción de esas pequeñas y molestas etiquetas que siempre están pegadas en las frutas y los vegetales, no verás muchas etiquetas en esta dieta.

Si tuviera que resumir el segundo paso en una sola frase, sería: "Si no tuvo una madre y si no creció de la tierra, no te lo comas". Los Cheetos no tienen una madre y, no sé tú, pero yo no recuerdo haber visto un árbol de Cheetos en mi jardín cuando crecí.

¿Cómo haremos esto? La mayor parte del segundo paso en realidad es muy simple y es probable que ya hayas escuchado mucho al respecto: VUÉLVETE ORGÁNICO. A pesar de que ni siquiera los alimentos or-gánicos son 100 por ciento "puros", esta estrategia es, por mucho, la mejor defensa que tenemos contra los alteradores del sistema endocrino en nuestros alimentos.

Ahora, sé que es probable que algunos de ustedes se quejen en este instante. "Claro, Jillian. ¡Es fácil para ti decirlo! Tú tienes el dinero para hacerlo. Sólo desearía poder pagar la comida orgánica". Éste es el asunto: tú tienes el dinero. Si tienes cien dólares a la semana para com-prar víveres, tienes el dinero. Deja de desperdiciar dinero en revistas de chismes y basura que no necesitas, e invierte ese dinero adicional en tu salud. No vamos hacia la perfección sino hacia el máximo impacto. Ésta es la razón por la cual compartiré contigo toneladas de herramientas para comer de manera orgánica con base en un presupuesto, te infor-maré cuáles son las sustancias químicas culpables más importantes en nuestros alimentos y te mostraré cómo seguir algunas otras reglas para retirar que, en realidad, te permitirán ahorrar mucho dinero, es decir, dólares que puedes destinar de manera directa a tu presupuesto para comprar productos orgánicos.

Comerás alimentos sencillos, reales y de procedencia natural. Frutas y vegetales de cultivo orgánico. Carne de animales alimentados con pasto. Pollo orgánico de libre reproducción. Pescado capturado en el océano. Cereales integrales. Nueces, granos, semillas. Éstos son alimen-tos que tu cuerpo reconoce desde el pasado. De hecho, tu cuerpo sabe qué hacer con cada parte de estos alimentos, cuáles nutrientes debe en-viar a cuáles partes del cuerpo y, lo más importante, cuáles alimentos encienden o apagan determinadas hormonas. Estos alimentos tienen sentido para tu cuerpo.

Imagina que durante toda tu vida hablas un idioma. Puedes leer, bromear, cantar canciones. Hablas con fluidez ese idioma. Entonces, cierto día, despiertas y todo el mundo habla un idioma distinto y nadie comprende una sola palabra de lo que dices. Tú no puedes comunicarte.

Comer comida falsa es como obligar a tu cuerpo a escuchar galimatías y esperar que éste te comprenda. Tu cuerpo quiere comprender los alimentos que tú le das, de verdad es así. Pero no puede. Entonces, se verá obligado a improvisar, a crear atajos, a forzar un par de frases y a utilizar extraños lenguajes de signos. Sin importar cuánto lo intente, tu cuerpo nunca hablará con fluidez el idioma de la comida falsa y todos esos atajos comenzarán a amontonarse y a crear un desorden gigantesco en tu bioquímica. Lo que te quedará es una falla en la comunicación. Esa falla se manifiesta en el envejecimiento prematuro, enfermedad, obesidad, depresión y más.

Al recuperar simplificaremos la conversación. Adquiriremos fluidez en lenguaje corporal y escucharemos de verdad las claves que recibiremos. Tu cuerpo dirá: "Oh, ¡ahora lo entiendo! ¡Ahora se supone que debo dejar de comer!" o: "Correcto, ahora debo quemar estas calorías, no almacenarlas". Cuando recuperes los alimentos reales en tu dieta, hablarás de manera directa con tus genes y con tus hormonas, y los guiarás a hacer lo que deben hacer: mantener tu peso y tu salud general, y agregar años de calidad a tu vida.

TERCER PASO: REEQUILIBRAR

Como ya dije, quiero que comas. En serio. Tres comidas y una merienda. Ésa es la única manera de convencer a tus hormonas de que no tienen que aferrarse a esa grasa en caso de que se presente un día lluvioso.

Una vez que comas los alimentos que tu cuerpo reconoce, y donde no existen alteradores endocrinos extraños que intenten confundir a tus hormonas y las engañen a acumular grasa, tu cuerpo necesita saber que existe mucho alimento en el sitio de donde éste provino. No hay escasez aquí. No hay manera de que te quedes sin comida.

Ahora, antes de que te acerques al bufé, recuerda una cosa. Lo he dicho trillones de veces. Lo diré de nuevo: cuenta-las-calorías.

Dicho lo anterior, ¿alguna vez te has puesto a pensar sobre las pocas calorías que contiene la comida real? Manzana: 76 calorías. Pechuga de pollo: 142 calorías. Cabeza de brócoli (sí, toda la cabeza): 135 calorías.

Ahora, comparemos esa ración de tres onzas de pollo con, oh, digamos, tres onzas de Cheetos: 480 calorías. Esta "comida" está saturada de 30 gramos de grasa, 45 gramos de carbohidratos y más de una tercera parte de tu consumo diario de sodio, así como media docena de alteradores del sistema endocrino.

¿Te resulta extraño que ese tipo de "alimentos" sean irreconocibles para el cuerpo humano? Literalmente no hay nada en estos que nuestro cuerpo reconozca. Entonces, con comida falsa, no sólo le metes cientos de calorías adicionales a tu cuerpo, sino también alimentas a tus hormonas con todo tipo de señales mezcladas que multiplicarán el efecto calórico de manera exponencial.

Cuando reequilibres, verás que comer cada cuatro horas a lo largo del día es lo mejor para tu cuerpo. Incluso, hablaremos acerca de cómo programar tu primera y última comida del día para quemar del mejor modo posible la grasa durante los cambios hormonales de la mañana y la noche. Y aprenderás que comer antes de sentir hambre hará que tu metabolismo comience a funcionar como un motor bien afinado. Escuchar a tu cuerpo y detenerte antes de haber comido demasiado será cada vez más sencillo con la práctica y, con el tiempo, descubrirás que estar "lleno" no es cómodo ni placentero. Esa "comida real" no excluye a ningún nutriente (carbohidratos, grasa o proteína) porque el equilibrio hormonal (por no mencionar la pérdida de peso permanente, eficiente y segura) es posible sólo cuando *todos* los nutrientes están presentes y son tenidos en cuenta.

Ahora, esto cubre la porción de la "energía que entra" en el paso de reequilibrar; pero, ¿qué sucede con la "energía que sale"? Tú sabes cuánto promuevo el ejercicio. Soy una promotora, es verdad. Me declaro culpable. Sin embargo, la "energía que sale" a la cual me refiero es un tipo distinto de energía. Podría llamarla "energía metafísica", pero no quiero parecer demasiado "Nueva Era". Entonces, llamémosle la energía que tienes para hacer las cosas que quieres hacer en la vida. ¿Cómo utilizas esa energía? ¿Cómo proteges esa energía? ¿Qué impacto tiene esa energía en tu familia, amigos, trabajo o vida amorosa? ¿Cómo recargas y reequilibras esa energía? Quizá te sorprenda descubrir cuánto el uso de tu energía personal afecta a tus niveles hormonales y a tu metabolismo. Cuánto duermes, cuánto sufres de estrés y cuánto te aceleras y te jalas los cabellos, cuánto, sí, te sientas sobre tu trasero... todas estas decisiones acerca de cómo reequilibras tus reservas de energía tienen un impacto directo en cómo reequilibras tus niveles hormonales, tu peso y tu vida entera.

Sé que quieres reequilibrar. Todos queremos hacerlo. Y con la información que se encuentra en este libro, puedes lograrlo.

SEGUNDA PARTE

EL PLAN MAESTRO

CAPÍTULO 5

PRIMER PASO —RETIRAR

ELIMINA LOS ANTINUTRIENTES QUE DISPARAN TUS
HORMONAS ALMACENADORAS DE GRASA

Tu pobre cuerpo anda a tropezones tratando de detectar algo nutritivo en este ambiente de comida tóxica. Tu fuerza de voluntad no es suficiente para mantener tus esfuerzos para perder peso porque existe demasiada estática. Demasiados aditivos y procesos han desfigurado la provisión de alimentos y han confundido el metabolismo normal de tu cuerpo.

Ésta es la razón por la cual, una vez más, podría resumir este plan alimenticio entero en una frase: *Si no tuvo una madre o si no creció de la tierra, no te lo comas.*

Estoy segura de que PETA (Personas por la ética en el trato de los animales) me perseguirá por decir esto. Sin embargo, no es broma. Me refiero a los alimentos integrales. Alimentos como la naturaleza los diseñó, antes de ser enviados a un laboratorio químico y se hicieran indescifrables para nuestra biología.

Mi dieta habitual solía lucir más o menos así:

Desayuno: una barra de proteína baja en carbohidratos, café con Nutrasweet.
Merienda: Diet Coke.
Almuerzo: Diet Coke, dos rebanadas de "pan" blanco bajo en calorías con tres rebanadas de pavo procesado.
Merienda: Diet Coke, queso procesado sin grasa con galletas dietéticas.
Cena: pollo no orgánico saturado de antibióticos y vegetales no orgánicos.

Ahora, al leer este suculento menú, ¿crees que mi cuerpo decía: "Oh, genial, acabo de ingerir toneladas de grasas trans, alcoholes azucarados, sirope de maíz alto en fructosa, nitratos, antibióticos, pesticidas y edulcorantes artificiales. Sé a la perfección lo que debo hacer con esto. ¡Construiré algunos músculos saludables y una piel suave con ello!"?

No. Cuando comía esta gran cantidad de químicos que se suponen comestibles, mi cuerpo se confundía. Esa "comida" era, en términos básicos, materia desconocida. Dale un vistazo a la lista de ingredientes, sólo de la barra de proteínas:

Mezcla de proteínas (pepitas de proteína de soya, [proteína de soya aislada, fécula de arroz, harina de arroz integral], proteína de suero lácteo aislada, caseinato de calcio), cobertura de yogur (maltitol/lactitol, aceite de palma, caseinato de calcio, polvo de yogur sin grasa, aceite de palma, lecitina de soya, dióxido de titanio como colorante, oligofructosa, fructosa, acesulfame K), maltitol, pedazos de limón (inulina, aceite de palma fraccionado, fibra de avena, aceite cítrico, ácido cítrico, lecitina de soya, acesulfame K, extracto turmérico (colorante), glicerina, mantequilla de cacao, sabor natural y artificial, mezcla de vitaminas y minerales (fosfato dicálcico, óxido de magnesio, ácido ascórbico, acetato tocoferil d-Alfa, niacinamida, óxido de zinc, dextrosa, gluconato de cobre, patontenato, palmitato de vitamina A, hidrocloruro de piridoxina, mononitrato de tiamina, riboflavina, ácido fólico, yoduro de potasio, selenita de sodio, cianocobalamina), aceite de girasol alto en ácido oleico, goma, sólidos de sirope de maíz, ácido cítrico, lecitina de soya, sorbato de potasio, sucralosa. Puede contener trozos de cacahuate y/o nueces.

Impresionante, ¿no? Todo un despliegue de ingeniería química moderna.

(Es chistoso que la alerta alergénica acerca de los cacahuates y las nueces incluye dos de los únicos alimentos integrales de la lista).

Noticias: Tu cuerpo no salta de felicidad ante esta bomba de químicos tóxicos. Se rasca la cabeza con perplejidad y dice: "¿Eh? ¿Qué diablos...? De acuerdo. Supongo que sólo haré... *esto*".

Y "esto", la reacción inmediata de tu cuerpo, es *siempre, siempre* mala noticia para tus hormonas.

Esta barra de proteína es sólo un ejemplo. Sin embargo, el mismo número de ingredientes procesados y químicos, y a veces muchos más, se encuentran en otros cereales, panes, sopas, *waffles*, sustitutos de carne con base de soya "saludables", etcétera. ¿Cuántas veces se te han puesto vidriosos los ojos mientras intentas descifrar una lista de ingredientes con docenas de sílabas?

Muy pocos fabricantes intentan romper este ciclo de manera consciente con el uso de ingredientes que sean más naturales. (Para conocer una lista de mis marcas favoritas, revisa "Recursos" en la página 285.) No obstante, en general, para escapar a la invasión química y a la devastación hormonal de nuestra provisión de alimentos, sólo necesitamos decir "¡NO!".

Es por ello que la primera parte de esta dieta tiene que ocuparse de lo que retiramos. Si no logramos que saques algo de esta basura de tu boca y de tu organismo, ninguna cantidad de comida integral y saludable tendrá efecto alguno.

¿Qué es lo que retiraremos? Los alimentos procesados reciben un gran NO. No químicos, no glutamato monosódico. No grasas trans. No edulcorantes artificiales. No aditivos que "adelgacen" o "estabilicen" o alteren de cualquier manera la textura o la frescura de la comida. Vas a aprender a eliminar los alimentos que impiden la liberación de hormonas para perder peso. También vas a aprender cuáles alimentos provocan una liberación rápida de hormonas para aumentar de peso. También retiraremos, o al menos reduciremos, algunos alimentos integrales que tienden a trastornar nuestras hormonas, a pesar de crecer de la tierra.

Echemos un vistazo a algunos de los antinutrientes en el suministro moderno de alimentos que alteran con más violencia la bioquímica natural de tu cuerpo. Las empresas han hecho que algunos de estos antinutrientes sean adictivos y es por ese motivo que quiero darte tanta motivación para que te resistas a éstos como sea posible.

ALIMENTOS PROCESADOS: EL GRAN NO

Somos una nación atareada. No tenemos tiempo para cocinar, por no hablar de ir al mercado público todos los días. ¡Tenemos cosas que hacer! Entonces, pensamos: "Tenemos que almacenar, comprar grandes cantidades, ir al supermercado una vez por semana".

Así fue como los alimentos procesados llegaron a formar parte de la cadena alimenticia: las empresas idearon una manera muy productiva de jugar con nuestra carencia de tiempo. Y, vamos, pagamos por ello.

Un alimento procesado es cualquier alimento que ha sido enlatado, congelado, deshidratado o se le han agregado químicos para hacer que dure más, para texturizarlo, para suavizarlo o para permitir que permanezca para siempre en los estantes. Algunos alimentos procesados, como los vegetales congelados o rebanados, pueden ser una bendición. Tal vez no es tan ideal como comprar alimentos de temporada en el mercado público, pero soy realista y los alimentos integrales procesados pueden ayudarnos a andar por el camino correcto.

A lo que me refiero es a los alimentos procesados hechos con granos refinados, aceites vegetales y azúcar agregada que representan 60 por ciento de nuestra dieta. Nos desharemos de esos productos que agregan químicos baratos y diluyen los ingredientes menos generadores de dinero y que son integrales; en otras palabras, ¡la mayor parte de los alimentos procesados que comemos!

Cuando leas esta sección, quiero que tomes una bolsa de basura, vayas a tu cocina, abras el refrigerador y deposites todo eso directo en la basura. Alguna vez leerás un artículo sobre dietas que diga: "Elimina todos tus alimentos y dónalos a un comedor comunitario o a un albergue para indigentes". ¡Olvídate de eso! *Nadie* debería comer esos productos. ¿Por qué una persona pobre debería comer esa basura si tú no lo haces?

Quiero que hagas la conexión mental de que esos productos son un veneno terrible para tu propio cuerpo y para el de cualquier otra persona. Sí, quizá pagaste por ellos, pero contabiliza tus pérdidas y también impide que alguien más envenene su cuerpo. TÍRALO A LA BASURA.

ANTINUTRIENTE #1: GRASAS HIDROGENADAS

Si hay alimentos malignos en el mundo, entre ellos están las grasas hidrogenadas. Creadas para la conveniencia de la industria de los alimentos procesados, las grasas hidrogenadas permiten que alimentos como las papas fritas, las galletas dulces y saladas, los pasteles y el pan permanezcan para siempre en los estantes y conserven su "frescura". No lo sé, ¿habrá algo de malo en una galleta que puedas comerte años después de haber sido producida? *Es probable que el sentido común responda que SÍ a esta pregunta.*

Las grasas hidrogenadas se fabrican cuando una grasa regular, como un aceite de maíz o de palma, se baña a presión con hidrógeno para cambiar su estado líquido a sólido a temperatura ambiente. Más que cualquier otro tipo de grasa, incluso las grasas saturadas, las grasas hidrogenadas incrementan tu LDL y tus triglicéridos y disminuyen tu HDL. También encogen el tamaño de tus partículas de LDL, lo cual hace más factible que se coagulen y esto incrementa de manera drástica tu riesgo de sufrir un infarto. *Sólo un incremento de 2 por ciento de ácidos grasos trans en tu dieta incrementa tus probabilidades de padecer cardiopatías un 23 por ciento.* Comer alimentos fritos en exceso, lo cual también incluye a las grasas trans, puede incrementar tu riesgo de padecer síndrome metabólico en un 25 por ciento.

Las grasas trans también incrementan la inflamación de tu cuerpo. La gente que come más grasas trans tiene niveles más altos de interleucina-6, una sustancia similar a las hormonas que se ha asociado con el endurecimiento de las arterias, la osteoporosis, la diabetes tipo 2 y el Alzheimer. Las investigaciones con animales descubrieron que la inflamación inducida por interleucina-6 también hace que el hígado deje de responder a la hormona del crecimiento y que los músculos se agoten y, con ello, tu metabolismo. En definitiva, no es el efecto que buscamos.

Si realizas una dieta constante basada en grasas trans, los padecimientos cardiacos están casi garantizados. Una revisión del *New England Journal of Medicine* de más de ochenta estudios descubrió que las grasas trans son más peligrosas para la salud que cualquier contaminante en los alimentos, incluso cuando sólo representen entre 1 y 3 por ciento de tu consumo total de calorías. Los autores del estudio encontraron que necesitarías comer sólo entre **veinte y sesenta calorías de grasas trans artificiales al día para comenzar a dañar tu salud.** ¿Has visto que todas esas empresas de papas fritas y galletas saladas anuncian que "no hay grasas trans" en sus empaques? Los fabricantes están autorizados a utilizar esta afirmación siempre y cuando una ración contenga menos de 500 miligramos de grasas trans. Un par de untadas adicionales de margarina "sin grasas trans" y un par de galletas "libres de grasas trans" pueden superar esa marca de veinte calorías con muchísima rapidez.

Tarea hormonal: *¡No existe un límite seguro en este asunto! Arroja a la basura todo producto que contenga "manteca" o "aceite parcialmente hidrogenado" de cualquier tipo (palma, maíz, soya), pues siempre incluyen grasas trans.*

Una pequeña cantidad de grasas trans también se encuentra en las carnes, creadas en las barrigas de las vacas, borregos y cabras, pero no te preocupes por éstas: por lo general son buenas chicas. Estas grasas trans "rumiantes" no son tan peligrosas como las grasas trans producidas a nivel industrial, y podrían generar algunos beneficios saludables. Las investigaciones sugieren que una de ellas, el ácido linoleico conjugado (CLA, por sus siglas en inglés), puede reducir el riesgo de sufrir cáncer de mama, próstata, intestino, pulmón y piel, así como disminuir la grasa corporal y mejorar el crecimiento muscular. (Nota importante: los beneficios del CLA no han sido demostrados en forma de suplementos. De hecho, algunos estudios asocian el CLA con un incremento en el riesgo de padecer resistencia a la insulina; por tanto, por favor, no tomes suplementos de CLA).

Tarea hormonal: *Siempre elige carnes y lácteos orgánicos, y busca opciones de animales que hayan sido alimentados con pasto. Las vacas a las cuales se les permite alimentarse con pasto de manera exclusiva producen carne y leche con 500 por ciento más CLA que aquellas alimentadas con granos. (Hablaremos mucho acerca de esto y de muchas otras razones para elegir alimentos orgánicos en el capítulo 6).*

ANTINUTRIENTE #2: GRANOS REFINADOS

¿Recuerdas mi declaración de que sólo comas alimentos que hayan tenido una madre o que hayan crecido de la tierra? Una vez que los granos son refinados, ya no califican en esta categoría. La refinación de los granos permite que su vida se extienda en los estantes al retirarles la cascarilla y el germen y, con ello, casi toda la fibra, las vitaminas y los minerales del grano entero. Después, todas las vitaminas B —tiamina, riboflavina, niacina, ácido fólico— y el hierro eliminado durante el proceso tienen que ser recuperados cuando son "enriquecidos". Las únicas personas que se benefician con este proceso son las de las empresas, quienes pueden alargar la vida de estos granos refinados con azúcares agregadas, sal, grasas y químicos, y después guardarse en los bolsillos sus ahorros.

Los granos refinados, como la pasta blanca, las tortillas de harina, el arroz blanco y el pan blanco, carecen de muchos de los nutrientes saludables de los granos y tienen una desventaja grave: dado que son tan fáciles de digerir, garantizan un aumento tremendo de azúcar e insulina en la sangre. Con el tiempo, esos aumentos repetidos producen resistencia a la insulina y diabetes. La gente que nunca come granos integrales tiene un riesgo 30 por ciento mayor de padecer diabetes que la gente que come sólo tres raciones de granos integrales al día.

Un estudio realizado por el *Journal of Clinical Nutrition* descubrió que, comparadas con las personas que comen granos integrales, la gente que ingiere granos refinados tiene niveles casi 40 por ciento más altos de proteína C-reactiva, señal de inflamación crónica de bajo nivel en los vasos sanguíneos que está asociada con ataques cardiacos y embolias. No hay duda de que estos granos refinados te hacen engordar; estos carbohidratos "rápidos" son tan fáciles de comer y tan *poco* satisfactorios que, con frecuencia, no despertamos de nuestro "coma de carbohidratos" hasta que nuestros dedos rozan el fondo de la bolsa.

El maíz y el trigo se encuentran entre los peores malhechores de la insulina. La disponibilidad de la harina de maíz y de los productos de cereal casi se ha duplicado en los últimos treinta años y los productos de trigo se han incrementado más de 20 por ciento. Por otra parte, la disponibilidad de la cebada, un niño prodigio de la nutrición, ha disminuido una tercera parte. En contraste con los deficientes ofrecimientos nutricionales del maíz, los paquetes de cebada contienen más de trece gramos de fibra en una sola taza, gramos que ayudan a estabilizar el azúcar en la sangre, y son una fuente fantástica de selenio, esencial para la producción tiroidea. La cebada también es rica en magnesio, el cual ayuda a disminuir los triglicéridos y los peligrosos lípidos sanguíneos en los diabéticos. También ten presente la avena; además de su milagroso trabajo con el colesterol, la avena reduce el azúcar en la sangre de manera significativa y mejora la función del sistema inmunológico.

¿Puede alguien explicarme por qué el estadounidense promedio tiene acceso a 31 libras de maíz y 134 libras de trigo, pero sólo 4 libras de avena y a menos de una libra de cebada? ¿Por qué diablos no podemos obtener más de los granos que se ha comprobado que nos ayudan?

Tarea hormonal: *Revisa tus gabinetes y refrigerador, y deshazte de cualquier producto de granos procesados que no diga "100 por ciento integral" como primer ingrediente. Me encantaría que te deshicieras de todos los granos procesados, pero si debes conservarlos, asegúrate de que tengan al menos dos gramos de fibra por ración. Cuidado: Los productos que sólo se anuncian como "grano integral" están obligados a contener sólo 51 por ciento de granos integrales (¿no es eso en realidad "medio grano"?).*

¿Quieres deshacerte de la grasa en tu cuerpo? Pon más en tu boca. Es verdad: la famosa frase que indica que reduzcas las grasas en tu dieta para disminuir la grasa en tu cuerpo por fin ha perdido terreno. Y no demasiado pronto. Las dietas bajas en grasas y altas en carbohidratos nos condujeron a un desorden hormonal.

TIPO	ACCIÓN/BENEFICIOS	BUENAS O MALAS
Ácidos grasos monoinsaturados	Estas grasas elevan tu HDL (lipoproteína de alta densidad-LAD en español), el colesterol "bueno". A medida que tu nivel de HDL se incrementa, tu riesgo de padecer cardiopatías disminuye. Las grasas no saturadas también disminuyen tus niveles de LDL (lipoproteína de baja densidad-LBD en español), el colesterol "malo" que eleva tu riesgo de padecer cardiopatías.	Principalmente buenas
Ácidos grasos poliinsaturados: omega-6	Estas grasas disminuyen tanto tu HDL como tu LDL. A pesar de que se solía pensar que eran saludables para el corazón, muchas fuentes de estas grasas (como el maíz) tienen alto contenido de ácidos grasos omega-6, los cuales pueden crear eicosanoides, químicos semejantes a hormonas que pueden producir inflamación y daños en los vasos sanguíneos.	Algunas buenas, algunas malas
Ácidos grasos poliinsaturados: omega-3	Estas grasas disminuyen tanto tu HDL como tu LDL. Los ácidos grasos omega-3 son benéficos en extremo y se ha demostrado que reducen la inflamación, las enfermedades cardiacas y el riesgo de ataques cardiacos. También parecen prometer ayuda para aliviar enfermedades adicionales, como la diabetes o el desorden bipolar.	¡Grandiosas! Las mejores grasas

Necesitamos esa grasa para pensar, crecer y absorber vitaminas y antioxidantes esenciales. La grasa hace que la comida tenga buen sabor y nos ayuda a sentirnos satisfechos. Las grasas saludables ayudan a nuestro corazón y alimentan nuestro cerebro. Echa un vistazo aquí a tus mejores apuestas, así como aquello de lo que debes alejarte.

FORMA	FUENTES
Las grasas monoinsaturadas son suaves a temperatura ambiente, pero comienzan a endurecerse en el refrigerador.	**Mejor elección:** Aceite de oliva extra virgen *Otras fuentes* Almendras Aguacates Aceite de canola Nueces de la India Nueces de macadamia Aceite de oliva Aceite de cacahuate Cacahuates Nueces Pistachos Aceite de sésamo (ajonjolí)
Las grasas poliinsaturadas permanecen en estado líquido a temperatura ambiente.	**Mejor elección:** Nueces de Castilla *Otras fuentes* Aceite de maíz Linaza Margarina Mayonesa Semillas de calabaza Aceite de cártamo Semillas de girasol
Las grasas poliinsaturadas permanecen en estado líquido a temperatura ambiente.	**Mejor elección:** Suplementos de aceite de pescado* *Otras fuentes* Salmón silvestre del Pacífico Anchoas Col Aceite de canola Coliflor Clavo Linaza Verdel Orégano Aceite de soya Brócoli al vapor Tofu Nueces de Castilla

*Consulta una lista de marcas puras de bajo costo en el capítulo 12.

continúa en la siguiente página

TIPO	ACCIONES/BENEFICIOS	BUENAS O MALAS
Grasas saturadas	Estas grasas elevan tu colesterol LDL, pero también elevan tu colesterol HDL. Algunos investigadores creen que las grasas saturadas no son tan peligrosas como se ha sugerido, porque sus efectos sobre el LDL y el HDL en realidad se cancelan entre sí.	Buenas con moderación
Grasas trans: producidas de manera industrial	Estas grasas elevan el LDL, disminuyen el HDL, incrementan la inflamación, entre otras cosas malas.	Todas son malas, todo el tiempo
Grasas trans: fuentes animales	El jurado aún no define. Estas grasas pueden disminuir tu grasa corporal, colesterol LDL, colesterol total y triglicéridos. Sin embargo, también pueden incrementar la resistencia a la insulina y la esteatosis hepática. Lo que sí está claro es que este tipo de grasas "rumiantes" no son tan peligrosas como las grasas trans producidas de manera industrial.	Algunas son buenas, otras son malas

FORMA	FUENTES
Las grasas saturadas son sólidas a temperatura ambiente.	**Mejor elección:** Aceite de coco *Otras fuentes:* Tocino Mantequilla Queso Pollo Mantequilla de cacao Crema Queso crema Helado Aceite de palma Puerco Manteca Crema agria Pavo Leche entera
Las grasas trans son sólidas a temperatura ambiente, pero se derriten cuando se calientan.	**Mejor elección:** ¡Ninguna! *Otras fuentes:* Repostería Pan Cereal para el desayuno Tartas Dulces Papas fritas Galletas Galletas saladas Aderezos para el postre Alimentos fritos Salsas Margarina Pasteles Palomitas de maíz Aderezos para ensalada Manteca
Las grasas trans rumiantes son sólidas a temperatura ambiente.	**Mejor elección:** Carne orgánica de animales alimentados con pasto *Otras fuentes:* Mantequilla Queso Cordero Venado Leche entera

CORREGIR EL BALANCE OMEGA

Consumimos alrededor de diez veces más grasas omega-6 que causan inflamación (de los aceites de maíz, soya y girasol, por ejemplo) de lo que consumimos grasas omega-3, que reducen la inflamación. Como resultado, la proporción óptima entre omega-3 y omega 6 —2:1 y 4:2— se ha perdido por completo. ¡Ahora estamos entre 14:1 y 25:1! Esta dieta te ayuda a reducir la inflamación y a corregir ese balance al retirar grasas omega-6 por un lado y recuperar grasas omega-3 por el otro.

> ## ANTINUTRIENTE #3: SIROPE DE MAÍZ ALTO EN FRUCTOSA

A finales de los años setenta, la comunidad médica se rió del doctor Atkins cuando dijo que la grasa no engordaba a la gente, sino que los carbohidratos eran los culpables. La gente pensó que Atkins estaba loco. Incluso, fue convocado por el Congreso para defenderse y defender a su dieta.

En ese momento, menos de 15 por ciento de los estadounidenses eran obesos.

Entonces el dogma de lo bajo en grasa ocupó el escenario y, a lo largo de la siguiente década, el índice de obesidad creció ocho puntos porcentuales. Treinta años después nos encontramos en el 32 por ciento. El aumento ha sido exponencial. Treinta años después de que el doctor Atkins afirmara su controvertida teoría, sorpresa, sorpresa, reconocemos que los carbohidratos engordan. La culpa es nuestra.

Este cambio de creencia no eliminará los años de adicción al azúcar, por desgracia. Una parte del daño ya está hecho. Sin embargo, podemos trabajar con nuestras hormonas para enseñarle a nuestro cuerpo a reaccionar a los alimentos tal y como lo hacía antes de que abrumáramos nuestros sistemas de respuesta a la insulina.

La única manera de hacerlo es arrojar a la basura el grano refinado más malévolo de todos: el sirope de maíz alto en fructosa (HFCS, por sus siglas en inglés). Entiende esto: la producción en Estados Unidos de HFCS aumentó de 3.000 toneladas en 1967 a 9.227.000 toneladas en 2005. La producción se ha incrementado 350 por ciento desde la década de 1980. A pesar de que nuestro consumo promedio de azúcar refinada ha disminuido en los últimos cuatro años, nuestro consumo de HFCS ha crecido casi veinte veces. Los investigadores de la Universidad Tufts informaron que los estadounidenses consumen más calorías del HFCS que de cualquier otra fuente.

Al ser uno de los endulzantes más baratos del mercado, el HFCS ayuda a las empresas procesadoras de alimentos a incrementar sus utilidades a cambio de centavos; no obstante, todo lo que hace por nosotros es disparar nuestras hormonas almacenadoras de grasa. Un estudio reciente de la Universidad de Florida descubrió que una dieta alta en fructosa produce resistencia a la leptina de manera directa en ratas de laboratorio. Otro estudio realizado en la Universidad de Pensilvania descubrió que la fructosa no suprime los niveles de la hormona del hambre, la leptina, como lo hace la glucosa (azúcar de mesa). Las mujeres que comieron fructosa en lugar de glucosa tenían niveles más altos de ghrelina a lo largo del día, por la noche y hasta el siguiente día.

¿Por qué reacciona así tu cuerpo? Bueno, para empezar, la glucosa se metaboliza en todas tus células; la fructosa debe ser metabolizada en tu hígado. De alguna manera, el HFCS engaña a tu cuerpo para que no libere insulina y leptina, las dos hormonas que tu cuerpo segrega cuando ya terminaste de comer. A diferencia del azúcar común, el HFCS no hace nada para anular la ghrelina, cuyos niveles crecientes demandan que tu cuerpo coma más. Entonces, si comes o bebes HFCS, en realidad continúas con el consumo de más calorías, incluso veinticuatro horas después de lo que lo harías si sólo hubieras consumido simple azúcar de mesa. El HFCS también incrementa los triglicéridos; un nivel alto de triglicéridos impide que la leptina trabaje en el cerebro para que éste pueda indicarte que dejes de comer.

Es probable que hayas visto anuncios de la Asociación de refinadores de maíz (Corn Refiners Association) que quieren convencerte de que la gente que evita el HFCS es paranoica. No les creas su basura y, por cierto, ¡no te la comas!

Tarea hormonal: *Tengo una política de cero tolerancia con esta porquería. Entrénate a ver las iniciales HFCS como una abreviatura de "veneno" y sólo di NO.*

ANTINUTRIENTE #4: ENDULZANTES ARTIFICIALES

¿La buena noticia? El consumo *per capita* de bebidas gaseosas comunes ha comenzado a disminuir medio galón por año. Aún consumimos 35 galones por año, lo cual es sorprendente, de una cantidad pasmosa de casi 40 galones en 1998.

¿La mala noticia? Lo hemos sustituido por refrescos dietéticos, consumo

LOS REFRESCOS APESTAN

El consumo de bebidas gaseosas se ha incrementado 500 por ciento en cincuenta años. Cada bebida endulzada con sirope de maíz o con azúcar que consume un niño cada día incrementa su riesgo de padecer obesidad en 60 por ciento.

que aumenta de manera constante en medio galón por año.

Pensamos: "Si el azúcar es mala, los endulzantes artificiales deben ser la respuesta, ¿cierto?". Claro que no. La ironía es que los endulzantes artificiales pueden ponernos ante un riesgo aún mayor de daño metabólico que el azúcar o el HFCS. Un gran estudio retrospectivo de 9.500 personas durante nueve años descubrió que comer carne y alimentos fritos, y beber refrescos dietéticos eran los tres factores de riesgo más prominentes relacionados con el hecho de que la gente desarrollara síndrome metabólico. Comparadas con las personas que no bebían ninguna, las personas que bebían sólo una lata de refresco dietético tenían una incidencia 34 por ciento mayor de síndrome metabólico.

¿Eh? ¿Cómo es posible esto? ¿Los refrescos dietéticos no eliminan el azúcar?

Los estudios en animales nos dan una pista de lo que sucede aquí. Los investigadores de la Universidad Purdue descubrieron que cuando los animales eran alimentados con yogur con sacarina, consumían más calorías, aumentaban más de peso y desarrollaban más grasa corporal que los animales que eran alimentados con yogur endulzado con glucosa, un azúcar natural con el mismo número de calorías (quince por cucharada) que el azúcar de mesa. La teoría señala que así como podemos tener asociaciones mentales y emocionales con ciertos sabores, nuestro cuerpo tiene asociaciones calóricas con los sabores dulces.

Por lo general, cuando comemos azúcar, nuestro cuerpo registra lo dulce y llega a comprender que las cosas muy dulces significan muchas calorías. Sin embargo, cuando bebemos refrescos dietéticos varias veces, esta comprensión se desintegra. Tu apetito dice: "de acuerdo, aquí está lo dulce, pero no hay muchas calorías; esto debe significar que tengo que comer muchas cosas dulces para obtener las calorías que necesito". La siguiente vez que comes algo dulce, tu cuerpo no reconoce cuántas calorías contiene y entonces comes en exceso. Entonces, en contraste con la gente que comió azúcar desde el principio, tú no compensas esas calorías excedentes al consumir menos azúcar en las siguientes comidas.

Esta parte es aún más aterradora. El estudio de la Universidad Purdue también descubrió que a medida que los animales continuaban con el consumo de los endulzantes artificiales, su *metabolismo* comenzaba a "olvidar" que la mayoría de los alimentos dulces *contenían* muchas calorías. ¡Qué miedo! Entonces, es muy probable que, cuando te des por vencido y te comas esa rosquilla glaseada de chocolate, tu cuerpo piense: "¡No hay problema!", y no se moleste en quemar las calorías *porque lo dulce no significa nada*. Otra explicación convincente del motivo por el cual los endulzantes artificiales nos hacen engordar puede ser el hecho de que el aspartame, también conocido como NutraSweet, es una excitotoxina, un químico que puede causar un daño permanente a nuestro centro del apetito en el cerebro. (Consulta "Antinutriente #9: Glutamatos" para leer una explicación de la relación entre las excitotoxinas y la obesidad). Y mientras más pronto comiencen estos cambios neurológicos, peor será. Un estudio de la Universidad de Alberta, Canadá, descubrió que las ratas bebés que comieron más alimentos dietéticos en la infancia tenían más probabilidades de volverse obesas más tarde. Los investigadores llamaron a este descubrimiento el "proceso de condicionamiento del sabor". Nosotros podríamos llamarle "el contragolpe de los refrescos dietéticos".

Tarea hormonal: *Como una adicta en recuperación a la Diet Coke que consumía Splenda en cantidades industriales, me siento un poco hipócrita al decir: "No consumas ningún endulzante artificial". Éste es un verdadero caso de "por favor haz lo que digo, no lo que he hecho".*

ANTINUTRIENTE #5: CONSERVANTES Y COLORANTES ARTIFICIALES

Además de los riesgos del HFCS y de los endulzantes artificiales, he aquí una razón más para evitar los refrescos. Un importante embotellador fue demandado por un grupo de padres que decían que muchos de los productos de la empresa contenían altos niveles de benceno, un conocido carcinógeno también relacionado con serios daños a la tiroides. Las sales de benzoato se agregan al refresco para impedir el crecimiento de hongos. Una prueba del *Consumer Report* encontró que cuando los refrescos con estas sales se embotellan en recipientes de plástico y se colocan a los rayos directos del sol o en el calor pueden formarse niveles peligrosos de benceno. Coca-Cola retiró los aditivos de muchos de sus productos, pero esos conservantes, y muchos otros que no han sido probados de manera adecuada, permanecen en muchos otros refrescos del estante.

EL SIROPE DE MAÍZ ALTO EN FRUCTOSA, OCULTO

Al ser la fuente más abundante de calorías y uno de los ingredientes más baratos en nuestra provisión de alimentos, el HFCS se ha colado a todo. ¡Revisa las etiquetas! Convierte cualquier cantidad de HFCS en tu saboteador principal. (Después de revisar esta lista podrías preguntarte qué diablos puedes comer. No caigas en pánico. Muchos de estos alimentos existen también en presentaciones saludables, como *hot dogs* y pan para hamburguesa de granos integrales, yogur orgánico sin HFCS y muchas carnes orgánicas. Sólo necesitas saber dónde encontrarlos y qué buscar. A eso se refiere el capítulo 6).

ALIMENTOS QUE POR LO GENERAL CONTIENEN HFCS (PROCESADOS, VERSIONES NO ORGÁNICAS DE LOS SIGUIENTES):

Aderezos para ensalada	Mayonesa
Barras de cereal	Mermeladas y jaleas
Barras de proteína	Mezclas de jugos de frutas
Bebidas de frutas	Mezclas para hornear
Carnes enlatadas	*Muffins* ingleses
Cereal para el desayuno	Pan
Dulces	Panes para *hot dogs* y hamburguesas
Frijoles preparados	
Frutas enlatadas	Pan rallado
Galletas	Pepinillos
Galletas saladas	Pepinillos dulces
Helado	Puré de manzana
Ketchup	Refrescos de cola y otros
Leche de chocolate	Salsa *barbecue*
Mantequilla de cacahuate	Salsa de coctel
	Salsa para pasta

Tarea hormonal: *No corras riesgos, evita cualquier refresco con benzoato de sodio o benzoato de potasio y vitamina C (ácido ascórbico), pues la combinación de estos dos aditivos puede crear el benceno. Si debes beberlo, asegúrate de guardar tu refresco en un lugar oscuro y fresco.*

¿Cómo pudo una idea con tan buena intención (impedir la descomposición y el envenenamiento por comida) salir tan increíblemente mal? Los conservantes artificiales en nuestra provisión de alimentos nos hacen envejecer y nos crean todo tipo de enfermedades autoinmunes, desde múltiples tipos de cáncer hasta esclerosis múltiple. Los investigadores han descubierto que más y más de estos conservantes también pueden destruir nuestra bioquímica, inhibir nuestro metabolismo e interferir con nuestra capacidad para perder peso.

Tomemos un ejemplo. Un conservante común, el hidroxibutilanisol, o BHA por sus siglas en inglés, ha sido "generalmente reconocido como seguro" por la FDA; sin embargo, "es posible anticipar de manera razonable que es un carcinógeno humano". (¿Acaso tiene sentido?). Este antioxidante químico ayuda a impedir que la comida se descomponga, pero también es un alterador endocrino. Un estudio determinó que mientras más BHA recibía una rata macho, menos testosterona y T4 circulaban por su cuerpo. Estos pequeñuelos dejaron de desear tener sexo, tenían menos y más débil esperma, y sus testículos

ELIMINAR TODO EL AZÚCAR

Sólo porque el HFCS es perjudicial no significa necesariamente que todos los azúcares lo son. No, aún tenemos demasiada variedad de azúcar no proveniente del maíz en nuestra dieta. El estadounidense promedio consume más de 30 cucharadas de azúcar al día, ¡lo cual equivale a más de 114 libras de azúcar por año! Para ponerlo en perspectiva, eso es lo que yo peso.

El azúcar está en todas partes y lo recomendable es que te asegures de comerla con mucha moderación. La Organización Mundial de la Salud recomienda no más de 12 ó 15 cucharaditas por día, o entre 48 y 60 gramos. Yo prefiero que la mantengas lo más baja posible. Revisa el azúcar en sus múltiples versiones aquí abajo. (Te daré una clave: todo lo que termine en "osa" es azúcar).

OTROS NOMBRES DEL AZÚCAR

Azúcar de remolacha	Glucosa	Sirope de malta
Azúcar morena	Azúcar de uva	Sirope de arce
Endulzante de maíz	Sirope de maíz alto en fructosa	Melaza
Sirope de maíz	Miel	Azúcar no refinada
Dextrosa	Sirope de maíz invertido	Sirope de arroz
Jugo de caña evaporado	Azúcar invertida	Sucrosa
Fructosa	Lactosa	Azúcar
Concentrados de jugos de frutas	Malta	Sirope
Galactosa	Maltosa	

se encogieron. Además, sus hígados y glándulas suprarrenales se inflamaron y sus glándulas tiroides se arruinó.

Ahora, ten en cuenta que consumimos BHA en cientos de alimentos, incluyendo mantequilla, manteca, cereales, productos de repostería, dulces, cerveza, aceites vegetales, papas fritas, pasabocas, papas deshidratadas, agentes saborizantes, salchichas, aves y carnes, mezclas secas para bebidas y postres, frutas glaseadas, goma de mascar, levadura seca activa, agentes anti-espuma para el azúcar de remolacha y levadura y estabilizadores de emulsión para la manteca. El BHA también se encuentra en los empaques de alimentos, lápices labiales, rímel, sombras para ojos y cremas faciales. Incluso si los niveles individuales de BHA son "generalmente reconocidos como seguros", ¿qué sucede cuando utilizamos múltiples productos que lo contienen o comemos múltiples raciones? Y ten en cuenta lo siguiente: el BHA podría ser sustituido por vitamina E o excluido de algunos alimentos a la vez. Entonces, ¿para qué correr el riesgo?

Tarea hormonal: *Busca en los empaques cualquier señal de BHA, que también se presenta bajo los nombres de anisol, hidroxibutil—, antioxina B,*

antraceno 12, hidroxibutilanisol, terthidroxibutilanisol, embanox, nepan-
tiox 1-F, fenol butil hidroxitolueno, fenol (1,1-dimetiletil)-4-metoxi, sustano
1-F, BHA tenox. (Es probable que veas esta lista y pienses: "¿Acaso es una
broma? ¿Cómo voy a recordar cualquiera de estos nombres?". Ése es justo mi
punto: ¿Ves cómo sería más fácil mantenerte alejado de todos los alimentos
procesados?).

Podríamos mantener esta misma conversación sobre el gran número
de aditivos químicos que representan un riesgo devastador para la salud.
El debate acerca de la relación entre los problemas de comportamiento
de los niños y los colorantes y conservantes artificiales ha continuado
durante décadas. Con frecuencia, los pediatras minimizan las preocupaciones de los padres acerca de estos químicos, citan las guías gubernamentales de lo que "generalmente se considera seguro" y dicen que los
padres buscan chivos expiatorios para el mal comportamiento de sus
hijos. Sin embargo, un estudio reciente con personas al azar, con control
de placebos y con doble confidencialidad —en otras palabras, una investigación sólida— en *The Lancet* demostró lo contrario. Después de que
los niños en edad preescolar y primaria se sometieron a una dieta libre
de aditivos durante seis semanas y después de que les reintrodujeron
aditivos a su dieta, los niveles de hiperactividad se elevaron de manera
drástica. Si tenemos en cuenta que la presencia del trastorno de déficit
de atención con hiperactividad en este país se ha elevado a casi uno de
cada diez niños, y muchos de ellos reciben medicamentos desde los
cuatro años, ¡tal vez deberíamos hacer algo al respecto!

Tarea hormonal: *Siempre elige alimentos con el menor número posible de
químicos artificiales para tus hijos y mantente alerta ante los colorantes artificiales, muchos de los cuales se han asociado al cáncer de tiroides, glándulas
suprarrenales, vejiga, riñón y cerebro. Los peores criminales son el azul 1 y
2, el verde 3, el rojo 3 y el amarillo 6. Pero, en serio, ¿por qué someterlos a
toda esta basura? Elige medicamentos sin colorantes, y cuando les permitas
comer golosinas, asegúrate de que sean raciones pequeñas del alimento real.
Por ejemplo, dales helado verdadero en lugar de bolitas congeladas de sabor.*

Algunos de los conservantes peores para tu metabolismo se utilizan
en los alimentos procesados. Un estudio muy reconocido del NIH con
más de nueve mil personas descubrió que el indicador más grande de las
probabilidades de un individuo de desarrollar síndrome metabólico era

una dieta basada en hamburguesas, *hot dogs* y carnes procesadas. El nitrato de sodio y el nitrito en el tocino, el jamón, la carne enlatada y los *hot dogs* les dan a las carnes procesadas su color rosado e impiden la multiplicación de bacterias. Sin embargo, gran parte de esa protección preventiva puede lograrse con facilidad con una refrigeración adecuada sin riesgos para nuestra salud. Después de analizar más de siete mil estudios sobre dietas y riesgos de cáncer, el American Institute for Cancer Research estimó que por cada 3,5 onzas de carne procesada que comes al día (equivalente a un *hot dog* y dos rebanadas de pechuga de pavo ahumado), tu riesgo de padecer cáncer de colon se incrementa 42 por ciento.

Tarea hormonal: *Evita todas las carnes procesadas, en especial aquellas que contienen nitratos o nitritos (pide al empleado del mostrador en la tienda que te lea la etiqueta de la carne antes de rebanarla para ti). Elige carne fresca. Busca carne orgánica o, al menos, carnes libres de nitritos. Cada vez más cadenas de supermercados han desarrollado sus propias marcas de bajo costo.*

> ## ANTINUTRIENTE #6: GLUTAMATOS

Ahora atendamos a nuestros amigos los glutamatos, mencionados con más frecuencia como glutamato monosódico o MSG, por sus siglas en inglés. Mucha gente piensa por error que el MSG es un conservante. Si ése fuera el caso, en realidad tendría una excusa semi-plausible para encontrarse en la comida. No, los glutamatos son "enriquecedores de sabor".

Los glutamatos existen en alimentos naturales como el queso y la carne. Sin embargo, los bajos niveles de los glutamatos "limitados" en los alimentos naturales no se acercan a los niveles de los glutamatos "libres", los mismos que en la actualidad son explotados por la industria de los alimentos procesados. Tú has masticado glutamato monosódico en todo, desde ravioles enlatados, sopa y atún enlatado hasta consomé, helado y salsa ranchera. Un artículo reciente del *New York Times* señaló que los Doritos contienen *cinco tipos* de glutamatos.

Los glutamatos se producen a través de la hidrolización de proteínas, un proceso que "libera" los glutamatos de las proteínas. Cuando se añaden a los alimentos, los glutamatos mejoran la experiencia del sabor; de hecho, es probable que tengamos receptores de sabor para los glutamatos así como tenemos receptores de sabor para lo salado, lo dulce, lo amargo y lo agrio. Suena bien, ¿cierto? Pero resulta que los altos niveles de glutamatos libres también alteran tu química cerebral, y en gran medida.

Los glutamatos son formas de excitotoxinas. Al respecto, los estudios que datan de los años cincuenta han demostrado que son devastadores para el sistema nervioso. Las excitotoxinas entran al cerebro con relativa facilidad, excitan a las células cerebrales y pueden causar un daño cerebral veloz, además de una eventual muerte celular. Un área del cerebro particularmente vulnerable al exceso de glutamatos es el hipotálamo, tierra fértil para las hormonas del hambre como el neuropéptido Y.

A pesar de que el debate acerca de la seguridad del glutamato monosódico aún es candente, algunos investigadores aseguran que los animales alimentados con MSG presentan daños en el hipotálamo que

CORRER EL RIESGO CON LOS ADITIVOS DE LOS ALIMENTOS

Los aditivos de los alimentos son malos. Sin embargo, a veces son un mal necesario (en serio, ¿quién quiere sufrir un agradable caso de botulismo?). El truco es saber cuál es el menos malo de los dos males.

Seguros	(A veces) es un mal necesario	Malos por completo
Seguros o con un posible aporte benéfico para la salud	*Los riesgos son menores, pero mantén bajo el consumo*	*Evítalos a toda costa*
Alfa tocoferol (alias vitamina E)	Carragenanos	Aspartame, sacarina, sucralosa
Ácido ascórbico (alias vitamina C)	Gelatina	Hidroxibutilanisol (BHA)
Ácido cítrico, citrato de sodio	Lecitina	Glutamato monosódico (MSG)
Beta-caroteno (alias precursor de la vitamina A)	Maltodextrina	Olestra
Inulina	Monoglicéridos y diglicéridos	Aceite vegetal parcialmente hidrogenado
Ácido láctico	Fosfatos, ácido fosfórico	Bromato de potasio
Oligofructosa	Fibra de avena, fibra de trigo	Benzoato de sodio, ácido benzoico
Fitoesteroles o fitoestanoles	Ácido sórbico, sorbato de potasio	Nitrato de sodio, nitrito de sodio
Mononitrato de tiamina	Vanilina, etil vanilina	Sulfitos (bisulfito de sodio, dióxido de sodio)

Fuente: Center of Science in the Public Interest (www.cspinet.org/reports/chemcuisine.htm)

provocan obesidad y problemas endocrinos más adelante. Una razón válida es que el MSG daña tus receptores de leptina, lo que ocasiona que tu cuerpo produzca más, mientras, al mismo tiempo, desarrolla resistencia a la leptina en el cerebro.

¿La peor parte? Algunos alimentos procesados no sólo tienen una forma de glutamato; pueden tener dos, tres o hasta *cuatro* tipos. (Consulta "El buscador de glutamato" en la página 129). Así como con todos estos químicos aterradores, ¿quién puede decir cuáles serían sus efectos sinérgicos? Al llenar sus productos con diferentes variedades de glutamatos, las empresas productoras de alimentos quieren que ames su comida, de manera que siempre regreses por más. Éste es tu cerebro adicto a los abrebocas de maíz. ¡Sólo di que no!

Tarea hormonal: *A medida que elimines tantos glutamatos como sea posible de tu dieta, también explora maneras de enriquecer el sabor natural de los alimentos. Los alimentos fermentados, el vino, la salsa de soya, el queso parmesano, las anchoas y el* ketchup *tienen mucho sabor natural. También rostizar, ahumar o asar a fuego lento hace que los alimentos sean ricos y sabrosos. ¡Busca las versiones orgánicas y disfrútalas sin temor!*

ALIMENTOS NADA ESTELARES

A pesar de que el hecho de comer algunos de estos alimentos es un asunto entre blanco o negro (que ni un gramo de grasa hidrogenada pase *nunca* por tus labios, por ejemplo), algunos alimentos están bien en cantidades pequeñas. Echemos un vistazo a algunas opciones nada estelares de nuestra provisión de alimentos y establezcamos un límite superior de la cantidad que debes consumir. Tus niveles hormonales pueden estar bien con pequeñas cantidades, pero pueden saturarse con más.

OPCIÓN NADA ESTELAR #1: TUBÉRCULOS ALMIDONADOS

Descubrirás cuánto adoro los vegetales en el capítulo 6, pero hay un tipo que no está en los primeros lugares de mi lista: los vegetales almidonados.

Así como nosotros almacenamos nuestra energía como glucógeno, las plantas almacenan su energía como almidón. Como tales, los vegetales almidonados son más densos en calorías que los vegetales no almidonados. Éstos últimos, como el brócoli, la espinaca y los pimientos verdes, tienen veinticinco calorías y cinco gramos de carbohidratos por cada ración cocida de media taza, y causan un aumento insignificante en el azúcar de tu sangre. Los carbohidratos almidonados, por su parte, tienen ochenta calorías y quince gramos de carbohidratos por cada ración cocida de media taza; la mayoría tiene un impacto drástico e inmediato en el azúcar y la insulina en tu sangre. ¿Y con cuál vegetal te imaginas que eres más indulgente contigo mismo, la espinaca o las papas?

Los tubérculos y otros vegetales almidonados, como las papas, la remolacha, el maíz y los guisantes, contienen algunas cualidades nutritivas que los redimen: las papas son una fuente fantástica de potasio, por ejemplo. Sin embargo, carecen de muchos de los más potentes antioxidantes y de otros fitoquímicos que están presentes en los vegetales no almidonados. Cuando juntas estas dos cosas (más calorías y menos nutrición), creo que ya sabes cuál es mi opinión al respecto.

Tarea hormonal: *Consume menos de dos raciones de vegetales almidonados al día. Si vas a comerlos, prueba tipos interesantes como la pastinaca, un luchador certificado contra el cáncer, o remolachas llenas de folatos, que ayudan a tener niveles menores de homocisteína en la sangre, la misma que induce los ataques cardiacos. También me encantan las batatas, llenas de beta-caroteno y vitamina C, las cuales luchan contra los radicales libres. Cualquier cosa, menos los sospechosos y muy comunes: maíz, guisantes y papas. ¡Dios sabe que ya no necesitas más maíz!*

> ## OPCIÓN NADA ESTELAR #2: FRUTAS TROPICALES, SECAS Y ENLATADAS

La sandía, la piña, el plátano, el mango (en términos básicos, todas las frutas tropicales) tienen mucha azúcar y deben ser consumidas en cantidades limitadas. Sin embargo, cuando digo "limitadas" me refiero a cinco raciones *por semana* (alrededor de una por día está bien). Las frutas secas y las procesadas deben ser tratadas como alimentos procesados, es decir, no son buenas para ti, así que déjalas en paz. Muchas frutas secas contienen conservantes llamados sulfitos, los cuales, en algunas personas, pueden causar severas reacciones alérgicas como erup-

EL BUSCADOR DE GLUTAMATO

El gobierno ha decretado que todo producto que contenga glutamato monosódico debe decir "contiene glutamato monosódico". ¿Esto significa que si tu comida no tiene la etiqueta, no contiene glutamatos? En absoluto. Sólo significa que no tiene ese glutamato en particular.

Que no te engañen las palabras "sabor natural" o "especies". Los alimentos con sabor natural o las especies podrían, de hecho, estar saturados de glutamatos, ¡y tú nunca lo sabrías! Revisa esta lista de palabras clave para detectar ácidos glutámicos libres en tus alimentos procesados:

FUENTES PROBABLES DE MSG

Almidón autolizado	Glutamato monosódico
Caseinato de calcio	Glutamato *natrium* (*natrium* es la palabra latina/germana para "sodio")
Gelatina	
Glutamato	Caseinato de sodio
Ácido glutárnico	Proteína texturizada
Gluten hidrolizado de maíz	Extracto de levadura
Proteína hidrolizada (trigo, leche, soya, suero; cualquier proteína que sea hidrolizada)	Alimento de levadura
	Nutrientes de levadura
Glutamato de monopotasio	

ciones cutáneas, náuseas, diarrea, dificultad para respirar o incluso ataques fatales. No es bueno. Incluso, las uvas pueden ser empacadas con sulfitos cuando se transportan.

Las frutas enlatadas, incluso cuando son empacadas en su propio jugo, tienen bastante más azúcar que cuando te las comes directamente del árbol o de la viña. Y siropes espesos... bueno, ya he dicho suficiente al respecto. Es como tomar una taza de sirope de maíz y remojar en ella una cucharada de fruta. Asqueroso.

Tarea hormonal: *¿Una fruta seca que podrías incluir en tus alternativas? Ciruela seca, alias ciruela pasa. Como buena fuente de fibra tanto soluble como no soluble, la ciruela pasa es excelente para tu digestión y al mismo tiempo ayuda a controlar el azúcar en tu sangre. Sólo cuida tus raciones: cada ciruela pasa contiene veinticinco calorías.*

OPCIÓN NADA ESTELAR #3: EXCESO DE SOYA

Durante años, hemos escuchado que la soya es un superalimento; esta proteína magra ayudaba a disminuir el colesterol, a proteger los huesos, a mejorar la circulación, a reducir la inflamación y a reducir los riesgos de padecer cáncer o diabetes. La soya iba a salvar al universo, según se decía por allí.

¿Cuál fue la reacción inevitable de la industria alimenticia? Si un poco de algo es bueno (¡y barato!), mucho, mucho más de ello debe ser mejor. Casi de la noche a la mañana, todo producto alimenticio procesado parecía tener soya o isoflavonas agregadas, que son el flavonoide en la soya que parecía tan prometedor para la salud. Las mujeres premenopáusicas recibieron la promesa de librarse de los bochornos con suplementos de soya; los pacientes cardiacos empezaron a masticar grandes bolsas de granos de soya.

Sólo que hay un problema: las isoflavonas alteran el sistema endocrino, pues imitan las acciones del estrógeno. Cuando consumimos isoflavonas en productos naturales, estamos bien: nuestro cuerpo sabe lo que debe hacer con los treinta y ocho gramos de isoflavonas en media taza de tofu. Sin embargo, no está seguro de lo que debe hacer con los 160 gramos de isoflavonas concentradas en una barra de soya Revival.

A pesar de que al principio las isoflavonas tenían la fama de ser el escudo contra el cáncer de mama, un conjunto creciente de investigaciones sugiere que las isoflavonas pueden ser peligrosas para mujeres postmenopáusicas o en riesgo de padecer cáncer de mama. La actividad semejante al estrógeno de estos componentes motiva el crecimiento anormal de las células en personas que ya se encuentran en riesgo. Cuando piensas cuántos alimentos procesados utilizan la soya como fuente barata de proteínas y agregas el flujo cada vez mayor de estrógenos ambientales, ¡puedes darte cuenta de que lo último que necesitamos es un suplemento de estrógenos adicionales!

Además, muchos productos de soya están hechos con semillas de soya modificadas a nivel genético. De hecho, 85 por ciento de las semillas de soya sembradas en Estados Unidos se modifican a nivel genético. Dado que sospechamos que este tipo de productos amenazan la biodiversidad y la salud a largo plazo de nuestras tierras de cultivo, pero no sabemos nada acerca de sus efectos a largo plazo en nuestra salud, yo prefiero que nos mantengamos alejados de éstos.

Un poco de soya puede ser bueno; es rica en proteína magra, omega-3, hierro, magnesio y varios combatientes del cáncer, como saponinas y fitoesteroles. Parte de la actividad del fitoestrógeno puede ser protectora, en especial para las mujeres jóvenes. Sin embargo, dados los problemas que la soya puede provocarles a aquellas personas con problemas tiroideos (se sabe que la soya produce bocio) y a las que están en riesgo de padecer cáncer de mama (puedes colocar a la mayoría de las mujeres estadounidenses en esta categoría), recomiendo que limites tu consumo de soya a alimentos integrales que tengan el contenido de isoflavonas que la naturaleza dispuso que tuvieran, y que comas sólo dos raciones *por semana*.

Tarea hormonal: *Estoy a favor de unos cuantos bocados de tofu o* tempeh *en un* teppan-yaki; *una sopa* miso *también es aceptable. Estos usos más naturales de la soya fermentada han existido desde siempre y pueden ser responsables en parte de que las mujeres japonesas tengan una menor incidencia de cáncer de mama. Sin embargo, aléjate de los productos procesados con proteínas aisladas de soya o que tengan altos niveles de isoflavonas, como los granos de soya, las barras y las bebidas fortificadas con soya, la harina de soya, el queso de soya, la leche de soya y las carnes falsas. Si eres padre, en verdad haz tu tarea de investigar bien antes de darle fórmula de soya a tu bebé. ¡Esos pequeños cuerpos reciben dosis tan concentradas de estrógenos que algunos desarrollan pechos! La fórmula de soya puede dañar el sistema inmune de los bebés y se ha asociado con un uso 90 por ciento más alto de medicamentos contra el asma y las alergias unos años después. Sé cauteloso.*

OPCIÓN NADA ESTELAR #4: EXCESO DE ALCOHOL

Es probable que hayas escuchado hablar mucho acerca del vino últimamente. "¡Extiende tu vida! ¡Combate las enfermedades cardiacas y la diabetes! ¡Impide la disminución de las actividades cognitivas!". Todo gracias a los efectos milagrosos del resveratrol, un fitoquímico poderoso que combate los virus y la inflamación. Sin embargo, hay un detalle con el maravilloso resveratrol: es también un fitoestrógeno.

El alcohol libera el estrógeno en tu torrente sanguíneo, promueve el almacenamiento de grasa y disminuye el crecimiento muscular. Tan pronto como bebes una copa, tu cuerpo devora todo el glucógeno de tu hígado, te hace sentir hambriento y reduce tus inhibiciones; por tanto, es más probable que tomes esa alita de pollo o la cáscara de papa rellena en la hora feliz. También quemas mucha menos grasa y la quemas más despacio de lo normal. La revista *Prevention* estima que sólo dos copas pueden reducir tu capacidad de quemar grasas en 73 por ciento.

Mientras algunos afirman que la naturaleza fitoestrogénica del resveratrol en realidad protege contra el cáncer, el alcohol mismo es un factor de riesgo de cáncer de mama. Un estudio descubrió que el alcohol ayuda a desarrollar el tipo más común de tumores de cáncer de mama, aquellos que tienen receptores tanto de estrógeno como de progesterona. Después de analizar los datos de más de 184.000 mujeres, los científicos dedujeron que una o dos bebidas al día incrementan tu riesgo de desarrollar este tipo de tumores malignos en 32 por ciento; tres o más elevan esa cifra a 51 por ciento.

Por otra parte, en especial si eres hombre, no podemos negar que el vino tiene sus beneficios: protege tu corazón, ayuda a disminuir la inflamación, combate a los virus, incluso podría disminuir el azúcar en la sangre de los diabéticos. En fechas recientes, los investigadores de la UC San Diego School of Medicine encontraron que una copa de vino al día puede reducir en casi 40 por ciento el riesgo de sufrir esteatosis hepática no alcohólica, enfermedad que se asocia con la resistencia a la insulina y los padecimientos cardiacos. En resumen, es probable que una copa al día sea la cantidad máxima con la cual obtengas beneficios; por tanto, ponle un corcho a tu consumo de alcohol.

Tarea hormonal: *Si vas a beber alcohol, bebe vino. (Consulta "Sírvete una bebida orgánica" en la siguiente página). Las mujeres que beben una copa ocasional de vino (una o menos al día) incrementaron su riesgo de padecer cáncer de mama en sólo 7 por ciento, lo cual podría compensarse con otros beneficios a la salud si tenemos en cuenta que no tienes otros riesgos individuales a ese respecto. Pídele a tu médico que te ayude a evaluar tu riesgo personal de padecer cáncer de mama.*

OPCIÓN NADA ESTELAR #5: LÁCTEOS ENTEROS Y CARNES CON GRASAS

Las grasas ya no son los demonios dietéticos que fueron alguna vez. Sabemos que algunas grasas son increíblemente saludables para ti, como los omega-3 encontrados en la linaza y en el salmón silvestre, y los ácidos linoléicos conjugados (CLA, por sus siglas en inglés), encontrados en la carne y la leche de ganado orgánico alimentado con pasto. Sin embargo, esto no significa necesariamente que todas las grasas y los lácteos "enteros" son buenos. Desde luego, las grasas saturadas no son las mejores cuando intentas reducir tus riesgos de padecer enfermedades cardiacas. A pesar de que algunos adeptos férreos a Atkins aseguran que las grasas saturadas te ayudan a perder peso, hace falta mucho tiempo para que la ciencia lo compruebe más allá de toda duda. Existen discusiones conflictivas y casos convincentes en ambas partes, pero el mayor peligro de los lácteos enteros y la carne con grasa, es el tremendo poder de trastornar el sistema endocrino de la basura que les agregan.

SÍRVETE UNA BEBIDA ORGÁNICA

Los vinos orgánicos se producen sin pesticidas o conservantes, como los sulfitos. Alrededor de una persona de cada veinte es alérgica a los sulfitos y quienes sufren de asma son particularmente vulnerables. Muchos expertos afirman que los sulfitos están detrás de las resacas causadas por "vinos baratos".

Todos los vinos contienen sulfitos, pero los sulfitos agregados pueden sumar entre diez y veinte veces la cantidad natural. Los vinos tintos ni siquiera los necesitan; los vinos rosados y blancos tienen más, y los vinos dulces contienen la mayor cantidad. Revisa en la etiqueta si el vino tiene sulfitos agregados. Una vez que comiences a beber vinos sin sulfitos, nunca querrás volver atrás. Saborearás la diferencia de inmediato.

Comer productos animales es la manera número uno de absorber toxinas. El ganado absorbe la contaminación industrial de los incineradores. Todos los pesticidas, hormonas y otros químicos utilizados en la agricultura industrial (para incrementar el crecimiento de la carne, aumentar la producción de leche o matar las bacterias y los hongos en las cosechas) encuentran la manera de entrar a los productos cárnicos y lácteos no orgánicos. Y espera. Muchos químicos utilizados en la agricultura se "bioacumulan" o se juntan en el tejido adiposo de los animales. Tan pronto como consumes esa carne, esas toxinas se instalan en tu tejido adiposo y acampan allí durante décadas. *Consumer Report* cita un estimado de la Agencia de protección ambiental (EPA, por sus siglas en inglés) de que tienes diez veces más probabilidades de desarrollar cáncer a causa de la dioxina (alrededor de una probabilidad en cien) si tienes una dieta alta en grasas, justo debido a los altos niveles de esta toxina en la carne y los lácteos.

Lo triste es que incluso las carnes orgánicas tienen restos de pesticidas y químicos. El resultado: tu cuerpo es como un gran basurero de desperdicios tóxicos que recolecta y conserva toda la basura química en la provisión de alimentos.

Antes de que nos abrumemos por completo, regresemos a la idea básica del control del peso. La razón primaria por la cual no debemos consumir lácteos y carnes con alto contenido graso, cuando intentamos perder peso, se reduce a las matemáticas simples: onza tras onza, estos alimentos contienen muchas más calorías que otras opciones más magras y con menos grasa.

Tarea hormonal: *Siempre elige productos orgánicos en carnes y lácteos. También asegúrate de obtener el menor contenido graso posible. Elige cortes más magros (busca las palabras "loin" o "round," como en "sirloin" (solomillo) o "round steak"), elimina cualquier grasa visible y elige productos lácteos descremados o con 1 por ciento de grasa. Intenta obtener la mayoría de tus grasas de las grasas insaturadas y omega-3 con tanta frecuencia como puedas.*

OPCIÓN NADA ESTELAR #6: ALIMENTOS ENLATADOS

Obtenemos casi 20 por ciento de nuestros alimentos de las latas. ¿Dónde vivimos? ¿En un refugio radioactivo?

Mira, soy realista. Sé que cuando estás ocupado lo mejor es abrir una lata de carne Trader Joe's que ir de compras a Wendy's. Lo entiendo. Sin embargo, quiero que evites comer vegetales de una lata en lugar de comprarlos en el mercado público. No es lo mismo.

En primer lugar, no obtienes los mismos nutrientes en tu consumo de calorías. Muchos vegetales pierden hasta 90 por ciento de su poder nutritivo original en el proceso de enlatado. En segundo lugar, los alimentos enlatados por lo general tienen mucho sodio. ¡Algunas latas de sopa contienen hasta 2.000 miligramos!

Sin embargo, tal vez lo peor sea que las latas tienen un recubrimiento plástico que contiene BPA. El Environmental Working Group realizó un estudio y descubrió que en una de cada diez latas de comida regular, y en una de cada tres latas de fórmula para bebés, una sola ración contenía doscientas veces el nivel de seguridad máxima de la FDA para otros químicos industriales. El problema es que nuestro gobierno no tiene en la actualidad un nivel de seguridad establecido en lo que se refiere al BPA en latas; es decir, ¡el cielo es el límite, amigos! Un estudio en el Reino Unido encontró que de 62 latas compradas en los supermercados de allá, cuarenta dieron positivas por BPA. Como recordarás del capítulo 3, el BPA está relacionado con la resistencia a la insulina, pubertad prematura, cáncer de próstata y un conjunto de otras adorables enfermedades causadas por trastornos hormonales.

Tarea hormonal: *Ésta es la razón número 794 para mantenerte alejado de los alimentos procesados. Si debes comer de una lata, compra opciones orgánicas y bajas en sal. Intenta minimizar tu exposición al BPA tanto como sea posible. La sopa, la pasta y la fórmula para bebé enlatadas tienen la mayor cantidad. Al momento de imprimir este libro, los frijoles orgánicos Eden (www.edenfoods.com) era la única marca envasada en una lata especial con un recubrimiento natural con base de resina que no incluía BPA. Casi todas las demás latas de Estados Unidos (a excepción de algunas frutas enlatadas) contienen BPA en sus recubrimientos y, por tanto, en tu comida.*

▶ OPCIÓN NADA ESTELAR #7: CAFEÍNA

Hemos llegado a mi talón de Aquiles... y creo que no estoy sola. Más de la mitad de nosotros bebemos entre tres y cuatro tazas de café al día. Tal vez lo hagas para tener energía; tal vez lo hagas porque has escuchado que algunos estudios demuestran que la cafeína mejora tu desempeño al hacer ejercicio y te ayuda a quemar grasa. Sin embargo, no enciendas esa cafetera todavía.

Es verdad que la cafeína pura en dosis moderadas (entre 200 y 400 miligramos al día) puede elevar el metabolismo hasta 6 por ciento, mejorar las funciones cognitivas o incluso inhibir la resistencia a la insulina.

He aquí el detalle: el café no orgánico (o el Red Bull o la Diet Coke) no te brindará ningún efecto quemador de grasa. Esos estudios fueron realizados con cafeína aislada como suplemento y aunada a otras sustancias específicas, en un ambiente altamente controlado de laboratorio. No aplica para la cafeína mezclada con otras excitotoxinas o sólidos de azúcar, leche o cualquier otro elemento que exista en tu taza o lata de café. Peor aún, cuando abusas de la cafeína, ésta daña tu metabolismo y tu equilibrio hormonal. La cafeína estimula tu sistema nervioso central, lo cual provoca que tu sistema endocrino piense que algo te amenaza de alguna manera. Con esa tercera taza de café sobre tu escritorio cada día haces que tu cuerpo adopte el modo de luchar o huir, mientras tú sólo revisas tus mensajes por correo electrónico. Tus glándulas suprarrenales

PREPARA LOS ALIMENTOS PARA MINIMIZAR LAS TOXINAS

Retirar determinados alimentos sólo es la mitad de la tarea. También tienes que preparar los alimentos de maneras que minimicen las probabilidades de que los alteradores del sistema endocrino se infiltren en tu comida. He aquí 20 consejos para ayudarte a hacer justo eso:

1. Retira la grasa visible y la piel de todos los pollos, carnes o pescados.
2. No consumas productos de animales con alto contenido graso no orgánicos; elige lácteos descremados o con 1 por ciento de grasa siempre que puedas.
3. Quita las cáscaras para eliminar los residuos de pesticidas en frutas y vegetales.
4. Retira las capas exteriores de la col y la lechuga, y deséchalas.
5. Corta las partes superiores de las frutas, como la manzana y la pera, para evitar los pesticidas que pudieran acumularse en el área de la rama.
6. Lava los recipientes reutilizables de plástico a mano, nunca en la lavadora de platos. Si se cuartean o se opacan, recíclalos y compra una botella de acero inoxidable para el agua.
7. Asa, hornea o cuece los alimentos. No los frías.
8. Evita los productos de carne procesada como los *hot dogs,* la carne a la boloñesa, el salchichón y las salchichas. Minimiza incluso el consumo de las versiones orgánicas porque también contienen toxinas concentradas.
9. Lava las frutas y las verduras con detergente suave que no contenga perfumes o fosfatos.
10. No guardes los alimentos en recipientes de plástico. Deséchalos y sustitúyelos por recipientes de vidrio.
11. Aléjate de las latas lo más posible y consume alimentos de temporada.
12. Compra productos enlatados de Eden Foods porque esta empresa no utiliza BPA en sus latas de frijoles orgánicos.
13. Compra caldo, jugo, leche y otros productos líquidos en recipientes de cartón en lugar de latas.
14. No utilices envolturas de plástico; si debes hacerlo, elige *Saran* libre de BPA.
15. Nunca metas alimentos al horno de microondas con envoltura de plástico o en cualquier otro recipiente de este material; si necesitas cubrir un plato, utiliza una toalla de papel libre de cloro u otro plato invertido como tapadera.
16. No compres vegetales o arroz en bolsas para horno de microondas.
17. Cuando uses la parrilla, asa cortes de carne magra o pescado que no creen escurrimientos de grasa que provoquen llamas. Estas llamas depositan un reconocido carcinógeno llamado amina heterocíclica (HCA, por sus siglas en inglés) o hidrocarbonos policíclicos aromáticos (PAH, por sus siglas en inglés) en la carne. (Las frutas y los vegetales asados no los contienen).
18. Desecha los jugos que escurran de la carne, el pescado o el pollo asados.
19. Utiliza biberones de vidrio o con bolsas desechables.
20. ¡Compra tus vegetales, frutas, carne y lácteos en el mercado orgánico de tu localidad con tanta frecuencia como puedas!

bombean epinefrina y norepinefrina. Estas dos hormonas del estrés ponen en movimiento una cascada de acciones hormonales que engordan: tu hígado libera azúcar en la sangre para tener energía rápida; tu páncreas escupe insulina para contrarrestar el azúcar; el azúcar en tu sangre disminuye debido a las acciones de la insulina. Además, tus vasos sanguíneos se contraen y te hacen sentir que el azúcar en tu sangre disminuye aún más, lo cual te obliga a dirigirte a la máquina expendedora. ¿Alguna vez has notado que tienes antojos de comer algo dulce en algún momento entre la primera y la segunda taza de café? Es tu cuerpo, que reacciona a esta sensación repentina de escasez de azúcar en la sangre.

Los ácidos en una taza de café elevarán tu cortisol hasta por catorce horas. Ahora, si tomas bebidas con cafeína a lo largo de todo el día, enciendes tu reacción de estrés una y otra vez; por tanto, tu energía de corto plazo se agota, tomas otra taza, repites el ciclo hormonal y, en efecto, te conviertes en adicto.

El abuso de la cafeína estimula y, con el tiempo, agota tus glándulas suprarrenales y además inflige los efectos a largo plazo del estrés real en tu cuerpo: disminuye el flujo de oxígeno a tu cerebro, tu sistema inmunológico se deprime, el exceso de cortisol aumenta tu apetito y empuja a la grasa a acumularse en tu barriga y, por último, tus aumentos excesivos y continuos de insulina contribuyen a crear resistencia a ella misma.

Para empeorar la situación, cuando llega el momento de recuperarte descansando, la cafeína que bebiste a lo largo del día puede impedir que concilies el sueño de manera adecuada durante la noche. Tú ya sabes que la falta de sueño en sí misma crea resistencia a la insulina.

El ácido fosfórico en los refrescos de cola y en el café interfiere en tu absorción de calcio. Además de ser muy mala para tus huesos, esta deficiencia de calcio, y la cafeína misma, pueden hacer peores los síntomas del síndrome premenstrual, incluso la sensibilidad en los senos, la irritabilidad y el nerviosismo.

La Academia nacional de Ciencias publicó un informe que declaraba que las bebidas con cafeína pueden añadirse a nuestro consumo diario de agua; pero, si me lo preguntas, para mí son patrañas. La cafeína es un diurético que drena agua preciosa de nuestro cuerpo en el momento en el cual intentas eliminar toxinas. Cuando estás deshidratado, el volumen de tu cuerpo se reduce y así disminuye el volumen de oxígeno que puede llegar a tus músculos. Lo anterior los hace menos eficientes para quemar grasa. No hay debate aquí: obtén tu agua del *agua*.

Tarea hormonal: *Aprovecha esta oportunidad para hacer una transición al té verde. Aún recibirás un estímulo de cafeína, pero se ha comprobado que el té verde promueve la oxidación de grasas en reposo y se cree que previene la obesidad y mejora la sensibilidad a la insulina. El té verde también reduce el riesgo de enfermar de cáncer de mama y de próstata. Pero, cuidado, toma nota: parte del motivo por el cual el té verde funciona es porque reduce la cantidad de hormonas sexuales que circulan en el cuerpo. En otras palabras, mientras ayuda a reducir niveles peligrosos de estrógeno, también disminuye la testosterona; por tanto, tómalo con calma. No más de una taza al día.*

Limítate a una o dos bebidas con cafeína al día y bebe un vaso adicional de agua por cada bebida con cafeína que tomes. Asegúrate de terminar de beberlas al mediodía. Quiero que esa cafeína esté fuera de tu sistema por completo al caer la noche.

AHORA, LO BUENO

Has dado el primer paso y has eliminado los alimentos y otros productos que entorpecen el camino hacia tu función hormonal normal. Ahora vamos a hablar acerca de cómo elegir los alimentos que optimizarán dichas hormonas y harán que tu metabolismo trabaje más y queme mucho más de lo que ha quemado en un largo tiempo. En el capítulo 6 vas a deleitarte con todos los alimentos suculentos que *agregarás* a tu dieta. En mi página en Internet puedes encontrar toneladas de recetas y planes personales de alimentación que incluyen estos alimentos grandiosos. Como ya dije antes, quiero que comas. Pero quiero que comas alimentos que trabajen para ti, no en tu contra.

CAPÍTULO 6

SEGUNDO PASO —RECUPERAR

DESCUBRE LOS PODEROSOS NUTRIENTES QUE ALIMENTAN A TUS HORMONAS QUEMADORAS DE GRASA

Ahora que hemos "retirado" los antinutrientes que llevan a tus hormonas a almacenar grasa, podemos enfocarnos en recuperar los alimentos que disparan tus hormonas quemadoras de grasa. El punto principal del "segundo paso" son los diez grupos de alimentos con nutrientes poderosos que reparan tu metabolismo y re-crean tu equilibrio hormonal natural. Aprenderás a comer alimentos reales, integrales y naturales que contribuyen a construir el tejido muscular y reparar las células. También aprenderás sobre alimentos específicos y hábitos alimenticios que te ayudarán a apoyar a tus glándulas y a tu producción de hormonas para encender aquellas que quieres y apagar aquellas que sabotean tus esfuerzos para perder peso.

Más que todo, quise crear un plan alimenticio que sea sostenible. No podrás meter una bolsa en el horno de microondas y llamarla comida; sin embargo, he intentado hacer esta dieta tan sencilla de seguir como es posible. Quizá tengas que esforzarte un poco, pero los beneficios serán innegables.

LOS "NUTRIENTES PODEROSOS" DE *OPTIMIZA TU METABOLISMO*

Ya sabes cómo me gusta insistir en el poder de la decisión. ¿Qué harías si te dijera que tienes el poder de reducir en un 50 por ciento tu riesgo de padecer todas las enfermedades asociadas con la obesidad, como las cardiopatías, el cáncer, la diabetes y la embolia? Esta decisión de vida o muerte la tomas tú cuando eliges los alimentos que vas a meter en tu cuerpo.

¿Te das cuenta de que no hay nada en nuestros genes que nos indique cuándo morir? Existen códigos genéticos que nos indican cómo crecer, cómo respirar y cómo dormir, pero no hay NADA que nos ordene morir. Entonces, ¿por qué morimos? Porque, en términos literales, arruinamos y agotamos nuestro cuerpo de adentro hacia afuera con alimentos y elecciones deficientes de estilo de vida.

Dios, la naturaleza o cualquier otro nombre que quieras darle nos ha brindado todo lo que necesitamos para sanarnos a nosotros mismos. Hipócrates dijo: "Que la comida sea tu medicina", y, vaya, ¡tenía razón! Algunos alimentos sanan sin ningún efecto negativo, son 100 por ciento naturales y están en tu mercado público más cercano. Yo los llamo los "nutrientes poderosos". Un "nutriente poderoso" es un alimento que puede mejorar de manera drástica la calidad y duración de tu vida. A nivel científico, se ha comprobado que estos alimentos ayudan a prevenir las enfermedades y, en algunos casos, a revertirlas. También estabilizan tus hormonas y aceleran tu metabolismo, un efecto secundario bienvenido que nunca obtendrás de los medicamentos.

A continuación, te presento una lista de diez grupos de "nutrientes poderosos" que debes consumir con tanta frecuencia como puedas. ¡Es en serio! Veamos lo que cada uno de estos hace por tu cuerpo y cómo ayuda a recuperar el metabolismo de éste. Cuando leas sobre los "nutrientes poderosos", también encontrarás recuadros de "Alimentos disparadores de hormonas", es decir, grupos de alimentos que se ha descubierto que disparan o anulan hormonas específicas. Todos los alimentos positivos para las hormonas han sido añadidos a estas listas de alimentos, planes de alimentación y recetas para tu dieta. (Para encontrar listas útiles de alimentos con "nutrientes poderosos" por favor consulta la "Lista maestra de compras" en la página 279.)

GRUPO DE ALIMENTOS CON "NUTRIENTES PODEROSOS" #1: LEGUMBRES

Los frijoles y otras legumbres (LA MEJOR ELECCIÓN: los frijoles rojos) contienen carbohidratos, pero de la mejor clase. Por ejemplo, los frijoles son una de las fuentes más ricas de fibra soluble, que es fundamental para el control del azúcar en la sangre. También contienen almidón resistente RS1, que se "resiste" a ser digerido por el intestino delgado hasta que pueda pasar al intestino grueso. Allí, el almidón resistente fermenta, reconstruye el recubrimiento intestinal y crea ácidos grasos de cadena corta, los cuales combaten la inflamación sistémica, el cáncer y las bacterias "malas" en los intestinos, como el E. Coli y la cándida. El almidón resistente también ayuda a disminuir los niveles de insulina, tal vez porque toma tanto tiempo digerirlo que hace más lenta la liberación de azúcar en la sangre. Un estudio descubrió que con agregar 5 por ciento de almidón resistente a tu comida, incrementas la eliminación posterior de grasas, 80 por ciento de esa grasa proviene de tu barriga y tus caderas, 20 por ciento de la grasa en tu comida. ¡Esto nos encantará! Además, cuando ingieres el almidón resistente en los frijoles, te sientes más satisfecho, almacenas menos grasa, disminuyes tu colesterol y tus triglicéridos, y mejoras la sensibilidad a la insulina de todo tu cuerpo.

Muchos frijoles contienen fitoestrógenos, pero, a diferencia de los productos procesados de soya enriquecidos con isoflavonas, se ha demostrado que estos fitoestrógenos *reducen* los niveles de estrógeno circulante. Los frijoles también tienen un contenido alto de zinc y vitaminas B, ambos disparadores comprobados de testosterona.

Tarea hormonal: *Come entre una y tres raciones al día.*
- Los frijoles secos son mejores que los enlatados; remójalos entre seis y ocho horas, o durante la noche, en agua a temperatura ambiente. Después, escúrrelos antes de cocerlos.
- No evites los frijoles enlatados si esa conveniencia te motiva a consumir más legumbres. Los beneficios de los frijoles y las lentejas sobre la salud son muchos y

superan ostensiblemente los peligros potenciales de las latas. (No olvides que Eden Foods tiene latas libres de BPA).

- Busca variedades sin sal y enjuágalos bien antes de cocerlos.
- No, ¡los frijoles refritos con manteca no cuentan! Si te encanta ese sabor, busca refritos que contengan frijoles, sal y agua. (Consulta "Recursos" en la página 285 para conocer mis marcas preferidas).

GRUPO DE ALIMENTOS CON "NUTRIENTES PODEROSOS" #2: LA FAMILIA *ALLIUM*

El ajo (LA MEJOR ELECCIÓN) y los demás *allium* —cebollas, puerros, cebollines, ajo chalote y cebollas de primavera— son desintoxicantes increíbles para el cuerpo, pues lo estimulan para que produzca glutatión, un antioxidante que habita dentro de cada célula, listo para combatir a los radicales libres donde estos viven en todo el cuerpo. La acción del glutatión es muy importante en el hígado, donde ayuda a eliminar medicamentos y otros químicos que trastornan el sistema endocrino.

Cierto tipo de flavonoides en las cebollas, llamados antocianinas, son unos destructores increíbles de radicales libres; la ciencia emergente sugiere que también podrían ayudar a combatir la obesidad y la diabetes. El ajo y sus parientes también contribuyen a disminuir el colesterol total, aunque elevan el LDL al disminuir la síntesis de colesterol del hígado. (Dos dientes de ajo al día pueden ser tan potentes como algunos medicamentos para disminuir el colesterol). A pesar de que los estudios en ratas sugieren que la alicina del ajo puede mejorar los niveles de testosterona, aún es demasiado pronto para saberlo con certeza. Si se comprueba que, en efecto, incrementa la testosterona, tanto mejor.

ALIMENTOS QUE DISPARAN TUS HORMONAS

Los alimentos que impactan en tus niveles de estrógeno pueden ser un asunto riesgoso. Los alimentos que tienen un alto contenido de fitoestrógenos pueden ayudar a las mujeres a controlar los síntomas menos cómodos de la premenopausia, como el sofoco. Sin embargo, una vez que las mujeres llegan a la menopausia, estos estrógenos adicionales pueden ser peligrosos. Lo mismo sucede con los hombres: algunos fitoestrógenos pueden ayudar a proteger tu corazón; demasiados podrían suprimir tu testosterona e incrementar tu riesgo de padecer cáncer de próstata. Sin embargo, no son los únicos alimentos que pueden alterar tu equilibrio de estrógeno. Dale una mirada a lo siguiente:

REDUCTORES DE ESTRÓGENO	POR QUÉ	FUENTES Y SOLUCIONES
Fibra en la dieta	El estrógeno, por lo general, es absorbido del torrente sanguíneo por el hígado, el cual lo envía a través de un pequeño tubo, llamado ducto biliar, al tracto intestinal. Allí, la fibra lo absorbe como una esponja y lo desecha con otros desperdicios. Mientras más fibra exista en la dieta, mejor funcionará el "sistema de desechos de estrógeno".	Frutas, vegetales y granos integrales, en especial aquellos con alto contenido de fibra soluble, como las manzanas, la cebada, los frijoles, el plantago, las lentejas y la cascarilla de avena.
Flavonas	Pueden impedir que las hormonas suprarrenales, como la testosterona, se conviertan en estrógeno.	Las cebollas, el té verde y negro, y las manzanas se encuentran entre las mejores fuentes de flavonol y flavonas.
Té verde	Un estudio descubrió que el té verde disminuía los niveles de estrona menos saludables, mientras el té negro los incrementaba.	El té verde en todas sus formas: natural, en bolsas de té o en té helado.
Indole-3-carbinol	Este antioxidante ayuda a estimular las enzimas desintoxicantes. El indole-3-carbinol bloquea a los receptores de estrógeno en las membranas de las células, reduciendo el riesgo de padecer cáncer de mama y cervical.	Los vegetales crucíferos como el brócoli, la col, la col verde y las colecitas de Bruselas.

continúa en la siguiente página

REDUCTORES DE ESTRÓGENO	POR QUÉ	FUENTES Y SOLUCIONES
Granada	Un estudio de laboratorio descubrió que el jugo, el extracto y el aceite de granada eran capaces de bloquear la actividad estrogénica hasta en 80 por ciento e impedir la multiplicación de varios tipos de células de cáncer de mama. Otro estudio descubrió un efecto parecido en las células de cáncer de próstata.	El jugo de granada es una gran fuente. También prueba agregando semillas de granada en tus ensaladas y postres. Su acidez es un delicioso complemento para el yogur de vainilla.

ELEVADORES DE ESTRÓGENO	POR QUÉ	FUENTES Y SOLUCIONES
Alcohol	Un estudio descubrió que, después de cuatro semanas, las mujeres postmenopáusicas que bebían una copa al día aumentaban sus niveles de estrona en casi 7 por ciento. Las mujeres que bebían dos copas al día incrementaron su estrona en 22 por ciento.	Limítate a una bebida al día, máximo. Si tienes cualquier riesgo de padecer cáncer, deja la bebida por completo.
Cafeína	Un estudio descubrió que dos o más tazas de café, o cuatro latas de refresco al día, incrementaban los niveles de estrona.	Limítate a una o dos tazas de café como máximo e intenta eliminar los refrescos por completo.
Grasa	Un estudio japonés descubrió que entre mujeres esbeltas, la grasa de su dieta aumentaba sus niveles de estrógeno, pero el mecanismo no está claro. Las grasas trans generan grasa visceral, lo cual motiva una producción adicional de estrona.	Evita las papas fritas, las galletas saladas o dulces y los alimentos fritos preparados con aceites parcialmente hidrogenados. Están llenos de grasas trans.

ELEVADORES DE ESTRÓGENO	POR QUÉ	FUENTES Y SOLUCIONES
Linaza	La linaza es la fuente más rica de secoisolariciresinol diglicósido (SDG), el cual se convierte en lignanos en el cuerpo. Similares a estos lignanos son los fitoestrógenos que pueden apoyar los niveles saludables de estrógenos y disminuir los niveles de estrógenos circulantes al competir por espacios receptores. (Una vez más, habla con tu médico acerca de cualquier preocupación sobre el cáncer).	Compra linaza, muele un poco cada vez y almacénala en el refrigerador. Agrégasela al cereal, al yogur y a los *smoothies*. La linaza también es buena fuente del ácido graso omega-3 ALA.
Lúpulo	Las flores femeninas del lúpulo se utilizan para fabricar cerveza y contienen un fitoestrógeno que se ha demostrado que reduce los sofocos.	La cerveza no contiene suficiente lúpulo para hacer una diferencia notable, ¡a menos que bebas mucha! Pero el alcohol elevará los niveles de estrógeno en la sangre; por tanto, limítate a un vaso de cerveza.
Trébol rojo	Contiene fitoestrógenos de procedencia natural, así como calcio, cromo y magnesio, los cuales ayudan al metabolismo.	Se encuentra con más frecuencia en forma de suplemento, pero también puedes obtener trébol rojo en germen.
Soya	La soya contiene fitoestrógenos llamados isoflavonas. Estos compuestos imitan al estrógeno, de manera que en sentido técnico lo incrementan. Sin embargo, los productos de soya natural contienen una forma más débil de estrógeno que bloquea los receptores de formas más fuertes (como la estrona); por tanto, también disminuyen los	Productos de soya fermentada, como el tofu, el *miso*, el *tempeh* o el *edamame* (mantente alejado de productos de isoflavona concentrada, como la leche de soya, las nueces de soya o la harina de soya). Entre otras fuentes de fitoestrógenos se encuentran las semillas de hinojo, de anís o de sésamo (ajonjolí).

continúa en la siguiente página

ELEVADORES DE ESTRÓGENO	POR QUÉ	FUENTES Y SOLUCIONES
	niveles de estrógeno circulante. No se acumulan en el cuerpo y se metabolizan con rapidez. En hombres y mujeres premenopáusicas sin otros factores de riesgo, la soya y otros fitoestrógenos pueden ayudar a reducir el riesgo de cáncer de próstata, de mama y uterino. No obstante, si ya tienes un riesgo alto de padecer cualquiera de estas enfermedades, el estrógeno adicional podría elevar tu riesgo. Ésta es la razón por la cual siempre recomiendo la soya con moderación. (Habla con tu médico acerca de tu riesgo personal de enfermar de cáncer debido al exceso de estrógeno).	
Batata	No está claro, pero de alguna manera la batata parece disminuir el metabolismo del estrógeno, lo que conduce a altos niveles del mismo. Un estudio descubrió que comer batata dos veces al día durante un mes elevaba los niveles de estrona.	Honestamente, para obtener cualquier efecto hormonal, necesitamos consumir mucha batata; al menos dos al día.

En particular, los puerros son grandiosos porque toman los mejores aspectos del ajo y las cebollas, en especial el manganeso, un estabilizador del azúcar en la sangre, y los combinan con fibra, lo que los convierte en una opción fantástica para mantener estables los niveles de insulina.

Tarea hormonal: *Consume al menos una ración al día.*
- El ajo rebanado, molido o triturado ayuda a liberar enzimas de alinasa, la cual dispara muchas de sus acciones benéficas. Al menos, corta la parte superior antes de asarlo; de esta manera permitirás alguna actividad de sus enzimas.

- Antes de que cocines con ajo triturado o rebanado, déjalo reposar durante diez minutos para permitir que las enzimas activen todos sus compuestos benéficos.

- Si puedes soportarlo, trata de comer ajo crudo. La alinasa puede desactivarse con el calor. Rebana cebollas moradas para tu emparedado o hamburguesa; rebana cebollas verdes para tu ensalada o ajo para tu aderezo.

- Mezcla ajo con aceite de oliva para liberar aún más compuestos organosulfurados. Saltea la parte blanca de los puerros con ajo para obtener una doble dosis del poder de los *allium*.

- Para combatir el aliento a ajo (el cual puede durar hasta 80 horas, qué asco), mastica unas hojas de perejil o menta después de comer. Asegúrate de lavarte los dientes y de usar hilo dental; además, emplea un limpiador de lengua y/o enjuague bucal con regularidad.

GRUPO DE ALIMENTOS CON "NUTRIENTES PODEROSOS" #3: BAYAS

Las bayas (LA MEJOR ELECCIÓN) tienen grandes cantidades de polifenoles, los mismos fitoquímicos que brindan al vino y al chocolate muchas de sus cualidades protectoras de la salud. Sin embargo, a diferencia del vino y el chocolate, las bayas no engordan y no contienen cafeína. Las bayas les deben sus colores hermosos a las antocianinas, flavonoides que podrían orientar a nuestros genes quemadores de grasas hacia la dirección correcta. Un investigador japonés descubrió que las antocianinas impiden que crezcan las células grasas individuales y motivan a los adipocitos a liberar adiponectina, una hormona que ayuda a reducir la inflamación, a disminuir el azúcar en la sangre y a revertir la resistencia a la insulina y a la leptina. Otro estudio descubrió que las antocianinas pueden reducir los niveles de glucosa en la sangre después de ingerir alimentos ricos en almidones, lo cual impide los aumentos repentinos de insulina que conducen a la diabetes. Ciertos polifenoles encontrados en la frambuesa y la fresa bloquean la actividad de las enzimas digestivas de almidones y grasas específicos, lo que reduce la absorción de éstos por tu cuerpo. Combina esta actividad con la fibra soluble de las bayas y obtendrás una pasaboca dulce que trabajará duro para ayudarte a perder peso y a mantener el nivel de azúcar en tu sangre donde tú lo quieres; es decir, bajo.

En la dieta de *Optimiza tu metabolismo,* excepto en el caso del síndrome de ovarios poliquísticos, estamos hablando de incrementar la testosterona, tanto si eres una mujer como si eres un hombre. La testosterona nos brinda energía, construye músculos y nos hace ardientes. También ayuda a proteger nuestros huesos y nuestro cerebro. Todo es bueno. Si aprovechamos las ventajas de las muchas maneras como nuestra comida puede ayudarnos a elevar nuestra testosterona, quizá nunca tengamos que considerar la posibilidad de consumir suplementos.

Reductores de testosterona	Por qué	Fuentes y soluciones
Alcohol	Un estudio descubrió que el alcohol reduce los niveles de testosterona en los hombres.	Los alcohólicos que dejaron de beber incrementaron sus niveles de testosterona después de seis semanas de sobriedad. Una razón más para limitarte a una copa al día.
Regaliz	El regaliz bloquea a las enzimas responsables de crear testosterona (aunque algunos estudios han demostrado que la disminución no es muy significativa).	Un bocado ocasional de regaliz negro no va a matar tu impulso sexual, pero no lo conviertas en un hábito regular.
Dieta baja en grasas	Una dieta baja en grasas impide el aumento normal de testosterona después de levantar pesas. (No olvides que la testosterona se construye a partir del colesterol, una forma de grasa).	Asegúrate de que tu pasaboca posterior al ejercicio contenga un buen equilibrio de grasas y proteínas.
Dieta baja en proteínas	Un estudio en hombres mayores descubrió que una dieta baja en proteínas eleva, los niveles de globulina (SHBG, por sus siglas en inglés). Dado que la SHBG se une a otras hormonas y las vuelve no disponibles para su uso, los niveles elevados de SHBG disminuyen la testosterona disponible.	Mantén la proporción de 30 por ciento de proteínas en esta dieta (consulta el capítulo 7).
Fitoestrógenos, en especial los lignanos	Las disminuciones son muy pequeñas; pero un estudio descubrió que consumir alimentos con fitoestrógenos disminuye la testosterona. Un estudio descubrió que los lignanos reducen la testosterona en las mujeres.	El aceite de linaza tiene un alto contenido de lignanos; asegúrate de obtener la mayor parte de tu omega-3 del aceite de pescado en lugar de esta fuente vegetariana.

Elevadores de testosterona	Por qué	Fuentes y soluciones
Alicina	Un estudio en ratas descubrió que el ajo incluido en una dieta alta en proteínas incrementaba los niveles de testosterona. La alicina también inhibe el cortisol, el cual puede competir con la testosterona e interferir con su funcionamiento normal.	Agrega un poco de ajo y rebanadas de cebolla a tus hamburguesas para incrementar el efecto de la testosterona.
Vitaminas B	El consumo de vitamina B ha demostrado tener una correlación con los niveles elevados de testosterona.	Puedes encontrar muchas vitaminas B en cereales fortificados, frijoles, carne, aves y pescados.
Cafeína	Un estudio reveló que las altas dosis de cafeína aunadas al ejercicio pueden elevar los niveles de testosterona.	Sin importar lo tentador que resulte utilizar esta información como excusa para tu adicción al café, aún falta información relacionada con el efecto del consumo regular de cafeína en la testosterona. Limítate a una o dos bebidas con cafeína al día y bébelas antes del mediodía.
Niacina	Se ha demostrado que la niacina eleva el HDL. Los niveles altos de HDL están asociados con niveles más altos de testosterona.	La niacina se encuentra en muchos alimentos, incluyendo productos lácteos, carnes magras, aves, pescados, nueces y huevos. Además, muchos panes y cereales tienen niacina agregada.
Grasa vegetal	El consumo de grasas vegetales ha demostrado incrementar la dihidrotestosterona, una forma de testosterona responsable del crecimiento del vello corporal.	Sé cuidadoso con los aceites de soya, maíz, flor de cártamo y de girasol; en lugar de ello, obtén tus grasas vegetales del aceite de canola y de oliva.
Zinc	Un estudio demostró que la restricción de zinc en hombres jóvenes y saludables produjo una reducción de 75 por ciento en su testosterona; sin embargo, el consumo de suplementos de zinc en hombres mayores carentes de éste duplicó su testosterona.	Puedes encontrar zinc en muchos alimentos proteínicos como las ostras, el cangrejo, la carne, el puerco, la carne oscura del pollo y el pavo, el yogur, el queso *cheddar*, la nuez de la India, las almendras, los frijoles cocidos y los garbanzos.

Tarea hormonal: *Come al menos una ración al día (¡tanto como puedas pagar!)*

- ¡Lo orgánico es obligatorio! Las bayas se encuentran entre las frutas más saturadas de pesticidas.
- Lo mejor es que sean frescas o congeladas. Pierdes casi todas las antocianinas cuando comes bayas en alimentos procesados.
- Busca empaques sin manchas visibles de jugo, lo cual sugiere que las bayas ya no están en su mejor estado. Desecha cualquier baya demasiado suave o golpeada y almacena el resto en un recipiente forrado con una toalla de papel en el refrigerador. Intenta comértelas en un lapso de cuarenta y ocho horas después de haberlas comprado.
- Cuando las bayas estén de temporada en el mercado público, compra una caja entera, llévala a casa y lava las bayas con suavidad para dejarlas secar después. Coloca las bayas en una bandeja para hornear y congélalas. Después transfiérelas a una bolsa para congelar, donde pueden conservarse hasta por dos años.
- Las zarzamoras tienen una concentración muy alta de antocianinas y ácido elágico. Con frecuencia pueden encontrarse en estado silvestre. ¡Mantén los ojos abiertos!

GRUPO DE ALIMENTOS CON "NUTRIENTES PODEROSOS" #4: CARNE Y HUEVOS

¿Te encogiste de hombros un poco cuando dije que sólo comerías alimentos que crecieran de la tierra o que tuvieran madre? Ésta es la parte de la madre. En este plan vas a comer carne. De distintos tipos, pero principalmente de aquellos con abundantes grasas benéficas, como el CLA y los omega-3.

La carne es la mejor fuente de los aminoácidos que necesitas para construir músculos (LA MEJOR ELECCIÓN: salmón silvestre de Alaska). La carne y los huevos contienen el aminoácido L-arginina, fundamental para la producción de proteína y para la liberación de la hormona del crecimiento en el cuerpo. La L-arginina también es la precursora del óxido nítrico (NO), un gas benéfico que mejora el funcionamiento de tu endotelio —el recubrimiento de las paredes de tus vasos sanguíneos— para disminuir los coágulos e incrementar el flujo sanguíneo. (El NO es la fuerza motora detrás del Viagra, si captas mi mensaje).

El aminoácido tirosina no sólo mantiene tu apetito bajo control y reduce la grasa corporal, sino que apoya las funciones saludables de tus glándulas tiroides, pituitaria y suprarrenales. La leucina, otro aminoácido que se encuentra en la carne, los huevos y el pescado, también ayuda al cuerpo a producir hormona del crecimiento, así como a regular los niveles de azúcar en la sangre y a desarrollar los músculos que permiten que todas tus hormonas trabajen mejor, en especial la insulina y la testosterona.

¿Has escuchado hablar sobre esos veinte años intentando reducir el colesterol en la dieta, para mantener bajos sus niveles en la sangre? Sí, olvídate de eso. Todos los esteroides sexuales se crean a partir del colesterol; por tanto, tu cuerpo necesita el colesterol de la carne y los huevos para fabricar esa preciosa testosterona. De hecho, muchos expertos ahora creen que existe muy poca conexión entre el colesterol de la dieta común y el colesterol no saludable de la sangre. (Oh, la culpa es de ellos). Resulta que los huevos enteros son un alimento casi perfecto con casi todas las vitaminas y minerales esenciales que nuestro cuerpo necesita para funcionar. (Junta un huevo con una naranja y obtienes lo único que faltaba: vitamina C).

Las proteínas incrementan tu nivel metabólico porque hace falta más energía para quemarlas que para quemar los carbohidratos o las grasas. Cuando comes proteína y grasa, en especial el omega-3 que se encuentra en los huevos orgánicos, en la carne y en los pescados de aguas profundas, los niveles de ghrelina descienden y el estómago segrega más neuropéptido CCK, lo cual hace más lenta la digestión y disminuye tu apetito. El salmón, rico en omega-3, también es fuente de selenio, elemento fundamental para tu tiroides, y de vitamina D, la cual ayuda a conservar los músculos.

El salmón también es el alimento perfecto cuando tienes síndrome premenstrual: una ración de salmón te brinda una gran cantidad de triptófano, precursor de la serotonina, un químico cerebral asociado con los estados de ánimo calmados y positivos. Comer pescado también te ayuda a reducir la producción corporal de prostaglandinas. Las prostaglandinas actúan como hormonas en el cuerpo, pero en lugar de transportar sus mensajes a través del torrente sanguíneo permanecen en las células. Puedes culpar a las prostaglandinas por la inflamación, el dolor y la fiebre de tu cuerpo... y por los cólicos. Sin embargo, mientras los ácidos grasos omega-6 producen prostaglandinas, los ácidos grasos omega-3 del salmón pueden ayudar a contrarrestar sus efectos.

El omega-3 del salmón y de las carnes y los huevos orgánicos de libre reproducción también ayuda a controlar el azúcar en la sangre y a combatir la obesidad. Una dosis de 1,8 gramos de ácido eicosapentanoico (EPA, por sus siglas en inglés) al día, más fácil de obtener con cápsulas de aceite de pescado, ha demostrado que incrementa los niveles de adiponectina, lo cual aumenta la sensibilidad a la insulina. Otro estudio sugiere que el pescado puede ayudar al cuerpo a hacerse más sensible a la leptina y menos tendiente a hacerse resistente a ésta.

Muchos vegetarianos podrían afirmar que puedes obtener omega-3 de fuentes vegetales, pero ninguna fuente vegetal de omega-3 puede acercarte a esta dosis benéfica. Nuestro cuerpo convierte sólo 5 por ciento del omega-3 ALA (de la linaza, las nueces de Castilla y otro tipo de nueces) en EPA, incluso menos en DHA. A toda costa, inclúyelos en tu dieta, pero no cuentes con ellos para llegar a un umbral deseable de grasas saludables. Para lograrlo, no te confundas: come carne y huevos orgánicos, pescados grasos y, para alcanzar una buena medida, toma cápsulas de aceite de pescado libre de mercurio. Esto se debe a que tenemos que enfrentarnos a un hecho lamentable del pescado: sus toxinas. Si no fuera por eso, podrías comer pescado todos los días de la semana y yo estaría feliz, y también lo estarían tus hormonas.

Si vives en el mundo moderno, no hay necesidad de que intentes aumentar tu cortisol. Es probable que eso suceda por sí mismo a diario. En lugar de ello, tu interés deberá centrarse en intentar mantener bajos los niveles de esta hormona almacenadora de grasas. Para algunos de nosotros, combatir el estrés con comida es el estado natural de las cosas. Sin embargo, aquí no hablamos de barras Dove o de papas fritas. Muchos alimentos saludables te ayudan a disminuir el cortisol de manera que puedas perder peso en lugar de engordar.

Reductores de cortisol	Por qué	Fuentes y soluciones
Alimentos altos en fibra	Los carbohidratos, pero de manera más específica las fibras en la dieta, disminuyen el cortisol. Los carbohidratos con alto nivel de fibra no causan un incremento repentino de insulina y, por tanto, los niveles de epinefrina tampoco se elevan.	Entre los alimentos con un nivel alto de fibra soluble se encuentra la cascarilla de avena, la avena, los frijoles, los guisantes, la cascarilla de arroz, la cebada, las frutas cítricas, las fresas y la pulpa de manzana. Entre los alimentos con un nivel alto de fibra no soluble se encuentran los panes de trigo integral, los cereales de trigo, la cascarilla de trigo, la calabaza, la remolacha o betabel, la zanahoria, las colecitas de Bruselas, el nabo, la coliflor y la cáscara de manzana.
Fosfatidilserina	Un químico natural que controla la sobreproducción de cortisol como respuesta al estrés físico.	Verdel, arenque, anguila, atún, pollo, frijoles, carne de res, puerco, granos enteros, vegetales de hojas verdes y arroz.
Esteroles de plantas	Un estudio con doble anonimato demostró que cuando los corredores de maratón consumían esteroles de plantas antes de una carrera, sus niveles de cortisol no aumentaban (a diferencia del grupo placebo, que sí registró niveles elevados), lo cual indica una reducción de la respuesta al estrés de las glándulas suprarrenales.	Puedes obtener esteroles de plantas en muchos alimentos para untar fortificados y en aderezos para ensalada, como los de la marca Smart Balance; sin embargo, por ningún motivo son obligatorios en esta dieta, ya que, después de todo, son alimentos procesados.

continúa en la siguiente página

Reductores de cortisol	Por qué	Fuentes y soluciones
Vitamina C	Estudios realizados en animales encontraron que la vitamina C impedía un aumento en el cortisol y los protegía de otras señales físicas del estrés. Los niveles de cortisol eran tres veces más altos en animales que no recibieron vitamina C. Dado que la vitamina C es segregada por las glándulas suprarrenales durante un periodo de estrés, la vitamina C adicional puede ayudar a apoyar a estas importantes glándulas.	Todas las frutas y vegetales contienen alguna cantidad de vitamina C. Entre las fuentes más altas se encuentran los pimientos verdes, los frutos cítricos y sus jugos, las fresas, los tomates, el brócoli, el nabo y otros vegetales de hojas verdes, la batata y el melón.
Proteína de suero de leche	El triptófano en la proteína del suero de leche incrementa la serotonina, disminuye el cortisol y mejora tu capacidad para enfrentar el estrés.	Haz la prueba, agregando proteína de suero de leche en polvo a los licuados.

Elevadores de cortisol	Por qué	Fuentes
Alcohol	El alcohol activa el eje del hipotálamo, la pituitaria y las glándulas suprarrenales (HPA), lo cual causa que estas últimas produzcan más cortisol.	Los estudios demuestran que beber en abundancia eleva los niveles de cortisol. Un estudio descubrió que una copa de vino blanco disminuye el cortisol.Resumen: Limítate a una copa o menos al día.
Cafeína	La cafeína incrementa la secreción de cortisol al elevar la producción de hormona adenocorticotrófica (precursora del cortisol) en la pituitaria.	La clave aquí es la moderación. No más de 200 mg al día en total.
Capsaicina	La capsaicina hace que las glándulas suprarrenales secreten epinefrina, norepinefrina y cortisol, pero	Muchos estudios han relacionado la pimienta roja, rica en capsaicina, con una disminución del dolor, de la

Elevadores de cortisol	Por qué	Fuentes
	sólo durante quince minutos. Una hora después de este breve incremento, el nivel de tus hormonas suprarrenales puede quedar más abajo de donde estaba al principio, tal vez debido a una liberación de endorfinas.	inflamación y de los riesgos de padecer enfermedades cardiacas, cáncer y úlceras estomacales; por tanto, debemos conservar este elevador de cortisol.
Gluten	La intolerancia al gluten conlleva al aumento de los niveles de de cortisol. Muchas personas son intolerantes al gluten y no lo saben.	Si estás preocupado, busca productos libres de gluten; cada día más empresas lo incluyen en sus etiquetas. También puedes reducir la cantidad de productos de trigo que consumes.
Regaliz	El ácido glicirretínico en el regaliz inhibe una enzima que desactiva el cortisol en los riñones. En esencia, comer regaliz extiende la vida del cortisol en los riñones.	Mantente alejado del regaliz y en definitiva evita los Twizzlers rojos, elaborados casi por completo con maíz.
Sal	El consumo de sodio modifica una enzima que ayuda a convertir la cortisona en cortisol.	Dado que 77 por ciento de nuestro sodio proviene de comer alimentos preparados o procesados, el cambio a alimentos frescos te ayudará a mantenerte dentro de un rango entre 1.500 y 2.400 mg de sodio al día.

Tarea hormonal: *Come entre tres y cinco raciones (de fuentes recomendadas) por semana.*

- Siempre compra salmón silvestre. El salmón de granja tiene una dieta que incrementa sus niveles de omega-6, no de omega-3. Los pescados de granja tienen niveles más altos de PCB y otros organoclorados que los silvestres; sus granjas crean parásitos acuáticos que matan a los salmones silvestres. (Visita la página de Internet www.mbayaq.org para conocer las mejores opciones de pescados y mariscos en tu área).

Imagínate: esos códigos en las etiquetas de tu fruta en realidad significan algo. No sólo te enterarás de dónde fue cultivada tu fruta, sino también sabrás cómo fue cultivada. He aquí una tabla útil para ayudarte a descifrarlas con el fin de que puedas evitar cualquier basura que altere tu sistema endocrino.

Número en la etiqueta	Lo que significa	Ejemplo
Cuatro números	La fruta fue cultivada de manera convencional	4011 — plátano cultivado de manera convencional
Cinco números, comenzando con 9	La fruta fue cultivada de manera orgánica	94011 — plátano orgánico
Cinco números, comenzando con 8	La fruta fue modificada a nivel genético	84011 — plátano modificado a nivel genético

- Come pescado en un lapso de dos días después de comprarlo. Si no puedes encontrar salmón silvestre en tu área, considera ordenarlo en línea. Vale la pena la inversión y la paz mental.
- Utiliza salmón enlatado, el cual casi siempre es silvestre, para aderezar tus ensaladas, en tacos o en un *omelet*. Prueba el salmón o las sardinas en conserva; el arenque ahumado es delicioso también.
- La carne de res alimentada con pasto tiene más sabor que la carne de res alimentada con maíz; a algunas personas les encanta, pero a otras personas puede tomarles un tiempo acostumbrarse al sabor.
- Si en verdad estás asustado con las toxinas ambientales en el pescado, puedes (¡y debes!) tomar un suplemento diario de aceite de pescado.

GRUPO DE ALIMENTOS CON "NUTRIENTES PODEROSOS" #5: FRUTAS Y VEGETALES COLORIDOS

Al buscar vegetales de colores variados (LA MEJOR ELECCIÓN: tomates) recibirás automáticamente un rango de fitonutrientes, cada uno de los cuales tiene sus propias fortalezas promotoras de la salud. Estos alimentos coloridos también son fuentes increíbles de fibra soluble y no soluble, ambas esenciales para el equilibrio hormonal e imposibles de obtener de los productos animales.

Cuando la gente piensa en "vegetales" con frecuencia piensa en vegetales verdes. Algunos de los vegetales con hojas y crucíferos más poderosos son verdes y hablaremos sobre ellos más adelante. Sin embargo, algunos de mis favoritos son los vegetales cuyos colores vibrantes son el naranja, el amarillo, el rojo y el morado. El sistema de códigos de color del Centro para la nutrición humana de la UCLA divide a los vegetales en diferentes grupos distintivos de colores. He adaptado aquí su sistema.

Naranja: Entre los alimentos con alto contenido de beta-caroteno se incluyen muchos vegetales color naranja como zanahorias, batatas, melones y mangos. Los investigadores creen que el beta-caroteno puede ayudar a las células a comunicarse entre sí con un poco más de fluidez, lo que incrementa la capacidad del cuerpo de evitar el cáncer. El beta-caroteno también desempeña una función importante en la producción de progesterona durante el embarazo.

Amarillo: La mayoría de los alimentos cítricos corresponden a esta categoría; la vitamina C en los cítricos también puede ayudarnos a enfrentar el estrés. Un estudio alemán les pidió a varios sujetos que se pararan enfrente de un grupo enorme de personas y resolvieran problemas matemáticos. Aquellos sujetos que habían recibido un gramo de vitamina C tenían mucho menos cortisol y una presión sanguínea más baja que los que no la tomaron.

Morados: Ya hablamos acerca del poder de algunos en la sección de las bayas. Otros frutos y vegetales morados, entre los cuales se incluyen las uvas y las aceitunas, contienen altos niveles de resveratrol, un tipo de antibiótico vegetal muy prometedor para el antienvejecimiento, como antiinflamatorio y para disminuir los niveles de azúcar en la sangre. Incluso, cuando las ratas recibían dietas altas en grasas trans hidrogenadas, el resveratrol redujo su riesgo de muerte en 30 por ciento.

Rojo: Todas las frutas y los vegetales rojos comparten el fitoquímico licopeno, un antioxidante poderoso que combate el cáncer. Varios estudios descubrieron que los hombres con niveles más altos de licopeno en la sangre tenían menos riesgo de desarrollar cáncer de próstata. El licopeno también detiene el estrés oxidativo, el proceso mediante el cual las partículas de LDL se endurecen y bloquean las arterias. Cuando adultos saludables evitaron el licopeno durante dos semanas, la oxidación de su grasa se incrementó 25 por ciento. Una de las fuentes más ricas de licopeno en la lista de frutas y vegetales coloridos es el tomate. Una taza de tomates te brinda alrededor del 60 por ciento de tu consumo diario de vitamina C por sólo treinta y siete calorías. Quizá no te lo imagines, pero los tomates son también una buena fuente de fibra: una taza representa casi 8 por ciento de tus necesidades diarias y te ayuda a contrarrestar los niveles altos de azúcar en la sangre.

Tarea hormonal: *Come cinco raciones al día.*

- Intenta comer al menos una ración de cada categoría de color cada día para obtener un buen equilibrio de fitonutrientes variados.
- Las ensaladas de frutas, la salsa, los *smoothies,* las ensaladas picadas... cualquier plato que incluya un arco iris de color te ayuda a cumplir con tu ración diaria de frutas y vegetales.
- Cocinar los tomates concentra su poder: los tomates calentados por dos minutos incrementan su licopeno y su actividad antioxidante en 50 por ciento; treinta minutos significa un incremento de 150 por ciento. Elige salsas, pastas y ketchup orgánicos; todas estas opciones tienen un contenido más alto de licopeno sin HFCS.
- En contraste, muchos otros vegetales coloridos pierden su potencia al cocinarlos. Combina vegetales crudos y cocidos para cubrir todas las necesidades.
- Cuando tengas duda, déjales la piel o la cáscara. Montones de fibras no solubles se ocultan en la piel de la zanahoria, la manzana y la pera.
- Compra productos de temporada y siempre busca primero lo orgánico. Revisa la página en Internet www.localharvest.org para encontrar un mercado cerca de ti o para inscribirte a un grupo de Agricultura patrocinada por la comunidad (CSA, por sus siglas en inglés). Si te preocupa el dinero que tendrás que pagar, revisa la lista de opciones orgánicas esenciales en la página 178.
- Enamórate del jugo de tomate bajo en sodio, muy bajo en calorías, pero increíblemente satisfactorio. Una ración de seis onzas te brinda 33 mg de vitamina C por sólo treinta calorías.
- Si tienes prisa, compra un poco de salsa fresca —*sin* conservantes— en la sección de frutas y vegetales del supermercado. Come una taza con el almuerzo y agrega tomates, pimientos y cebollas, todo al mismo tiempo.

GRUPO DE ALIMENTOS CON "NUTRIENTES PODEROSOS" #6: VEGETALES CRUCÍFEROS

Cuando masticas vegetales crucíferos (LA MEJOR ELECCIÓN: brócoli) liberas enzimas que inician el proceso químico que les otorga sus propiedades invencibles para combatir el cáncer. Los subproductos de este proceso, los isotiocianatos, son como pequeños asesinos en el cuerpo que eliminan los carcinógenos antes de que puedan causar daños genéticos, y ayudan a prevenir el cáncer de vejiga, cervical, de colon, de endometrio, de pulmón y de próstata. Incluso, pueden corregir problemas en el metabolismo hormonal, como impedir que el estrógeno estimule a las células de cáncer de mama.

SEGURIDAD DE LOS ALIMENTOS DEL MAR

Muchos pescados son excelentes fuentes de omega-3, pero tienes que tener cuidado con los metales pesados y otros tóxicos. Los peces atrapados en ríos cerca de Pittsburg tenían tanto estrógeno exógeno que flotaba en sus cuerpos, que los extractos de sus células hicieron que crecieran células cancerígenas en el laboratorio. Un gramo de grasa de pescado también contiene un promedio de entre cinco y veinte veces más PCB y dioxina que una cantidad igual de grasa de otro animal. Se ha registrado que los PCB disminuyen las evaluaciones de coeficiente intelectual, afectan la memoria y la atención y causan disfunciones tiroideas.

No te arriesgues. Los chicos de Seafood Watch en el acuario de Monterey Bay han creado guías excelentes de alimentos del mar regionales (www.mbayaq.org). Revisa las mejores opciones, por razones tanto ambientales como de salud, para tu área. He aquí mis sugerencias para las mejores y peores opciones de pescados:

Prefiere éstos:	Aléjate de éstos:
Abulón	Bacalao común
Salve lino silvestre de Alaska (fresco, congelado o enlatado)	Lenguado del Atlántico
Anchoas	Cangrejo azul y real
Salvelino del Atlántico	Atún de aleta azul
Arenque del Atlántico	Anjora
Caballa del Atlántico	Róbalo chileno
Barramundi (criado en Estados Unidos, no importado)	Corvina
Serrana estriado	Anguila
Almeja	Mero
Halibut	Caballa real
Ostras (de granja)	Lorcha
Bacalao del Pacífico	Marlín
Halibut del Pacífico	Perca
Abadejo del Pacífico	Perca del Pacífico
Salmón de roca del Pacífico	Alosa
Trucha arco iris (de granja)	Tiburón
Bacalao negro	Lenguado de verano y de invierno
Sardina	Pez espada
Pargo	Bonito
Cangrejo de roca, Kona y Dungeness	Serrana de mar blanco
Blanquillos	Serrana estriado silvestre
Atún (enlatado, claro o blanco, de Estados Unidos o Canadá)	Esturión silvestre

Además de lo anterior, el sulforafane, encontrado en vegetales crucíferos como el brócoli, la col y la coliflor, ha demostrado ayudar a tu cuerpo a repararse a sí mismo de los daños provocados por la diabetes. El sulforafane puede ayudar a tus vasos sanguíneos a defenderse contra los daños causados por la hipoglicemia. Los investigadores creen que estos compuestos también pueden prevenir las enfermedades cardiacas que, con frecuencia, se asocian con la diabetes.

No olvides nuestro credo de densidad de nutrientes: estos bebés tienen este poder nutritivo a pesar de contener menos calorías en cada bocado, principalmente debido a su alto contenido de agua y fibra. Esa fibra te satisface y puede incrementar la capacidad de tu cuerpo para quemar grasa hasta en 30 por ciento.

Los estudios han demostrado una y otra vez que las personas que comen más fibra aumentan muy poco peso.

ALIMENTOS QUE DISPARAN TUS HORMONAS: LEPTINA

La leptina es liberada por tus adipocitos después de que comes, para indicarle a tu cuerpo que deje de sentir hambre y comience a quemar calorías. Entonces, más leptina debería ser mejor, ¿cierto? Sin embargo, mientras más gordo sea tu cuerpo, más leptina produces y tu cuerpo comienza a volverse resistente.

La meta es optimizar tus niveles de leptina al elegir alimentos que trabajen para incrementar la sensibilidad de tu cuerpo a esta hormona, elevarla de manera estratégica cuando sea necesario y elegir alimentos que trabajen con otras hormonas para normalizar el funcionamiento de tu leptina. Echa un vistazo:

Elevadores de leptina	Por qué	Fuentes y soluciones
Todos los omega-3	Los niveles consistentemente altos de leptina pueden llevar a tu metabolismo a una zanja; sin embargo, comer ácidos grasos omega-3 puede causar un breve aumento en los niveles de leptina que, por tanto, encienden tu metabolismo.	El pescado graso, como el salmón, las nueces de Castilla, el aceite de oliva, los huevos fortificados con omega-3 y la linaza.
Ácido eicosapentanoico o EPA (un tipo de omega-3)	El EPA, como la insulina, estimula la producción de leptina al incrementar el metabolismo de la glucosa.	Se encuentra en pescados de aguas frías, como el salmón silvestre (no de granja), la caballa, las sardinas y el arenque.

Elevadores de leptina	Por qué	Fuentes y soluciones
Proteína	Un estudio descubrió que el incremento en el consumo de proteínas mejoraba la sensibilidad a la leptina, lo cual resultó en un consumo general menor de calorías.	Incrementa las proteínas hasta 30 por ciento de tus calorías diarias. Entre las buenas fuentes se incluyen el yogur, el salmón silvestre del Pacífico, el pavo, los huevos y la mantequilla de cacahuate.
Zinc	De manera similar al EPA, el zinc puede elevar los niveles de leptina.	Las ostras contienen más zinc por ración que cualquier otro alimento, pero la carne roja y las aves aportan la mayor parte de zinc a la dieta promedio. Otras fuentes recomendables son los frijoles, las nueces, ciertos mariscos, los granos integrales, los cereales fortificados para desayuno y los productos lácteos.

Reductores de leptina	Por qué	Fuentes y soluciones
Una comida abundante	Un estudio descubrió que ingerir todas las calorías de un día en una sola comida retrasaba la liberación de leptina hasta dos horas después de la comida.	Nunca consumas todas tus calorías en una comida; repártelas a lo largo del día en tres comidas y una merienda para ayudar a optimizar los niveles de leptina.
Alcohol	El cuerpo podría arrastrar la leptina con el alcohol y arrojarlos a ambos al hígado o los riñones.	Limítate a una copa de vino tinto al día, lo cual es benéfico para el corazón, si lo deseas.
Cafeína	Un estudio descubrió que los consumidores de cafeína en abundancia tenían niveles bajos de leptina. Una vez que perdían peso, su nivel de leptina se incrementaba; sin embargo, recuperaban más peso que aquellas personas que iniciaron la dieta con menos cafeína.	Si intentas mantenerte en tu peso, evita beber de tres a cuatro tazas de café al día, como se hizo en el estudio, y limítate a una o dos bebidas con cafeína al día.

continúa en la siguiente página

Reductores de leptina	Por qué	Fuentes y soluciones
Fructosa	La insulina le indica al cuerpo que produzca leptina, pero, a diferencia de otros azúcares, la fructosa no estimula a la insulina y, por tanto, el cuerpo no libera leptina. Las investigaciones recientes con animales sugieren que el alto consumo de fructosa origina resistencia a la leptina.	Los refrescos y los dulces, desde luego, pero revisa las etiquetas de los peores criminales de la fructosa: el sirope de maíz alto en fructosa (HFCS), asociado en estudios de animales con la diabetes y el colesterol alto.
Alimentos con un contenido alto en grasa que eleva los triglicéridos	Inhibe al transporte de leptina a través de la barrera sangre-cerebro.	Reduce las grasas saturadas, las grasas trans, el colesterol y los carbohidratos simples de tu dieta.

Tarea hormonal: *Come dos o tres raciones al día.*

- No cocines el brócoli en la estufa; en lugar de ello, utiliza el horno de microondas. De esta manera conservarás 90 por ciento de la vitamina C contra 66 por ciento cuando lo hierves o lo cueces al vapor.

- Trata de no cocer de más los vegetales crucíferos; no sólo serán menos nutritivos sino que pueden oler mal (por el azufre), ablandarse o tener un aspecto desagradable. En lugar de ello, prueba lo siguiente: colócalos en una olla con agua hirviendo durante dos minutos, escúrrelos pronto y enjuágalos con agua helada.

- Cuando lleves los vegetales crucíferos a casa desde el mercado público, lávalos y córtalos de inmediato, colócalos en recipientes con agua y guárdalos en el refrigerador para utilizarlos en pasabocas instantáneas.

- Compra bolsas de brócoli, coliflor y calabaza rebanados en la tienda. Agrégalos a las ensaladas, cómelos con *hummus* o úsalos como relleno de burritos.

- Incluso si abres una lata ocasional de sopa (¡saludable!) para cenar, agrégale algunos vegetales crucíferos en trozos: col, col verde, colinabo. Ni siquiera detectarás su sabor, pero tendrás más volumen para comer por casi cero calorías y tu cuerpo recibirá fitoquímicos buenos.

- ¡La coliflor horneada es deliciosa! Coloca los floretes en un recipiente para hornear con una pequeña cantidad de aceite de oliva, sal y pimienta. Hornéalos durante cuarenta y cinco minutos a 450°F (232°C). Remuévelos un par de veces mientras se hornean para emparejar el color. Suculento.

¿CUÁL ES LA DIFERENCIA ENTRE FIBRA SOLUBLE E INSOLUBLE?

La fibra insoluble le da cuerpo a nuestro excremento y nos ayuda a mantener una digestión normal. Estos beneficios son importantes, desde luego, pero la fibra soluble puede ser más importante para el equilibrio hormonal. La fibra soluble retiene a los carbohidratos para hacer más lenta su digestión, controla el aumento de la glucosa después de comer y mantiene bajos los niveles de insulina. La cualidad pegajosa de la fibra soluble también ayuda a jalar el colesterol fuera del tracto digestivo, con lo cual disminuye tu nivel de LDL. Expertos del Centro para el cáncer de la Universidad de Michigan dicen que la mejor manera de distinguir la diferencia entre la fibra soluble y la insoluble es imaginar la comida sumergida en agua. La fibra insoluble, como la cáscara de una manzana o un tallo de apio, conservará su forma; la fibra soluble, encontrada en alimentos como el cereal de avena y la parte interior de los frijoles, se volverá informe y difusa. (Un dato más: la mayoría de las fuentes de fibra soluble también contienen fibra insoluble).

FUENTES DE FIBRA SOLUBLE

Almendras	Melón	Pera
Manzanas	Zanahoria	Guisantes
Duraznos	Semillas trituradas de	Ciruela
Alcachofas	plantago (Metamucil)	Papa
Aguacates	Higo	Ciruela pasa
Plátanos	Toronja	Frambuesa
Cebada	Linaza	Cascarilla de arroz
Frijoles (negro, garbanzo,	Kiwi	Centeno
bayo, haba, pinto)	Lentejas	Fresa
Zarzamoras	Mango	Semillas de girasol
Frambuesa azul	Nectarina	Batata
Brócoli	Cascarilla de avena	Tomate
Colecita de Bruselas	Cereal de avena	Germen de trigo
Bulgur	Cebolla	
Calabaza	Naranja	

Más de mil plantas tienen hojas que podemos comer, pero ¿cuántas nos *comemos*? Si comemos sólo cinco raciones al día disminuimos nuestro riesgo de desarrollar diabetes en 20 por ciento. Muchos estudios han descubierto que los vegetales de hojas verdes (LA MEJOR ELECCIÓN: espinaca), más que otros vegetales, desempeñan una función importante al disminuir nuestro riesgo de padecer diabetes, quizá por su fibra y su magnesio, que ayudan a la secreción de la hormona tiroides, el metabolismo y la función nerviosa y muscular en general. El manganeso en las hojas verdes también es esencial para el metabolismo normal de la glucosa.

La vitamina C en los vegetales con hojas verdes también puede ser útil para las glándulas suprarrenales. Estas glándulas liberan vitamina C durante periodos de estrés, pero al tomar megadosis de dicha vitamina podría provocar un riesgo mayor de padecer diabetes. La mejor manera de obtener tu vitamina C es a partir de fuentes naturales, como la lechuga romana y las hojas de nabo, dos opciones excelentes.

Los altos niveles de hierro en las espinacas y las acelgas son magníficos para llevar oxígeno a tus músculos. Cuando no consumes suficiente, tu metabolismo sufre. Al bloquear la formación de prostaglandinas, los vegetales de hojas verdes también impiden una inflamación de todo tu sistema y reducen el dolor causado por la artritis y la formación de coágulos sanguíneos. La fibra soluble en los vegetales de hojas color verde oscuro se considera un "prebiótico", lo que significa que ayuda a alimentar a las bacterias probióticas "buenas" en tus intestinos y eso también impide la inflamación.

Lo creas o no, los vegetales de hojas verdes contienen incluso un poco de grasas omega-3. Por sí mismos, estos vegetales no te aportarán todo el omega-3 que necesitas, pero una ración de espinacas te dará la mitad de la cantidad de una ración de atún enlatado, incluso un gramo de proteínas.

Tarea hormonal: *Come tres o cuatro raciones al día.*
- Comienza con las acelgas y recorre todo el abecedario hasta el final. Te sorprenderán los sabores deliciosos y distintos que tienen.
- Comienza cada comida con una ensalada. Anímate. Come lechuga italiana una

semana y lechuga romana a la siguiente. Al comenzar de esta manera, disminuirás tu hambre e incluirás vegetales de hojas verdes en tu dieta. Un plato de ensalada equivale a dos tazas; de esta manera, habrás recorrido la mitad del camino diario. Agrega otros vegetales o sólo un poco de vinagreta balsámica a las hojas y saboréalas.

- Compra cajitas de espinacas congeladas (orgánicas, si es posible). Son perfectas para una comida con toda la familia o para una cena con sobras al día siguiente. Saltéalas con aceite de oliva, ajo picado y limón.

- Usa espinaca *baby* para las ensaladas y la espinaca madura para cocinar.
- La "mezcla verde" es una combinación de vegetales de hojas verdes que incluye diferentes lechugas, achicoria, hojas de diente de león, endibia y otros. Prueba las mezclas de distintas tiendas; todas tienen una mezcla diferente de vegetales de hojas verdes. Lávalas, sécalas a golpecitos con toallas de papel y consúmelas en un lapso de cinco días a partir de la compra.

¿HIPOTIROIDEO? TEN CUIDADO

Si tu tiroides está comprometida, ve despacio con los vegetales crucíferos. Tal vez debido a la naturaleza promotora del bocio de los isotiocianatos, un consumo muy elevado de vegetales crucíferos puede estar relacionado con un riesgo mayor de hipotiroidismo. Las probabilidades de que esto le suceda a una persona sin problemas de tiroides son muy reducidas, pero si tu tiroides es sensible, cuece tus vegetales crucíferos y rocíalos con sal yodada para contrarrestar los iones que pudieran competir con el yodo por ganar un espacio en tu tiroides.

GRUPO DE ALIMENTOS CON "NUTRIENTES PODEROSOS" #8: NUECES Y SEMILLAS

Cuando mis clientes se llenan de pasabocas con repulsivas grasas trans, yo los convenzo de optar por las nueces crudas como las almendras, las pacanas o las nueces de Castilla. Las nueces y las semillas cumplen con todas las características para una pasaboca adecuada (LA MEJOR ELEC-CIÓN: almendras y nueces de Castilla); además, entre bastidores, éstas te ayudan a protegerte de enfermedades cardiacas, diabetes e inflamación.

La investigación *Adventist Health Study* descubrió que comer nueces con frecuencia reduce el riesgo de sufrir ataques cardiacos en un 60 por ciento. Las investigaciones de más largo plazo han dado crédito al omega-3, los antioxidantes, la fibra, la L-arginina y el magnesio por su función de ayudar a controlar la inflamación; todos estos nutrientes preciosos se pueden encontrar en las nueces. Cuando la gente come nueces tiende a tener niveles más bajos de proteína C-reactiva (CRP, por sus siglas en inglés) e interleucina-6 (IL-6), ambos promotores de la inflamación.

A muchas personas las nueces les producen terror debido a su alto contenido de grasa; a mí me preocupan más sus calorías. Tal vez ambos temores sean infundados: las investigaciones sugieren que la gente que come nueces dos veces por semana tiene muchas menos probabilidades de aumentar de peso que las personas que no las acostumbran. Las almendras son especialmente buenas para ayudar a prevenir el hambre, porque estimulan a los intestinos para que produzcan la hormona CCK de la saciedad.

Las semillas también reducen el riesgo de padecer diabetes y son una fuente de almidón resistente, tal como los frijoles. El almidón resistente ayuda a reducir el azúcar en la sangre y es una fuente sensacional de omega-3 de origen vegetal y de ácido alfalinoléico (ALA), que también previene la inflamación. Las semillas o pepitas de calabaza son una buena fuente de omega-3 así como de zinc, un componente clave en la producción de testosterona y en la salud de la próstata.

Tarea hormonal: *Come una o dos raciones al día.*
- Tritura las semillas de linaza antes de consumirlas; de lo contrario, pasarán a través de tu sistema digestivo sin ser absorbidas. Almacena las semillas trituradas en el refrigerador para evitar la oxidación.
- Asegúrate de comer nueces crudas cuando sea posible. El tostado de las nueces puede hacer que se dañen sus grasas valiosas. Una vez que te acostumbres a éstas, es probable que te parezcan más satisfactorias y sabrosas que las tostadas.
- Rocía almendras rebanadas en tu yogur para obtener una textura satisfactoria.
- Sé mesurado con los tamaños de las raciones. Las nueces son saludables, pero tienen un contenido alto de calorías. (Consulta "¿Cuántas nueces o semillas en una ración?" en la página 171).
- Consigue un cascanueces tradicional y compra una bolsa de nueces mezcladas con cáscara. La actividad de abrir las nueces es entretenida y el esfuerzo disminuirá tu consumo y lo reducirá a pequeños puñados de nueces camino a tu boca.

GRUPO DE ALIMENTOS CON "NUTRIENTES PODEROSOS" #9: PRODUCTOS LÁCTEOS ORGÁNICOS

Cada vez más investigaciones demuestran la función primordial que el calcio de los productos lácteos desempeña en el control del peso (LA

MEJOR ELECCIÓN: yogur sin sabor, bajo en grasa). Incluso, las pequeñas deficiencias de calcio cambian las señales de quema de grasa en las células y tienen un efecto depresor en el metabolismo. Sin embargo, el calcio no

ALERTA: Las grandes cantidades de linaza y aceite de linaza pueden reducir la coagulación sanguínea y promover el sangrado, además de que podrían interactuar con medicamentos que tienen un efecto similar, como la aspirina.

sólo tiene un impacto en el peso; un estudio con nueve mil personas en la publicación *Circulation* sugiere que el calcio también nos protege contra el desarrollo de síndrome metabólico.

Los productos lácteos del ganado alimentado con pasto contienen grasas saturadas y trans, pero también incluyen la mejor clase: ácidos linoléicos conjugados (CLA). Se ha demostrado que los CLA mejoran la composición corporal y ayudan a sacar la grasa de los tejidos adiposos para que pueda ser quemada con mayor facilidad. La combinación de estas grasas saludables con las altas proteínas de los productos lácteos también estimula a la hormona CCK, supresora del apetito. Los productos lácteos orgánicos del ganado de libre reproducción saben mejor y no contienen antibióticos ni hormonas pero tienen más omega-3. Además: el zinc en los productos lácteos también ayuda a apoyar los niveles saludables de leptina, que es la hormona supresora del apetito. La mayoría de los alimentos lácteos en este país están fortificados con vitamina D, la cual ayuda al cuerpo a absorber calcio. Una dosis adecuada de vitamina D no sólo ayuda a prevenir la osteoporosis, sino también a correr un riesgo menor de padecer cáncer, diabetes tipo 1 y 2, presión arterial alta, intolerancia a la glucosa e, incluso, esclerosis múltiple.

Las investigaciones recientes demuestran que nuestro país es increíblemente deficiente de vitamina D. Los productos lácteos son fundamentales, en especial si vives a una altitud mayor y no tomas mucho sol durante el otoño, el invierno y la primavera.

El mejor producto lácteo es, sin duda, el yogur, principalmente debido a sus probióticos. Recuerda que eres una décima parte humano y nueve décimas partes bacteria. Tu intestino es donde vive la mayoría de estas bacterias buenas; en términos ideales, trillones de ellas. Los probióticos contenidos en el yogur orgánico sin sabor se unen a las bifidobacterias, las bacterias "buenas" que ya existen en tus intestinos, para ayudar a combatir las infecciones y protegerte de una reproducción excesiva de levaduras. Las bifidobacterias también digieren los alimentos que comemos y crean vitaminas fundamentales, incluso enzimas que metabolizan el colesterol y el ácido biliar. Sin estos microbios, todo el sistema digestivo colapsaría.

Numerosos estudios han descubierto que la DHEA ayuda al cuerpo a permanecer joven y saludable. Dado que la DHEA es precursora de las hormonas esteroides testosterona y estrógeno, el hecho de mantener tus niveles altos te ayuda desde varios frentes.

Elevadores de DHEA	Por qué	Fuentes y soluciones
Cromo	El picolinato de cromo puede incrementar los niveles de DHEA en la sangre.	Entre las buenas fuentes de cromo se incluyen las zanahorias, las papas, el brócoli, los productos de granos integrales y las melazas.
Grasa de la dieta	Un estudio de mujeres menopáusicas descubrió que mientras más calorías de la grasa consumían en su dieta, más altos eran sus niveles de DHEA.	Asegúrate de comer suficiente omega-3 del pescado y CLA de la carne y los productos lácteos orgánicos.
Glucosa	Estimula la secreción de ACTH pituitaria, la cual, a su vez, estimula los esteroides suprarrenales como la DHEA.	Todos los carbohidratos tienen glucosa, tanto sola (almidón o glucógeno) como aunada a otras (como la sucrosa y la lactosa). Limítate a los granos integrales, frutas bajas en azúcar, como los arándanos, y otros carbohidratos que no causen incrementos repentinos en los niveles de insulina.
Magnesio	Los niveles de magnesio y DHEA están relacionados, aunque se desconoce el mecanismo exacto.	Los vegetales verdes, como la espinaca, son buenas fuentes de magnesio. Algunas legumbres (como los frijoles y los guisantes), las nueces y semillas y los granos integrales y no refinados también son buenas fuentes de magnesio.
Selenio	Un estudio con animales descubrió que los niveles de DHEA suprarrenal decrecían de manera significativa debido a una deficiencia de selenio.	Entre las buenas fuentes se incluyen las nueces de Brasil, el salmón, el pan de trigo integral, la carne de cangrejo y el puerco.
Vitamina E	La DHEA impide la descomposición de la vitamina E en el cuerpo; sin embargo, un estudio animal reveló que consumir vitamina E puede incrementar sus niveles.	Los aceites vegetales, las nueces, los vegetales de hojas verdes y los cereales fortificados son buenas fuentes de vitamina E.

Reductores de DHEA	Por qué	Fuentes y soluciones
Dieta baja en grasas y alta en fibra	Este tipo de dieta disminuyó los niveles de DHEA en los hombres; sin embargo, cuando éstos volvieron a la dieta alta en grasas, sus niveles de DHEA se elevaron de nuevo. Es probable que este efecto se deba a que la fibra puede reducir la reabsorción de la DHEA una vez que ésta ha sido excretada por el hígado.	En lugar de intentar disminuir tu consumo de fibra, tan importante para la salud, enfócate en incrementar tu consumo de grasas saludables de los omega-3 y los CLA.
Isoflavonas de soya	Cuando se les administró isoflavonas de soya a hombres con cáncer de próstata, sus niveles de DHEA disminuyeron 32 por ciento.	No comas productos con isoflavonas concentradas. Elige pequeñas cantidades de soya fermentada, como el tofu, el *tempeh* y el *miso*.

Tarea hormonal: *Come una o dos raciones al día.*

- Bebe leche: un vaso de ocho onzas de leche orgánica baja en grasas contiene 290 miligramos de calcio, casi una tercera parte de tus necesidades diarias, y más de ocho gramos de proteína.
- No bebas leche con chocolate u otra leche con sabor. Y mantente alejado de la leche de soya. A pesar de tener un alto contenido de calcio, también tiene un alto contenido de fitoestrógenos, los cuales pueden ser peligrosos.
- Busca marcas de yogur (y helado, de manera ocasional) sin conservantes artificiales, colorantes, saborizantes, azúcar u otros endulzantes. Lo orgánico es lo mejor.
- Cambia el yogur azucarado (o, Dios no lo permita, endulzado de manera artificial) mezclándolo con ¼ de taza de yogur natural, después ½ taza, y luego ¾ de taza. Una vez que llegues al yogur 100 por ciento natural, emplea fresas, frambuesas y zarzamoras para endulzarlo.
- Aléjate de los productos lácteos con agentes de espesamiento y gomas. Prefiero que comas una pequeña cantidad de crema agria real o una ración saludable de queso *cottage,* que confundir a tus hormonas con porquerías sintéticas.
- Prueba otros tipos de lácteos cultivados, como el suero de leche, el kefir o la crema fresca. Cada uno de estos productos tiene la característica especial de la fermentación. Tus bacterias intestinales te amarán por ello.
- Prueba el yogur griego con un alto nivel de proteínas; su consistencia más espesa proviene de haber sido colado para eliminar la parte acuosa.

- Sé cauteloso con el queso entero; es delicioso, claro, pero no olvides que el sabor implica un consumo elevado de calorías.

GRUPOS DE ALIMENTOS CON "NUTRIENTES PODEROSOS" #10: GRANOS INTEGRALES

Los granos constituyen hasta un 25 por ciento de nuestra dieta; no obstante, 95 por ciento de esa cantidad proviene de fuentes refinadas. Eso es un crimen, porque los granos integrales pueden ayudar a mejorar de verdad nuestros niveles hormonales y nuestra salud en general de muchísimas maneras (LA MEJOR ELECCIÓN: avena y cebada por igual).

La mayoría de la gente no se da cuenta de que muchos granos integrales son una fuente mucho mejor de fitoquímicos y antioxidantes que algunos vegetales, lo que los hace más potentes en la lucha contra las cardiopatías y más de una docena de diferentes tipos de cáncer. Una parte de su poder proviene de sus tres tipos de carbohidratos: fibra, almidón resistente R1 y oligosacáridos, los cuales pasan de largo el intestino delgado para fermentarse en el intestino grueso. El proceso de fermentación de estos probióticos crea benéficiosas cadenas cortas de ácidos grasos, como el ácido butírico. El ácido butírico combate las células de cáncer de colon al mismo tiempo que alimenta sus células saludables. Cuando las células del colon son fuertes, pueden ayudar al cuerpo a desintoxicarse de los medicamentos y de otros químicos ambientales, tal como lo hace el hígado.

Los ácidos grasos de cadena corta de los granos integrales también pueden ayudar a comer menos, porque estimulan a los adipositos en nuestro estómago para que liberen leptina, la hormona de la saciedad. Los altos niveles de fibra de los granos integrales también nos ayudan a sentirnos satisfechos al llenarnos, al hacer más lenta la liberación de azúcar en la sangre y al estabilizar los niveles de insulina. Por éstas y otras razones, el hecho de comer granos integrales puede incluso ayudarte a revertir la resistencia a la insulina. Estudios epidemiológicos vinculan el alto consumo de alimentos con granos integrales con bajos niveles de diabetes tipo 2, y sólo necesitas tres raciones al día para reducir tu riesgo en 30 por ciento.

El truco es que tienes que comer granos que en verdad sean integra-

¿CUÁNTAS NUECES O SEMILLAS EN UNA RACIÓN?

Tú estás muy informado. Es probable que pienses: "¿No engordan mucho las nueces?". De hecho, las nueces tienen un contenido alto de calorías; sin embargo, cuando las comes con moderación te ayudan a combatir el impulso de comer en exceso y el hambre debido a su fibra y a su contenido de proteínas. Ten presente el tamaño de nuestras raciones y estarás bien.

Tipo de nuez o semilla	Cantidad
Almendras	20–24
Nueces de Brasil	6–8
Nueces de la India	16–18
Semillas de linaza	2 cucharaditas
Avellanas	18–20
Nueces de macadamia	10–12
Cacahuates	28
Pacanas	18–20
Piñones	150–157
Pistachos	45–47
Semillas o pepitas de calabaza	85 semillas o media taza
Ajonjolí	¼ de taza
Nueces de Castilla	8–11 mitades

Fuentes: www.nuthealth.org y www.calorieking.com

les. El simple hecho de triturar los granos integrales cambia su estructura a nivel celular y hace que sean más fáciles de digerir. Grábalo en tu mente. Nunca querrás volver a comer esos carbohidratos refinados.

Tarea hormonal: *Come tres o cuatro raciones al día.*

- La avena es el desayuno perfecto. Un estudio descubrió que mantiene estable el azúcar en tu sangre durante más tiempo que otros alimentos. Haz la transición de las variedades instantáneas a la avena natural, aunque sea durante los fines de semana.
- Prueba granos como el amaranto, la quinoa y la espelta. Ensaya recetas y saborea lo satisfactorios que estos granos ancestrales pueden ser.
- Si compras un producto procesado elaborado con granos integrales, revisa los ingredientes. El grano integral debe ocupar el primer lugar en la lista.
- Haz el cambio de la pasta de semolina a la pasta 100 por ciento de trigo integral, de quinoa o de espelta. Intenta probarla varias veces (¡vamos, hazlo!) para

que tus papilas gustativas se ajusten al nuevo sabor más semejante al de la nuez.

- Come un cereal de granos integrales en el desayuno. Es una manera rápida de cumplir con una importante porción de tu consumo diario de fibras solubles e insolubles. Algunas marcas son fantásticas pero otras usan HFSC o NutraSweet como intercambio por el alto contenido en fibra. ¡Que no te engañen! (Consulta los "Recursos" en la página 285 para conocer mis marcas favoritas).
- Rocía germen de trigo o centeno en los caldos y otros guisados, en el yogur o en el cereal.

VUÉLVETE ORGÁNICO

¿Cuál es la mejor manera de asegurarte de evitar 90 por ciento de los agentes que trastornan las hormonas en tu provisión de alimentos? Vuélvete orgánico.

El término "orgánico" se aplica a un método agrícola que cultiva alimentos sin pesticidas u otros químicos. La idea es que, al permitir que los procesos naturales y la biodiversidad enriquezcan el suelo, en contraposición a depender de químicos sintéticos o semillas modificadas a nivel genético para proteger las cosechas de las plagas, obtendremos alimentos más saludables e, imagínatelo, un ambiente más saludable.

Los productos orgánicos te ayudan a mantenerte esbelto y a prevenir la diabetes: Más del 90 por ciento de los pesticidas que alteran el sistema endocrino que circulan por los tejidos de nuestro cuerpo proviene de los alimentos que consumimos; en especial de los productos animales.

Los productos orgánicos te ayudan a evitar las hormonas temibles: En la actualidad, la FDA permite el empleo de seis tipos de hormonas esteroides en la producción de ganado y ovejas. Ochenta por ciento del ganado de engorde de Estados Unidos es alimentado o recibe inyecciones de hormonas esteroides. Cada una de esas vacas aumenta hasta tres libras de peso *al día*.

Los productos orgánicos te ayudan a evitar los pesticidas y otros químicos: Un estudio de la Universidad de Washington descubrió que la orina de los hombres que tenían una dieta convencional en su mayoría (es decir, saturada de pesticidas) tenía nueve veces la concentración de pesticida organofósforo que la de los hombres con dieta orgánica en su mayoría.

Algunos alimentos son excelentes para tu función tiroidea; otros no lo son tanto. Si tienes cualquier problema con tu tiroides, tu médico podría recomendarte que te alejes de los goitrógenos, es decir, alimentos naturales que impiden el funcionamiento normal de tu tiroides. (La palabra "goitrógeno" proviene de *goiter,* término en inglés que se refiere a una glándula tiroides que lucha para producir suficientes hormonas). Otros alimentos podrían incrementar tus problemas tiroideos, como el aumento de peso y la fatiga. A pesar de que la dieta *Optimiza tu metabolismo* es fabulosa para la mayoría de la gente, si tu tiroides está fuera de control, presta atención a estos alimentos.

Impulsadores de la tiroides	Por qué	Fuentes y soluciones
Pescado de aguas profundas	Buenas fuentes de omega-3 y yodo, ambos esenciales para la buena función tiroidea.	Salmón del Pacífico, arenques, sardinas, anchoas.
Grasas monoinsaturadas	La tiroides necesita estas grasas para funcionar bien.	Aceite de oliva, aguacates, avellanas, almendras, nueces de Brasil, nueces de la India, ajonjolí, semillas de calabaza.
Alimentos ricos en selenio	Ayudan a convertir la tiroxina (T) en la forma activa (T3).	Nueces de Brasil, levadura de cerveza, germen de trigo, granos integrales.
Alimentos ricos en zinc	Ayudan a estimular a la pituitaria para que libere TSH	Carne de res o de cordero, ajonjolí, semillas de calabaza, yogur, guisantes, espinacas hervidas.
Arruinadores de la tiroides	Por qué	Fuentes y soluciones
Cafeína	Sobreexcita a las glándulas suprarrenales, lo cual podría exacerbar los problemas con la tiroides.	Café, té, chocolate, refrescos con cafeína.
Alimentos goitrogénicos	Interrumpen el consumo de yodo de la tiroides, la materia prima de las hormonas tiroideas.	Mijo, melocotón, cacahuate, rábano, fresa, piñón, tallos de bambú.
Vegetales crucíferos crudos (al cocinarlos se reducen sus efectos negativos)	Los isotiocianatos alteran las comunicaciones normales a nivel celular en la tiroides.	Colecitas de Bruselas, col, coliflor, mostaza, colinabo, kohlrabi, hojas de col rizada, semillas de canola, bok choy, rábano.
Carbohidratos simples	Los compuestos resultantes del azúcar en la sangre disminuyen la energía por disfunción tiroidea.	Pasta blanca, pan blanco, granos refinados, azúcar, papas, postres con harinas, panes horneados, maíz.
Soya	Las isoflavonas pueden reducir la salida de la hormona tiroides al bloquear la actividad de las enzimas críticas.	Edamame, tofu, tempeh, proteína texturizada vegetal, concentrado aislado de soya, hot dogs y otros productos de carne falsos.

Los productos orgánicos te ayudan a impedir la resistencia a los antibióticos: El uso masivo de antibióticos en la industria de la carne y los productos lácteos produce una resistencia extendida a los antibióticos, lo que nos expone a bacterias potencialmente fatales, como el estafilococo dorado resistente a la meticilina (MRSA, por sus siglas en inglés).

Los productos orgánicos hacen que tu comida tenga mejor sabor: La comida orgánica es y siempre será más fresca que la comida no orgánica. Sin pesticidas y conservantes químicos, ¡los productos orgánicos deben ser consumidos más rápido o se pudrirán!

Los productos orgánicos de temporada dan más diversidad a tu dieta: Cambiarás tu repertorio de frutas y verduras; espárragos en primavera, tomates todo el verano, col y batatas en el otoño, y así obtendrás más fitoquímicos de manera automática.

Los productos orgánicos hacen que tu comida sea más nutritiva: Las frutas y los vegetales orgánicos no pueden depender de los pesticidas; tienen que combatir a los insectos y bacterias con sus propios "sistemas inmunes", lo que aumenta sus niveles de antioxidantes de manera natural.

Los productos orgánicos te ayudan a salvar al mundo: Los productos cultivados o criados en Estados Unidos viajan un promedio de 1.500 millas antes de ser vendidos. Sin embargo, la agricultura orgánica utiliza 30 por ciento menos combustibles fósiles mientras conserva el agua, reduce la erosión del suelo, mantiene la calidad del mismo y retira dióxido de carbono del aire.

Un ejemplo rápido: Tomemos el caso de un nutriente tan poderoso como los tomates. Dios creó a los tomates; éstos contienen todos los beneficios de salud para combatir al cáncer mencionados antes, es decir, la mejor forma de medicina sin efectos colaterales dañinos. Ahora, tomemos nuestro pequeño tomate y veamos lo que le sucede en nombre del capitalismo. El tomate es cultivado de manera convencional y rociado con hasta siete tipos distintos de pesticidas. Después es cosechado demasiado pronto porque debe hacer un largo viaje a través del país, o del mundo, desde su lugar de origen hasta tu supermercado. Sí, ahora contaminas el ambiente con toda la gasolina utilizada para transportar el tomate. Pero aún hay más. El tomate aún está verde porque fue cosechado demasiado pronto, de manera que ahora es rociado con gas argón (también utilizado para practicar la eutanasia a perros) para lograr que se vuelva rojo de manera prematura. ¡GUAU! Lo que hemos hecho es tomar la medicina natural de Dios y convertirla en un veneno, para

La ghrelina es una hormona primordial del hambre. Tu cuerpo la segrega en anticipación al acto de comer, tanto basado en tus patrones normales de comida como por el aroma de la barbacoa de tu vecino. Así es: el olor de la barbacoa de tu vecino hace que tu ghrelina se dispare hasta el techo.

Reductores de ghrelina	Por qué	Fuentes y soluciones
Desayunos abundantes	La gente que come un desayuno con un nivel más alto de calorías produce 33 por ciento menos ghrelina a lo largo del día y se siente más satisfecha durante periodos más largos.	Un desayuno abundante, como un plato de avena, la mitad de un plátano rebanado y un pequeño yogur bajo en grasas.
Carbohidratos complejos, fibra	La insulina y la ghrelina van de la mano. Si la insulina aumenta, la ghrelina disminuye.	Un estudio descubrió que el pan era el mejor alimento para mantener bajos los niveles de ghrelina.
Comer de acuerdo con un horario	Las investigaciones han descubierto que los niveles de ghrelina se incrementan y caen en tus horas de comida acostumbradas; el hecho de comer de acuerdo con un horario impide los aumentos súbitos de ghrelina.	Lleva contigo algunas almendras u otras nueces; de esta manera, si tienes prisa, puedes comer un poco en tus horarios normales de comida.
Alimentos de alto volumen y bajo nivel de calorías	Los niveles de ghrelina permanecen altos hasta que la comida estira las paredes de tu estómago, lo cual te hace sentir lleno. Los alimentos de alto volumen y bajo nivel de calorías reducen los niveles de ghrelina mucho antes de que comas en exceso.	Todos los vegetales verdes y cualquier alimento con alto contenido de agua cuentan como alimentos de alto volumen y bajo nivel de calorías. Las ensaladas o las sopas que consumes antes de comer disminuirán tu nivel de ghrelina.
Proteínas	A pesar de no tener un efecto tan profundo e inmediato como los carbohidratos, la proteína suprime a la ghrelina.	Si no eres sensible al gluten, agrégale proteína de suero de leche a un *smoothie* bajo en calorías. Un estudio descubrió que el suero de leche provocaba una supresión prolongada de la ghrelina.

continúa en la siguiente página

Elevadores de ghrelina	Por qué	Fuentes y soluciones
Alcohol	Un estudio demostró que los alcohólicos tienen niveles más altos de ghrelina.	El vino, la cerveza, las bebidas alcohólicas... ya me has comprendido.
Una pasaboca a medianoche	Un estudio descubrió que comer por las noches eleva los niveles de ghrelina. Dado que los niveles bajos de esta hormona inducen el sueño, los niveles más altos provocados por comer te mantendrán despierto.	Sólo una entre muchas razones para evitar las pasabocas a medianoche. Mantente alejado de ellos después de las nueve de la noche.
Alimentos con un nivel muy bajo de calorías	Un estudio descubrió que perder 1 por ciento de tu peso corporal incrementa los niveles de ghrelina un 24 por ciento.	No caigas en la tentación de perder peso con rapidez con el consumo de bebidas y barras que sustituyen a los alimentos. Reducir el consumo de calorías de manera drástica te hará sentir hambriento todo el tiempo.
Grasa	La grasa funciona de la manera opuesta a los carbohidratos mencionados antes: el hecho de que la insulina no se incremente significa un aumento en los niveles de ghrelina.	Acompaña tus proteínas con carbohidratos complejos para obtener un descenso inmediato en tus niveles de ghrelina mientras logras la saciedad de más largo plazo que brinda la grasa. Prueba mezclar queso con media manzana.
Fructosa	A diferencia de la glucosa, la fructosa no incrementa el nivel de insulina, lo que significa que la ghrelina aumentará después de ingerir fructosa.	Revisa las etiquetas para evitar el sirope de maíz alto en fructosa (HFSC).
Alimentos grasosos y con nivel bajo de proteínas	Los carbohidratos suprimen a la ghrelina de manera más rápida y profunda; la proteína la empuja hacia abajo más lento, pero durante más tiempo. Las grasas, por otra parte, son las peores, pues no suprimen a la ghrelina tan bien como los carbohidratos y las proteínas; ésta podría ser otra razón por la cual las dietas con alto contenido de grasas producen aumento de peso.	Las bolitas fritas de chile jalapeño hechas con queso crema equivalen a pura grasa sin proteínas. Tú ya *sabes* cuáles alimentos debes evitar.

Elevadores de ghrelina	Por qué	Fuentes y soluciones
Caminar junto a una panadería	Tu cerebro libera ghrelina y alerta a tu barriga en el instante en el que ves o hueles comida. Tu estómago comienza a secretar jugos digestivos como respuesta a los alimentos dulces y, en realidad, puede anticiparse al azúcar, lo cual ayuda a tu cuerpo a prepararse para un aumento de insulina.	Cualquier alimento con alto contenido de azúcar y calorías que te tiente, como los pasteles, los dulces, las galletas recién horneadas; cualquier comida "disparadora" que por lo regular te ha llevado a comer en exceso.

nosotros y para el ambiente. Éste es el motivo por el cual nosotros debemos esforzarnos en volvernos orgánicos.

Mientras más votemos con nuestros dólares por los alimentos no producidos con toxinas, más pronto ayudaremos a corregir los errores y devolver a esta Tierra adonde pertenece. Mientras más personas consuman alimentos orgánicos, más baratos se volverán.

Sí, sabía que teníamos que hablar acerca del dinero.

LAS MATEMÁTICAS DE LOS PRODUCTOS ORGÁNICOS

De acuerdo, lo admito. Los productos orgánicos pueden ser costosos. Según el *New York Times*, los productos orgánicos pueden ser entre 20 y 100 por ciento más caros que los alimentos de producción tradicional. Sin embargo, los temas de la seguridad de la salud, ¡por no mencionar el impacto ambiental!, son demasiado importantes como para ponerles un precio. Las investigaciones aterradoras continúan en aumento. Piénsalo así: cada vez que gastas unos cuantos dólares adicionales en comprar productos orgánicos, ahorras miles de dólares en deducibles por quimioterapias o medicamentos para la diabetes.

También ten presente que a medida que se incremente la demanda, la oferta aumentará y los precios disminuirán. La mayoría de las cadenas de víveres tienen sus propios productos orgánicos genéricos. Por ejemplo, la línea Nature's Promise, de precios muy accesibles (en Giant, Stop & Shop, Tops Market y los mercados de alimentos Martin's) de carne, lácteos, huevos y productos frescos y congelados naturales y orgánicos se expande constantemente. Incluso Wal-Mart y Target tienen productos orgánicos de marcas propias en la actualidad.

Por favor, siempre empieza con las opciones locales para tus alimentos

Si has experimentado ataques repetidos de diarrea, inflamación o dolor abdominal, o si con frecuencia sufres de gases digestivos insoportables después de comer determinados alimentos, quizá padezcas una enfermedad cada vez más común llamada enfermedad celiaca. A veces se confunde con los síntomas del síndrome de colon irritable. La enfermedad celiaca es un desorden digestivo autoinmune producido por una sensibilidad al gluten, que es una proteína que se encuentra en el trigo, el centeno, la cebada o la avena. Ese doloroso y peligroso desorden causa problemas con la absorción de nutrientes y ataca a una persona de cada 133 en Estados Unidos, aunque muchas otras personas pueden ser sensibles al gluten y no saberlo. El detalle estriba en que el gluten es un producto muy llenador y barato, además de ser fuente de proteínas; por tanto, miles de alimentos procesados se las arreglan para llevarlo a nuestro interior todo el tiempo. Para conocer más información al respecto, revisa las páginas en Internet de la American Celiac Disease Alliance, www.americanceliac.org, o de la Celiac Sprue Association, www.csaceliacs.org.

(mercados públicos, tiendas locales de productos lácteos orgánicos o cooperativas de productores de alimentos). Sin embargo, si debes comprar a bajo costo o en grandes tiendas al menudeo, elige lo orgánico en lugar de las opciones convencionales. (Para encontrar más consejos acerca de cómo reducir costos en tiendas orgánicas, revisa la "Lista maestra de compras" en la página 279). El Environmental Working Group (EWG) realizó un análisis de los productos orgánicos más importantes para comprar (revisa la lista completa de frutas y vegetales tóxicos en la página en Internet www.foodnews.org). Aquí abajo encontrarás sus recomendaciones para frutas y vegetales, así como las mías para otros alimentos. Yo siempre te diré que optes por lo orgánico; sin embargo, si tu billetera comienza a adelgazar, utiliza esta lista como tu guía.

COMPRA ORGÁNICOS SIEMPRE

Incluso después de lavar o de realizar otros intentos por reducir los pesticidas, estos alimentos siempre serán los más tóxicos. Invierte tu presupuesto para comprar alimentos orgánicos en:

1. Carne, productos lácteos y huevos
2. Café
3. Melocotones y nectarinas
4. Manzanas
5. Pimientos morrones
6. Apio
7. Bayas
8. Lechuga
9. Uvas
10. Alimentos que comes con frecuencia

Las vacas que producen leche orgánica se alimentan con granos orgánicos y tienen acceso a campos de pasto, pero lo más importante es que no pueden ser tratadas con hormona bovina recombinante del crecimiento, también conocida como rBGH o rBST (somatotropina bovina recombinante, por sus siglas en inglés). ¡Y gracias a Dios por eso! Los ganaderos tradicionales alimentan con esa hormona sintética terrible a sus vacas para incrementar su producción de leche y, hasta el momento, la USDA aún la aprueba como segura (a diferencia de las agencias reguladoras de Canadá, Japón, Australia, Nueva Zelanda y 27 países de la Unión Europea, donde la rBGH está prohibida).

Los estudios han demostrado que la rBGH incrementa los niveles del factor de crecimiento 1, o IGF-1, similar a la insulina, en la leche de estas vacas. Beber sólo un vaso de leche al día durante doce semanas puede incrementar los niveles de IGF-1 en la sangre de un humano en 10 por ciento. En niveles normales, la IGF-1 produce cosas buenas en el cuerpo; es responsable del crecimiento, división y diferenciación de las células. Sin embargo, la IGF-1 se ha asociado, en cientos de estudios, con un incremento en la incidencia de cáncer de mama, próstata, útero, colon, pulmón y de otros tipos en humanos. (¿Notas cuántos de estos tipos de cáncer se dan en órganos sexuales?) Las investigaciones recientes incluso vinculan los altos niveles de IGF-1 con el autismo. En lugar de destruir a la IGF-1, la pasteurización incrementa sus niveles y, dado que la IGF-1 bovina y humana son idénticas, esta abundancia abrumadora de hormonas se absorbe de manera voraz por el tracto digestivo y el torrente sanguíneo, donde puede actuar en varias partes del cuerpo.

Increíble.

Los estudios han demostrado que los altos niveles de IGF-1 incrementan la ovulación. De hecho, un estudio descubrió que las madres que beben leche tienen una probabilidad 80 por ciento mayor de tener gemelos. A pesar de que aún no se establece la relación con claridad, muchos creen que la rBGH es una de las razones por las cuales la pubertad prematura se ha incrementado.

¿El truco? La USDA se ha negado consistentemente a ordenar que los productores de leche adviertan a los consumidores que sus productos lácteos contienen rBGH y muchos comités de productos lácteos estatales pretenden prohibir cualquier mención de rBGH en sus etiquetas por completo.

Sin embargo, las señales son promisorias: Wal-Mart, Starbucks, Safeway, Kroger y muchas otras empresas han comenzado a utilizar leche libre de rBGH. Kraft planea una línea de queso libre de rBGH. Sólo tenemos que lograr que esa horrenda hormona sea prohibida. No obstante, mientras tanto, ve a la fija con productos lácteos orgánicos. Las granjas orgánicas son certificadas por un tercer organismo, a diferencia de las granjas que producen leche no orgánica libre de hormonas.

COMPRA ORGÁNICOS DE VEZ EN CUANDO

A este apartado le llamo la sección "Oye, si tienes el dinero, ¿por qué no?". Es mejor prevenir que lamentar.

1. Alimentos procesados
2. Cebollas
3. Aguacates
4. Piña
5. Col
6. Brócoli
7. Plátanos
8. Espárragos
9. Maíz
10. Mangos

NO TE MOLESTES EN COMPRAR LA VERSIÓN ORGÁNICA

Que no te convenzan de gastar tu presupuesto para productos orgánicos en:

1. Mariscos
2. Agua
3. Alimentos que no comes con tanta frecuencia

Ya has retirado las toxinas. Ya has recuperado los nutrientes. Pero, ¿cuándo, cuánto y en cuáles combinaciones comerás los alimentos del plan *Optimiza tu metabolismo*? Hablaremos al respecto a continuación y aprenderemos cómo reequilibrar la energía en tu cuerpo de manera que mejores tus niveles hormonales generales, se disparen las hormonas que queman grasas y se apaguen las que las almacenan.

CAPÍTULO 7

TERCER PASO —REEQUILIBRAR

AJUSTA EL TIEMPO, LA CANTIDAD Y LAS COMBINACIONES DE LOS ALIMENTOS PARA OBTENER UN IMPACTO METABÓLICO MÁXIMO

Hasta este momento del programa nos hemos enfocado en el qué· qué alimentos retirar y qué alimentos recuperar para optimizar nuestras hormonas. En este capítulo nos enfocaremos en el cuándo y el cómo para reequilibrar tus hormonas.

El tiempo, la cantidad y las combinaciones de tus comidas tienen un gran impacto en tus hormonas y en tu metabolismo. Este capítulo se enfocará en cuándo comer cuáles alimentos y cuándo no hacerlo, para capitalizar los patrones hormonales que conducen a la pérdida de peso. El reequilibrio implica tres técnicas: come cada cuatro horas, come hasta que estés satisfecho pero no lleno y combina los alimentos de manera correcta. Echemos un vistazo a cada uno.

TÉCNICA DE REEQUILIBRIO #1: COME CADA CUATRO HORAS

En la dieta *Optimiza tu metabolismo* comerás tres comidas y una merienda: desayuno, almuerzo, merienda y cena. Todos los días. Sin excusas.

Sé que toda la gente tiene una manera distinta de programar sus alimentos. Y quiero que te apegues a ello. Tú conoces mejor tu cuerpo de lo que yo jamás podré conocerlo. Dicho lo anterior, tengo tres reglas de acero acerca del momento de comer a las que debes adherirte si no quieres correr el riesgo de arruinar gran parte del trabajo que has realizado hasta el momento:

1. Debes desayunar.
2. Debes comer cada cuatro horas.
3. No debes comer después de las nueve de la noche; en especial, nunca comas carbohidratos antes de ir a dormir. Punto.

Estas tres reglas te ayudarán a acceder a los ritmos hormonales naturales de tu cuerpo y a los patrones instintivos de quema de calorías. El uso de estas técnicas, en combinación con los aspectos de retirar y recuperar del plan, garantizan la pérdida de peso.

Siéntate a la mesa del desayuno: Sé lo que algunos de ustedes sienten al respecto, pero lo lamento, no quiero escucharlo. "Jillian, no tengo tiempo para comer por la mañana". "Jillian, cualquier otra cosa además del café me provoca ganas de vomitar". ¡Supéralo! Menos de la mitad de nosotros desayuna cada día, pero los estudios han demostrado que el desayuno es una de las maneras más confiables de alcanzar un peso saludable y de mantener estables tu glucosa y tu insulina. *De hecho, las mujeres que no desayunan tienen cuatro y media veces más probabilidades de ser obesas que las mujeres que sí lo hacen.* La gente que nunca desayuna también es la que tiene más probabilidades de desarrollar diabetes tipo 2.

Un estudio publicado por la revista *Pediatrics* llevó registros de más de dos mil adolescentes durante cinco años, desde que tenían quince años hasta que cumplieron veinte. Los investigadores encontraron que los hombres y las mujeres que desayunaban con más frecuencia tenían un índice de masa corporal más bajo. Este resultado se dio independiente de todos los demás factores (edad, sexo, raza, nivel socioeconómico y hábito de fumar), incluso si su peso era un factor de preocupación, además de su dieta. ¿Lo más sorprendente acerca de este estudio? Los niños que desayunaban a diario en realidad consumían *más calorías* que los que desayunaban con menos frecuencia; sin embargo, perdían peso.

El hecho de romper tu ayuno enciende tu metabolismo e impide que la energía disminuya a lo largo del día. Si eres hombre, tus niveles de testosterona alcanzan su máximo punto alrededor de las ocho de la mañana y llegan a su nivel inferior al iniciar la tarde. Al programar tu alimento más abundante en la mañana, serás capaz de capitalizar esa entrada de poder metabólico. Un estudio holandés descubrió que la gente que desayunaba con abundancia alimentos ricos en carbohidratos complejos (como los que obtienes de la avena, el cereal alto en fibra o un *omelet* de vegetales con pan integral tostado) se sentía satisfecha y llena durante más tiempo, en parte porque el desayuno reducía sus niveles de ghrelina en 33 por ciento.

Como mínimo, prométeme que siempre comerás *algo* antes de hacer ejercicio por la mañana. Durante la noche, alrededor de 80 por ciento de tus reservas de glucógeno (los carbohidratos digeridos que esperan ser utilizados como energía) ya han sido utilizados. Si te ejercitas con el estómago vacío, utilizarás el 20 por ciento restante casi de inmediato y entonces pronto comenzarás a consumir la masa de tus músculos magros. En definitiva, eso no es lo que intentas hacer aquí.

Tarea hormonal: *Come tan temprano como sea posible, no más de una hora después de despertar. Come un rápido plato de cereal alto en fibra o una manzana con un puñado de almendras crudas antes de ejercitarte. La única excepción para desayunar en el lapso de una hora podrían ser aquellas personas que toman medicamentos para la tiroides. Algunos tipos de medicamentos deben tomarse con el estómago vacío y otros después de desayunar. Verifica con tu médico la mejor hora para tomar tus medicamentos y para comer.*

Come cada cuatro horas: Permíteme decirlo de otra manera: *debes* comer cada cuatro horas. Planeé la dieta de esta manera no sólo porque comer con frecuencia me hace más feliz, sino porque sé que también hace más feliz a mi metabolismo. No sólo no es necesario vivir con un estómago gruñón: ¡no deberías hacerlo!

Cuando comes alimentos espaciados cada cuatro horas, tu cuerpo no tiene oportunidad de extrañar la comida y, por tanto, no desarrolla una mentalidad de escasez. Si alimentas tu cuerpo cada cuatro horas, impedirás el almacenamiento masivo de grasa que resulta de la alimentación de ayuno o hambruna. (¿Recuerdas a ese "gen del ahorro" que mencionamos en el primer capítulo? No queremos despertarlo). El acto de comer y digerir representa un 90 por ciento del índice metabólico de tu cuerpo. Siente hambre en alguna parte del día y te robarás a ti mismo una buena porción de su función. La parte más importante de comer con regularidad es que ese acto estabiliza el azúcar en tu sangre y tus hormonas: el azúcar en tu sangre permanece estable a lo largo del día y, dado que tus comidas son más pequeñas, tu insulina no se eleva de una manera tan drástica. El cuerpo confía en que hay más comida de donde proviene la que ya comió y, por tanto, con toda alegría quema tus alimentos para obtener energía con la confianza de que lo alimentarás de nuevo más tarde.

Además, al comer cada cuatro horas mantienes tu hormona del hambre, la ghrelina, bajo control y estabilizas tus niveles de leptina. Estas dos hormonas son las que se vuelven locas y voraces cuando te saltas comidas, y entonces es más probable que comas en exceso. De hecho, la ghrelina hace su trabajo tan bien que cuando aparece en tu torrente sanguíneo en verdad puede lograr que la comida te sepa 20 por ciento mejor.

Por otra parte, el concepto tan divulgado de las seis pequeñas comidas a lo largo del día es menos que ideal. No necesitas que tu insulina se haga presente de manera constante por comer sin parar. Los físico-culturistas desarrollaron este estilo para comer con el fin de forzar el consumo de miles y miles de calorías en su día. (Cómo se convirtió en una tendencia para perder peso, escapa a mi conocimiento). Muchos de ellos desarrollaron diabetes tipo 2 más adelante. ¿Coincidencia? Yo creo que no. Comer cada cuatro horas es una fórmula perfecta para el equilibrio hormonal, pues mantiene estable la insulina y no estimula a las hormonas del hambre.

Tarea hormonal: *Lo creas o no, cuando comienzas a comer cada cuatro horas puedes descubrir que no sientes mucha hambre cuando las cuatro horas llegan a su fin. Sin embargo, ésa es la idea: no queremos que te sientas hambriento. Lo que deseas es olvidar el hambre extrema, que es una señal de que el azúcar en tu sangre ha disminuido demasiado, receta infalible para los antojos y para que comas en exceso.*

No comas después de las nueve de la noche; en especial, carbohidratos: Uno de los mayores riesgos de saltarte comidas durante el día es que entonces comes en exceso por la noche. Tu cuerpo utiliza las calorías a lo largo del día, pero cualquier cantidad adicional queda almacenada como grasa. Un estudio publicado en la revista *Metabolism* descubrió que la gente que se saltaba comidas durante el día y comía con abundancia entre las cuatro de la tarde y las ocho de la noche terminaba con algunas mediciones preocupantes:

- Glucosa de ayuno más alta en la sangre por la mañana.
- Azúcar en la sangre más alta en general.
- Niveles más altos de ghrelina.
- Respuesta dañada de la insulina (un indicador de resistencia a la insulina).

Aterrador, ¿verdad? Sin embargo, mucha gente con la cual he trabajado lo ha hecho: trabajar duro todo el día o ignorar su necesidad de comida porque está "demasiado ocupada para comer". Entonces, al final de un largo día, se "gratifica" con una comida agradable, relajante e inductora de diabetes.

Tus niveles de hormona almacenadora de grasa, el cortisol, disminuyen después del desayuno y del almuerzo, pero no después de la cena o la merienda. Comer más calorías durante la tarde provocará más grasa alrededor de tu barriga, donde tienes más receptores de cortisol que en otras áreas de tu cuerpo. Comer la mayor parte de tu porción de calorías después de que anochece también eleva tu LDL malo y disminuye tu HDL bueno.

El ritmo con el que la comida saldrá de tu estómago, también conocido como índice de vaciado gástrico, se hace más lento durante la noche. Además, tu capacidad de procesar glucosa se debilita a medida que avanza el día. Si consumes una comida alta en carbohidratos a las ocho de la noche, tu cuerpo reacciona de manera muy distinta a si consumieras una comida alta en calorías a las ocho de la mañana. El viejo adagio: "Desayuna como rey, almuerza como príncipe y cena como mendigo" es la verdad absoluta, aunque yo incluiría a otro mendigo en alguna parte.

Lo más importante es evitar comer antes de dormir. Las reservas de glucógeno de los músculos se llenan durante las comidas del día. Al final de la jornada, todos los puntos de las reservas de glucógeno están llenos. Tú no vas a quemar ninguna caloría adicional ni agotarás esas reservas de glucógeno durante la mayor parte de esas siete u ocho horas; por tanto, todas las calorías restantes que comas se convertirán en grasa de manera directa.

Esta parte es, por mucho, la más importante: alrededor de una hora después de que concilias el sueño (cerca de la medianoche para la mayoría de la gente), tu cuerpo libera su pulso más largo de hormona del crecimiento para el día. La insulina inhibe la producción de hormona del crecimiento; entonces, lo último que quieres hacer es comer carbohidratos que eleven tu insulina e interfieran en el abastecimiento de esta preciosa hormona del crecimiento quemadora de grasas.

Tarea hormonal: *Tan pronto como cenes, cierra tu cocina y ya no entres más allí. Intenta que esa última comida contenga más proteínas que carbohidratos con el fin de mantener bajos los niveles de insulina y permitir la máxima liberación posible de hormona del crecimiento por la noche.*

TÉCNICA DE REEQUILIBRIO #2: COME HASTA QUE ESTÉS SATISFECHO, PERO NO LLENO

Esta dieta no se refiere a contar calorías. Cuando recuperes los alimentos nutritivos en tu dieta, la naturaleza se encargará de controlar las raciones por ti. Sin embargo, mientras aún te encuentras en el proceso de adoptar estas prácticas, considera los méritos de reequilibrar la "energía que entra".

Come hasta que estés satisfecho: Necesitas comer suficiente para aportar combustible a tu metabolismo. Como ya comentamos en el capítulo 3, cuando comes muy pocas calorías sobrecargas a tu tiroides y entrenas a tu cuerpo para que haga más con menos. A pesar de que la economía puede ser una buena estrategia para tu salud financiera, resulta una pésima estrategia dietética.

Dicho lo anterior, comer hasta que estés satisfecho de comida rápida no cuenta. Cuando comas alimentos saludables, frescos e integrales hasta que estés satisfecho, descubrirás que tus calorías se encuentran en un rango perfecto. Ni muy pocas ni demasiadas. Para las mujeres, este rango fluctúa entre 1.200 y 1.800. Para los hombres fluctúa entre 1.800 y 3.000. La diferencia en calorías permitidas tiene relación con la edad y el nivel de actividad. (Consulta "Ajusta tu cálculo de consumo de calorías" en la página 192).

Las dietas severas hacen que tu cuerpo comience a consumir sus propios músculos. Al reducir de manera drástica los niveles de calorías sólo durante cuatro días, puedes disminuir los niveles sanguíneos de leptina en casi 40 por ciento; hazlo durante un mes y la leptina se desplomará 54 por ciento. Cuando reduces las calorías para perder peso —y tu nivel de leptina baja— más hambriento te sientes. Es una receta para las dietas yo-yo.

Comer alimentos con "nutrientes poderosos", densos y con alto contenido de fibras y agua también te ayudará a llenarte sin temor a comer calorías en exceso. A medida que comes estos alimentos de alto volumen, tu estómago comienza a estirarse un poco.

COMIDA CHATARRA SIN LA CHATARRA

Sé que eres humano. Vas a comer azúcar. Vas a comer chocolate. (Algunos dicen que el chocolate es un alimento saludable). Pero éste es el trato: en lugar de un panecillo de mantequilla de cacahuate con saborizantes artificiales, grasas trans y sirope de maíz alto en fructosa, cómete un panecillo de mantequilla de cacahuate orgánica Newman's Own. En lugar de comerte un plato entero de yogur congelado sin grasa y sin azúcar, saturado de químicos y endulzantes artificiales, cómete media taza de helado orgánico con grasa. Si vas a comer alimentos que sean menos saludables, al menos come alimentos reales y no químicos.

Esta "distensión" dispara la liberación de péptidos de saciedad. Traducción: te sentirás lleno más pronto, con menos calorías y las fibras te ayudarán a permanecer satisfecho durante más tiempo. Cuando le das a tu cuerpo los alimentos que éste reconoce, absorbe con voracidad los nutrientes indispensables para la producción óptima de hormonas y las pone a trabajar de inmediato.

Tarea hormonal: *Revisa el rango recomendado de calorías para tu estatura y nivel de actividad. Si el rango es 1.200–1.400 calorías, no disminuyas a 800 pues dañarás tu metabolismo e inhibirás tu tiroides. Por otra parte, no hagas lo que hacen algunos de mis clientes cuando se enteran de que comer acelera su metabolismo en 10 por ciento: ¡salen y ordenan una pizza! El problema es que el 10 ciento para la mayoría de la gente es alrededor de 200 calorías, ¡no 3.000! Conoce tu rango y mantente cerca de éste.*

Pero no hasta que estés lleno: Ahora las malas noticias. Si has comido al menos una comida abundante al día, es probable que hayas extendido tu estómago, lo cual dificulta el hecho de que te sientas satisfecho y entonces se disparen tus hormonas de la saciedad. Incluso, puedes tener resistencia a la leptina; tu cuerpo puede liberar leptina para informarte que está satisfecho, pero tú ignoras a la hormona y comes más.

Buenas noticias: puedes regresar a un estado de equilibrio y recuperar el control de tu apetito, pero tienes que seguir estas reglas. Comer alimentos menos abundantes cuatro veces al día te ayudará a encoger tu estómago hasta que recupere su tamaño normal. Cuando esto suceda te sentirás igual de satisfecho, pero más pronto y con menos comida.

Para entrenarte a comer raciones menores, utiliza el plato para ensalada o un plato hondo más chico en lugar del plato grande. Muchos estudios sobre dietas han demostrado que este consejo funciona, tal vez debido a lo que los investigadores sobre mercadotecnia en la Universidad de Washington llaman "el efecto de partición". Cuando la gente recibe cien dólares para gastar, las personas que los reciben en diez sobres de diez dólares gastan cincuenta dólares; las personas que reciben un sobre con los cien dólares se gastan todo. El mismo efecto opera con la comida porque cuando te sirves una ración y te terminas la comida en un plato más pequeño, digamos, tienes que tomar la decisión consciente de servirte más.

Compara este escenario con el acto inconsciente de consumir paladas de comida de un plato grande. Ya hemos visto que las comidas abundantes elevan mucho los niveles de insulina y saturan todos los sistemas responsables de la digestión. Cuando tomas las calorías consumidas durante una sola comida abundante y las repartes a lo largo del día, todas tus células, órganos, glándulas y hormonas pueden hacer su trabajo con mucha mayor facilidad.

Si has comido en exceso, tal vez te ayude saber que reducir tu consumo diario de calorías en sólo 15 por ciento (de 2.000 a 1.700, por ejemplo) podría disminuir tu riesgo de padecer cáncer. Los investigadores de la Universidad de Texas descubrieron que a los ratones que se les daba entre 15 y 30 por ciento menos calorías inhibían el poder de señalamiento del IGF-1, lo cual disminuía el crecimiento excesivo de células y el desarrollo de papilomas, lesiones precancerosas en la piel. Los investigadores creen que el mismo mecanismo podría operar también en hasta un 80 por ciento de otros tipos de cáncer.

Sí, tan compleja como es toda la imagen de las hormonas y la pérdida de peso, aún aplica una máxima innegable de la pérdida de peso: las calorías son importantes. De las cinco mil personas en el Registro nacional para el control de peso que han mantenido con éxito la pérdida de peso de 30 libras, por lo menos el 99 por ciento de éstas han disminuido su consumo de calorías.

De acuerdo. Tenía que decirlo. Pero ésta es la última vez que lo menciono.

Tarea hormonal: *Los únicos tamaños de raciones que en verdad importan son los de los productos animales, los alimentos procesados, los vegetales almidonados y las frutas con alto contenido de azúcar. (Consulta "Ajusta tu cálculo de consumo de calorías" más adelante). De verdad, no me importa cuántos vegetales no almidonados comas. ¡Me encantaría que comieras platos y platos llenos! Comienza tu comida con vegetales y darás más tiempo a las hormonas de saciedad de tu estómago para que comiencen a trabajar.*

TÉCNICA DE REEQUILIBRIO #3: COMBINA LOS ALIMENTOS DE FORMA CORRECTA

No sé tú, pero yo ya estoy aburrida hasta la muerte de toda la conversación de sin carbohidratos, bajos en carbohidratos, sin grasa, alto en grasa. Equilibrio es todo lo que necesitamos. Nuestros cuerpos fueron creados para el equilibrio.

A partir de hoy vas a incluir un poco de proteína, grasa y carbohidratos en cada comida y pasaboca (excepto el de la tarde, que se enfocará en las proteínas). Como ya comentamos durante nuestra conversación acerca de los alimentos con Nutrientes Poderosos, cada nutriente individual realiza un servicio fundamental para nuestra producción de hormonas. Si eliminas cualquier nutriente, comenzarás a hacer más lento tu metabolismo.

Necesitamos grasa: Se llaman ácidos grasos "esenciales" por un motivo. Tenemos que obtener esas grasas de nuestra dieta con el fin de evitar la desnutrición. Las grasas animales y vegetales proporcionan energía valiosa y concentrada. También proporcionan los componentes estructurales para las membranas celulares y una variedad de hormonas y sustancias semejantes a las hormonas.

Las grasas hacen más lenta la absorción de nutrientes con el fin de que dures más tiempo sin sentirte hambriento y ayudan en el metabolismo del azúcar y la insulina, lo que te ayuda a perder peso. Sin grasa, los carbohidratos llevarían al azúcar y a la insulina en nuestra sangre a

Repito: este programa no se refiere a contar calorías, se refiere a la salud. La pérdida de peso sucederá de manera automática. Sin embargo, es útil saber cuál es el rango dentro del cual debes operar; por tanto, revisa estas recomendaciones basadas en guías de la Asociación americana de la diabetes.

Si eres...	Consume este rango de calorías al día
Una mujer de medidas promedio que quiere perder peso	1.200–1.400
Una mujer pequeña con peso corporal deseado	1.200–1.400
Una mujer de medidas promedio, sedentaria, con peso corporal deseado	1.200–1.400
Una mujer de medidas grandes que quiere perder peso	1.400–1.600
Una mujer de medidas grandes, sedentaria, con peso corporal deseado	1.400–1.600
Una mujer de medidas moderadas a grandes, con cierta actividad, con peso corporal deseado	1.600–1.900
Un hombre mayor con peso corporal deseado	1.600–1.900
Un hombre de medidas pequeñas a moderadas que quiere perder peso	1.600–1.900
Una adolescente	1.900–2.300
Una mujer grande, activa, con peso corporal deseado	1.900–2.300
Un hombre de medidas pequeñas a moderadas con peso corporal deseado	1.900–2.300
Un adolescente	2.300–2.800
Un hombre de medidas moderadas a grandes, activo, con peso corporal deseado	2.300–2.800

un paseo sin paradas en una montaña rusa. Actúan como vehículos para las importantes vitaminas solubles en grasa A, D, E y K y para todos los carotenoides. Los omega-3, saludables para el corazón, ayudan a mantener nuestros triglicéridos controlados y pueden mejorar la resistencia a la insulina. Algunas grasas, como los CLA, en realidad nos ayudan a quemar grasa almacenada en nuestro cuerpo. La gente con tendencia a la resistencia a la insulina *necesita* alrededor de 30 por ciento de grasa en su dieta para ayudarse a perder peso; algunos estudios han demostrado que cuando estas personas intentan perder peso con base en una dieta baja en grasas fracasan al inicio o no pueden mantenerse sin ese peso adicional durante un largo plazo. Algunos investigadores incluso argumentan que la grasa saturada, durante mucho

tiempo satanizada como el factor principal en el desarrollo de enfermedades cardiacas y obesidad, en realidad es inocente y puede ser benéfica para perder peso.

De acuerdo, comprendido. La grasa es buena. Anotado.

Necesitamos proteínas: Estoy segura de que no tendré que pelear contigo
en este respecto. Necesitas proteínas para mantener y construir músculos. El simple acto de comer proteínas puede ayudar a tu cuerpo a quemar 35 por ciento más calorías en la digestión. La proteína estimula la
producción de la hormona de la saciedad, la CCK, y disminuye los niveles de ghrelina. Cuando los carbohidratos se consumen sin proteína los
niveles de insulina suben hasta el techo.

Por costumbre, los críticos han dicho que las dietas altas en proteínas son insostenibles, que la gente recaerá de forma automática en sus
antojos por los carbohidratos. Sin embargo, las investigaciones no han
comprobado lo anterior. De hecho, sucede justo lo opuesto. Varios estudios sobre las dietas altas en proteínas han descubierto ahora que la
gente que las sigue es más capaz de sostener su pérdida de peso durante periodos más largos. Estas personas tienen mejor composición
corporal, pues disminuyen sus niveles de colesterol, triglicéridos, azú
car en la sangre e insulina, e incrementan su metabolismo más que
cuando comenzaron. Mientras más tiempo sigas una dieta con 30 por
ciento de proteínas, más trabajarán los efectos quemadores de grasa
posteriores a la comida para ti. Los investigadores descubrieron que
una persona que come un almuerzo con 30 por ciento de proteínas fre-
cuentemente puede quemar diez calorías más por minuto que una persona que por rutina come menos de 20 por ciento de proteínas (Este
efecto dura más de tres horas después de comer; ¡justo a tiempo para
tu siguiente comida!).

Incluso las preocupaciones acerca del incremento en el riesgo de sufrir ataques cardiacos a causa de dietas altas en proteínas han comenzado a desvanecerse. Un estudio sueco descubrió que el 66 por ciento
de los sujetos bajo observación que consumían dietas "normales" sufrie-
ron una embolia o un ataque cardiaco durante el cuarto año de estudio,
contra 8 por ciento de los sujetos también bajo observación, pero con
una dieta alta en proteínas.

Creo que prefiero las probabilidades de las dietas altas en proteínas.

La proteína es buena. Anotado.

AJUSTA TU CÁLCULO DE CONSUMO DE CALORÍAS

Una encuesta reveló que sólo 1 por ciento de nosotros puede medir las raciones de manera correcta. Ensaya con tazas para medir y date una idea de los tamaños de las raciones. No te tomará mucho tiempo aprender cómo luce una taza de leche o cuántas onzas de pollo hay en una pechuga pequeña.

Ración	Parece
3 onzas de carne	La palma de la mano de un niño o un mazo de cartas
5 onzas de carne	La palma de la mano de un adulto o dos mazos de cartas
½ taza de pasta o granos	Media pelota de béisbol (¡no de softbol!)
1 cucharadita de mantequilla	La punta de tu dedo (o un dado)
1 cucharadita de aceite	La punta de tu dedo (o un dado)
1 cucharada de mantequilla de cacahuate	Media pelota de ping-pong
1 fruta mediana	Un puño o una pelota de béisbol
1 onza de queso	Cuatro dados
1 cucharada de aderezo	La mitad de tu dedo pulgar
1 taza de vegetales	Un puño o una pelota de béisbol
1 *bagel*	Un disco de *hockey*
1 rebanada de pan	Un casete de audio
1 taza de cereal	Un puño o una pelota de béisbol
1 *hot cake*	Un disco compacto

Necesitamos carbohidratos: Dicho todo lo anterior, los seres humanos simplemente no podemos funcionar sin carbohidratos. Los carbohidratos nos proporcionan energía; sin ellos no podríamos pensar, caminar, bailar, conducir o hacer cualquier cosa. Los necesitamos para vivir. Un estudio descubrió que las mujeres que restringían con severidad su consumo de calorías durante tres días reincidían en un exceso de carbohidratos al cuarto día y consumían 44 por ciento más calorías de alimentos con carbohidratos de los que comían al inicio.

Los carbohidratos dan textura y sustancia, variedad y color a nuestra comida. En términos literales, los carbohidratos nos hacen felices, pues alimentan a nuestros neurotransmisores. Y la gente que come tres raciones de granos integrales al día tiene 30 por ciento menos probabilidades de desarrollar diabetes tipo 2.

Los carbohidratos también son los vehículos de muchos de los combatientes de las enfermedades naturales. Los fitoquímicos provienen sólo de las plantas. No puedes obtener vitamina C de una hamburguesa sin pan. Sin carbohidratos, nos arriesgaríamos a sufrir de cáncer, cardiopatías, síndrome metabólico, inflamación crónica y problemas digestivos.

Y sin importar cuánto hayamos abusado de los vegetales en este país durante años y años al rociar químicos tóxicos sobre ellos, aún podrían ayudarnos a salvarnos de nosotros mismos. Comer fibra, un carbohidrato que sólo puede provenir de fuentes vegetales, es una de las pocas maneras con las cuales podemos ayudar a nuestro cuerpo a deshacerse de las toxinas que se han acumulado en nuestros tejidos y que han trastornado nuestro sistema endocrino durante años.

Recuerda, la clave aquí es ¡BUENOS CARBOHIDRATOS! Vegetales, frutas, granos integrales. Has puesto atención, ¿verdad? Si es así, no hubiera tenido que insistir en este punto, pero lo hice... por si acaso.

Entonces, sí, necesitamos carbohidratos. Los carbohidratos son buenos. Anotado.

Tarea hormonal: *40 por ciento de carbohidratos, 30 por ciento de proteínas y 30 por ciento de grasas es una fórmula segura. Ahora, puedes jugar un poco con estas proraciones. Algunas personas descubrirán que se sienten mejor con un poco más de carbohidratos y algunas otras personas se sentirán mejor con un poco menos. La proporción precisa final para ti se relaciona con el ritmo al cual tu cuerpo descompone la comida en energía. Al ajustar con precisión tus macronutrientes, ayudarás a que tu cuerpo tenga más energías y a sentirte satisfecho durante más tiempo. Ya he escrito toneladas de volúmenes a este respecto en mis dos libros previos; por tanto, no profundizaré demasiado aquí. El resumen es: debes consumir grasas, proteínas y carbohidratos en cada comida. Punto.*

Los científicos apenas han comenzado a apreciar cómo ciertas hormonas, pesticidas y químicos interactúan entre sí para producir efectos secundarios que son peligrosos en términos exponenciales. Bueno, por fortuna para nosotros, la nutrición de alta calidad también tiene efectos exponenciales.

La naturaleza tiene una manera poderosa de luchar, otro fenómeno de la salud mayor que sus partes, conocido como "sinergia alimenticia". Este nuevo campo de la nutrición ha surgido para estudiar ciertos alimentos y patrones que parecen trabajar juntos para combatir enfermedades como el cáncer, los padecimientos cardiacos y otras enfermedades crónicas de una forma más fuerte al modo en que lo podrían lograr los nutrientes individuales por sí mismos.

UN VISTAZO A LA DIETA

Siempre y cuando te enfoques en estos principios fundamentales (y comas alimentos que sean limpios, integrales y balanceados), no podrás equivocarte:

1. **LIMPIOS:** Primero, busca el plato con la menor cantidad de aditivos y químicos que puedan trastornar o adulterar a tus hormonas.

RETIRA ESTOS ALIMENTOS

- Grasas hidrogenadas
- Granos refinados
- Sirope de maíz alto en fructosa
- Endulzantes artificiales
- Colorantes o conservantes
- Glutamatos

REDUCE ESTOS ALIMENTOS

- Vegetales almidonados
- Frutas tropicales, deshidratadas o enlatadas
- Exceso de soya
- Exceso de alcohol
- Productos lácteos y carnes con grasa
- Alimentos enlatados
- Cafeína

2. **INTEGRALES:** Después busca alimentos que provengan de la tierra o que tengan una madre.

RECUPERA ESTOS ALIMENTOS

- Legumbres
- *Allium*
- Bayas
- Carne y huevos
- Frutas y vegetales coloridos

- Vegetales crucíferos
- Vegetales de hojas color verde oscuro
- Nueces y semillas
- Productos lácteos
- Granos integrales

3. **BALANCEADOS:** Finalmente, obtienes un equilibrio saludable de proteínas, grasas, carbohidratos y calorías a lo largo del día.

REEQUILIBRA TU ENERGÍA

- Desayuna
- Come cada cuatro horas
- No comas después de las nueve de la noche
- No comas carbohidratos por la noche

- Come hasta que estés satisfecho
- Pero no lleno
- Come 40 por ciento de carbohidratos, 30 por ciento de grasas y 30 por ciento de proteínas

Sin embargo, compartiré contigo un pequeño secreto: la "sinergia alimenticia" es sólo una manera elegante de decir "come alimentos integrales". No te concentres en carbohidratos o en proteínas o en grasas; sólo en alimentos. Los alimentos integrales trabajan juntos para hacer surgir las fortalezas individuales de cada nutriente. Al comer más alimentos integrales invitas a más de estas sinergias naturales a entrar en tu cuerpo, donde pueden trabajar juntas para optimizar tus hormonas y desintoxicar tu cuerpo.

La combinación especial de pasos (retirar las hormonas, los pesticidas y los químicos de los alimentos cultivados de manera convencional; recuperar los nutrientes perdidos; y reequilibrar la energía que entra y sale de ti) te permite acceder a esta sinergia alimenticia a diario. Todas las facetas del plan trabajan juntas para hacer surgir las cualidades curativas más poderosas de estos alimentos que optimizan el funcionamiento de las hormonas. Y ahora vas a aprender cómo unir todas las piezas del programa.

TERCERA PARTE

LAS HERRAMIENTAS MAESTRAS

CAPÍTULO 8

LAS ESTRATEGIAS MAESTRAS DE ESTILO DE VIDA

RETIRA LAS TOXINAS DE TU HOGAR,

RECUPERA LOS NUTRIENTES PERDIDOS EN TU DIETA Y

REEQUILIBRA TU ENERGÍA PARA ELIMINAR EL PESO DEL

ESTRÉS

Como ya hemos visto, nuestros cuerpos se encuentran bajo el asedio del mundo moderno. Algunas toxinas las ingerimos, como los azúcares refinados, los edulcorantes artificiales, los aditivos y los medicamentos con receta. Algunas provienen de nuestro ambiente, como la contaminación del agua y el aire, los cosméticos, los desperdicios petroquímicos e industriales y los metales pesados. Algunas, incluso, las infligimos en nosotros mismos, como la sobrecarga de trabajo, la comida en exceso y la falta de sueño.

Todos estos químicos y hábitos causan desastres en nuestra bioquímica y en nuestra salud celular. Mientras más químicos y hábitos de este tipo tengamos, mayor será nuestra "biocarga", es decir, el impacto combinado de todos estos elementos que trastornan nuestro sistema endocrino.

Ahora que ya hemos limpiado tu dieta, tenemos que limpiar todo lo demás. Tenemos que retirar las toxinas restantes en tu hogar, recuperar cualquier deficiencia nutricional remanente y reequilibrar tu energía para luchar contra el estrés aplastante que puede hacer que las hormonas se salgan de control. Para cuando termines aquí, habrás borrado muchas de las amenazas hormonales restantes y habrás restaurado tu metabolismo por completo.

Sin embargo, no veas las sugerencias de este capítulo como un programa; eso sería un mandato mayor y sería difícil de cumplir. Trátalas como pequeños pasos con efecto acumulativo. Las sugerencias contenidas en este capítulo representan un escenario ideal para reducir tu biocarga; si haces la mitad de éstas, te encontrarás en gran forma.

Pongámonos a trabajar.

RETIRA LAS TOXINAS DE TU AMBIENTE

Las opciones más limpias no sólo te ayudan a perder peso y a lucir maravilloso; también sostienen a la Tierra. Con cada cambio que realizas en tu cocina, hogar o jardín ejerces un impacto mucho mayor en tu metabolismo, vitalidad, longevidad, salud y felicidad.

RETIRA LOS PLÁSTICOS TÓXICOS DE TU HOGAR

Los fabricantes utilizan más plásticos que cualquier otro material; algunos son más susceptibles de emitir alteradores del sistema endocrino y otros químicos peligrosos. Puedes distinguir los diferentes plásticos por los números impresos en la parte inferior de los recipientes. Revisemos la lista completa para que sepas cuáles son los menos tóxicos y cuáles necesitas dejar de utilizar *ahora mismo*. (Consulta una lista de marcas nacionales seguras e inseguras en la página en Internet www.checnet.org/healtheHouse/pdf/plasticchart.pdf).

PLÁSTICOS NO SEGUROS. ¡NO LOS UTILICES!

Estos tres plásticos son los principales sospechosos en el escándalo de los estrógenos ambientales. Evítalos a toda costa.

¡NO! #3 Cloruro de polivinilo (V o PVC)

Se encuentra en las botellas de aceite para cocinar, en las cintas plásticas para envolver, en la envoltura transparente de la carne, el queso, los embutidos y otros alimentos, en las tuberías, en juguetes.

Por qué es malo: El PVC libera ftalatos que trastornan las hormonas y dioxinas causantes de cáncer cuando entran en contacto con el calor, los alimentos (en especial el queso y la carne), el agua, el aire o nuestro cuerpo.

Elige a cambio: Envoltura Glad; la envoltura Saran Premium y Saran Cling Plus no contienen PVC ni bisfenol A. Guarda tu comida en vidrio. Compra aceite para cocinar en envases de vidrio. *Nunca* calientes alimentos en el horno de microondas en recipientes de plástico; utiliza pergamino o papel encerado.

¡NO! #6 Poliestireno (PS; el tipo moldeado se conoce como Styrofoam)

El tipo moldeado se encuentra en envases desechables para café, recipientes para sobras, cartones de huevos, bandejas de carne, bolitas para embalaje y aislantes de estireno. El tipo no moldeado se encuentra en las cajas para discos compactos, cubiertos desechables y recipientes transparentes para sobras de comida.

Por qué es malo: En especial cuando se calienta, el poliestireno es un factor conocido de trastorno hormonal que puede liberar químicos en la comida. Los materiales utilizados para crear el poliestireno (benceno, butadieno y estireno) son cancerígenos confirmados o sospechosos.

Elige a cambio: Compra huevos empacados en recipientes de cartón. Transfiere los alimentos empacados en poliestireno a recipientes de vidrio o cerámica tan pronto como sea posible. Nunca tomes bebidas calientes de vasos de poliestireno ni comas alimentos en recipientes de este material. Acude a restaurantes que utilicen recipientes con base de papel y cubiertos y vasos fabricados con derivados de maíz o azúcar.

¡NO! #7 Otros (PC, de policarbonato)

Se encuentra en biberones, platos para microondas, recipientes inoxidables para alimentos, recipientes para guardar medicamentos, utensilios para comer, recubrimientos plásticos para casi todas las latas de alimentos y bebidas, recipientes Lexan, los viejos recipientes Nalgene u otras botellas para beber de plástico rígido, los garrafones de 5 galones de agua, materiales para construcción.

#7 PLA: EL ÚNICO TIPO QUE ES BUENO

Cualquier plástico etiquetado como "PLA", que significa ácido poliláctico, está hecho con almidón de maíz, papas, azúcar u otras plantas. ¡Son 100 por ciento biodegradables! Revisa el código en la parte inferior de tu recipiente. Evita el PC, pero el PLA está bien.

Por qué es malo: Cientos de estudios con animales y humanos asocian el bisfenol A (BPA), un químico del plástico de policarbonato, con efectos dañinos que trastornan las hormonas, como la pubertad prematura en las niñas, tejido pectoral anormal, crecimiento de la próstata y conteos de esperma más bajos.

Elige a cambio: Enjuaga a conciencia tus alimentos enlatados antes de comerlos. Utiliza biberones de vidrio; sin embargo, si continúas con el uso de biberones de policarbonato, no las metas en el calentador de biberones, pues el calentamiento incrementa el efecto de liberación de toxinas. Cambia a botellas para beber de acero inoxidable o con recubrimiento de cerámica. No laves tus botellas para beber de policarbonato en el lavavajillas. Una vez que comiencen a opacarse, deséchalas. Si alguna vez detectas olor a plástico en cualquier agua o líquido, *no lo bebas.*

PLÁSTICOS (MÁS) SEGUROS

Estos plásticos tienen un mejor historial que los tres anteriores. Sin embargo, si me preguntas, mientras menos plásticos existan en tu vida, mejor.

MUY BIEN #1 Tereftalato de polietileno (PET o PETE)

Se encuentra en botellas de jarabe para la tos, *ketchup,* aderezos para ensalada, refrescos, bebidas energizantes y agua. También se encuentra en recipientes plásticos de pepinillos, jalea, mermelada, mostaza, mayonesa y mantequilla de cacahuate.

MUY BIEN #2 Polietileno de alta densidad (HDPE)

Se encuentra en juguetes, botellas de champú, envases de leche, recipientes de yogur y de margarina, bolsas reciclables para víveres, bolsas para basura, botellas de detergente para ropa, madera compuesta, materiales Tyvek para la construcción, algunos productos Tupperware, pro-

ductos sanitarios, *Hula-Hoops* origina-
les, algunos plásticos para envolver.

MUY BIEN #4 Polietileno de baja densidad (LDPE)

Se encuentra en bolsas para víveres, recipientes, tapaderas, juguetes, anillos para *six-packs,* bandejas, cables eléctricos, algunos plásticos para envolver, bolsas para emparedados, botellas para apretar de colorantes para alimentos y otros, tapas para botellas.

MUY BIEN #5 Polipropileno (PP)

Se encuentra en utensilios de plástico, vasos, ropa interior térmica (como la marca Under Armour), bolsas transparentes, pañales, biberones seguros, recipientes de yogur Stonyfield Farm, botellas de condimentos.

RETIRA LAS TOXINAS DE TU COCINA

Con más de cien mil químicos allá afuera y muy pocos de ellos estudiados, muy pronto veremos muchas investigaciones acerca de lo dañinos que son muchos de ellos. Mientras tanto, protégete en la cocina.

NO: Toallas de papel cloradas

La EPA descubrió que las dioxinas, subproducto del cloro, son trescientas mil veces más carcinógenas que el DDT; también son muy estrogénicas.

SÍ: Productos de papel libres de cloro

Usa productos, papel de baño incluido, que digan que son procesados libres de cloro o PCF.

NO: Filtros blanqueados para café

Los filtros blanqueados para café liberan cloro en tu café y dioxinas en cada gota.

SÍ: Filtros no blanqueados o blanqueados con oxígeno

Éstos utilizan dióxido de cloro, un tipo de blanqueador que no crea residuos de dioxinas.

NO: Jabón "antibacterial" para platos (o de cualquier tipo)

Además de crear resistencia a los antibióticos, cuando el triclosán se combina con el agua clorada de la llave, crea el gas carcinógeno cloroformo y dioxinas cloradas, una forma muy tóxica de dioxina.

SÍ: Jabones naturales

Elige jabones para platos que no contengan cloro o fosfatos. Entre las marcas buenas se incluyen Seventh Generation, Ecover y Mrs. Meyer's.

NO: Sartenes de teflón

Es probable que un químico en el teflón dañe el hígado y la tiroides, y que descontrole el sistema inmunológico.

SÍ: Sartenes de acero, con recubrimiento de porcelana, de acero inoxidable o de vidrio

Obtén hierro adicional mientras evitas daños al sistema endocrino e inmune.

RETIRA LAS TOXINAS DEL GABINETE DE TU BAÑO

Los cosméticos y los productos de cuidado personal en realidad son una fuente enorme de envenenamiento químico y trastornos endocrinos. Sin embargo, la FDA ha probado sólo 11 por ciento de los 10.500

ingredientes utilizados en los cosméticos. Por fortuna, la Campaña a favor de los cosméticos seguros, un consorcio de sesenta grupos de salud ambiental y del consumidor, identificó algunas de las sustancias más dañinas en los cosméticos y en los productos de cuidado personal. Cuando busques alternativas, busca empresas que hayan firmado el acuerdo de la Campaña a favor de los cosméticos seguros, un compromiso en el cual acordaron utilizar productos más seguros y una mayor transparencia acerca de los ingredientes de sus productos. Puedes encontrar una lista de las empresas firmantes en la página en Internet www.safecosmetics.org. Los siguientes ingredientes tienen cualidades que, se sospecha, pueden alterar las hormonas.

NO: Mercurio (con frecuencia citado como thimerosal en las etiquetas de ingredientes)

Se encuentra en algunos delineadores de labios, brillos labiales, humectantes faciales, rímel, gotas para los ojos y desodorante.

Por qué es malo: El mercurio permanece en los tejidos para siempre y altera nuestra bioquímica, sistema inmunológico y otras células. También se sospecha que trastorna el sistema endocrino y se sabe que es una toxina que afecta la reproducción y el desarrollo humanos.

NO: Plomo

Se encuentra en más del 60 por ciento de los lápices labiales de marca, pero nunca se indica como tal.

Por qué es malo: El plomo causa desórdenes de aprendizaje y de comportamiento, y se le ha relacionado con otros daños al sistema nervioso central, abortos, reducción de la fertilidad, cambios hormonales e irregularidades menstruales.

NO: Tolueno

Se encuentra en los barnices para uñas y otros tratamientos para cutícula y uñas.

Por qué es malo: El tolueno daña los sistemas nervioso, respiratorio y cardiovascular; también puede dañar los riñones, disminuir el conteo de esperma, causar defectos de nacimiento e interferir con los ciclos menstruales normales.

NO: Formaldehído

Se encuentra en humectantes, limpiadores faciales, champú, acondicionadores, bloqueadores solares, gel para baño, gel para el cabello, tratamientos para acné, bases cosméticas, sombras para ojos, rímel, toallas para bebés, cremas para las manos, lubricantes, *spray* para el cabello, limpiadores para maquillaje de ojos. (También se utiliza como conservante en los alimentos... ¡y en las agencias funerarias!).

Por qué es malo: El formaldehído es dañino para el sistema immunológico, es un conocido cancerígeno humano y ha sido vinculado con leucemia, periodos irregulares, asma, enfermedad de Lou Gehrig y daños del ADN.

NO: Parabenos

Se encuentran en champús, acondicionadores, gel para baño, blanqueadores de dientes, pastas dentales, limpiadores faciales, bloqueadores solares, humectantes, tónicos o astringentes.

Por qué es malo: Los parabenos tienen efectos estrogénicos en el cuerpo y se asocian con el cáncer de mama y de próstata.

NO: Placenta

Se encuentra en los alisadores para el cabello, humectantes y tónicos.

Por qué es malo: La placenta puede producir estrógeno, estrona, estradiol y progesterona e incrementar tu riesgo de padecer cáncer de mama y otras complicaciones.

NO: Ftalatos

Se encuentran en algunos barnices para uñas, tratamientos para uñas y cutículas, fragancias, aceites para baño, humectantes y *spray* para el cabello.

Por qué es malo: Los ftalatos pueden ser tóxicos para el sistema reproductivo, pues causan infertilidad y defectos de nacimiento. Dado que no se incluyen en la lista de las etiquetas de los productos, pueden ser difíciles de detectar (a veces los disfrazan como "fragancia").

No: Triclosán

Se encuentra en humectantes, cremas para las manos, champús, limpiadores faciales, acondicionadores, antitranspirantes, exfoliantes, gel para baño, pastas de dientes.

Por qué es malo: Se cree que el triclosán interfiere en el metabolismo de la hormona tiroidea, causa resistencia a los antibióticos y crea compuestos carcinógenos cuando se combina con agua clorada.

SÍ: Cosméticos y productos de cuidado personal naturales

Algunos cosméticos declaran ser "orgánicos", pero, a diferencia de la comida, no existen guías gubernamentales firmes para cosméticos o productos de cuidado personal. Hasta que contemos con una designación confiable, revisa Skin Deep, la base de datos de cosméticos del Environmental Working Group (www.cosmeticsdatabase .com), que toma los ingredientes de más de 25.000 productos y los compara con cincuenta bases de datos de toxicidad y regulatorias. Es sorprendente. No necesitas acudir a ningún otro sitio para obtener información.

Muchos de los químicos que trastornan el sistema endocrino aún no están regulados por las autoridades del agua y los métodos convencionales de tratamiento de aguas van más allá de lo ridículo. (Revisa la tabla de calificaciones de tu área en la base de datos de la Universidad de Cincinnati de las fuentes metropolitanas de agua en la página en Internet www.uc.edu/gissa/projects/drinkingwater/ o encuentra el informe de calidad del agua en la página en Internet www.epa.gov/safewater/dwinfo/).

La única manera de limpiar el agua es usando un filtro de agua de manera religiosa. Una vez que hayas recibido el informe de agua de tu área, encuentra un filtro que retire los contaminantes en la base de datos de la Fundación nacional de la ciencia (NSF, por sus siglas en inglés) de marcas verificadas de todo tipo de filtros de agua: www.nsf.org/Certified/dwtu. Esta tabla te ayudará a comenzar. Para estar más seguro, combina dos tipos de filtros, como uno de ósmosis invertida más un filtro de carbón montado en el grifo.

Tipo	¿Cómo funciona?	Ventajas	Desventajas
Ósmosis invertida	Utiliza una membrana semipermeable para retirar partículas y moléculas de contaminantes disueltos.	Retira todos los metales pesados, las bacterias, los virus y puede retirar algunos productos farmacéuticos.	Desperdicio de agua. Desperdicia entre tres y veinte galones de agua por cada galón de agua utilizable. Filtra todos los minerales, incluso los saludables como el magnesio y el potasio. NO elimina el cloro, los pesticidas o los herbicidas. Algunos declaran que el agua tiene un sabor "neutro".
Destilado	Lleva al agua a ebullición y después mantiene una temperatura constante. Recolecta vapor y lo condensa de nuevo en agua. (Las impurezas hierven a temperaturas más altas, de manera que pueden ser recolectadas y retiradas con facilidad).	Retira todos los metales pesados, las bacterias y los virus.	Desperdicio de agua. Desperdicia cinco galones de agua por cada galón de agua utilizable. Filtra todos los minerales, incluso los saludables como el selenio. NO elimina el cloro, los pesticidas, los herbicidas o los productos farmacéuticos. Algunos declaran que el agua tiene un sabor "neutro".

Tipo	¿Cómo funciona?	Ventajas	Desventajas
Filtro de carbón activado (Estándar 53, certificado). (Presentación montada en el grifo, debajo del fregadero o en jarras).	El agua fluye a través de un filtro de carbón que atrae y atrapa muchas impurezas.	Varían según la marca. Todos retiran el cloro, mejoran el sabor y reducen los sedimentos. La mayoría retiran los metales pesados y los subproductos de la desinfección. Algunos remueven los parásitos, los pesticidas, el radón y los compuestos orgánicos volátiles.	No filtra los productos farmacéuticos. Las marcas difieren de manera significativa en cuanto a los contaminantes que filtran y no filtran.

He aquí una lista de mis marcas preferidas de cosméticos naturales y cómo puedes encontrarlos:

- Dr. Hauschka (www.drhauschka.com)
- Ren (www.renskincare.com)
- Aesops (www.aesop.net.au)
- Nude (www.nudeskincare.com)
- Jason (www.jasoncosmetics.com)

RETIRA LAS TOXINAS DE TU CASA

De acuerdo con la EPA, los niveles de contaminantes en el aire de tu casa pueden ser hasta cien veces más altos a los del exterior, debido principalmente a los compuestos orgánicos volátiles emitidos por los limpiadores tóxicos y otros productos domésticos. Sigue estos consejos para reducir la biocarga en tu hogar.

NO: Limpiadores domésticos químicos

Casi 90 por ciento de las exposiciones a venenos ocurren en casa, la mayoría de éstas con artículos para la limpieza, medicamentos, cosméticos y otros productos de cuidado personal. Los peores son los limpiadores de drenaje, hornos y excusados, además de los productos que contienen cloro o amoniaco. (La combinación de cloro y amoniaco crea un gas clorado tóxico, la cloramina, utilizada como arma

Me sentí aterrada cuando descubrí lo tóxicos que son algunos artículos domésticos comunes. Presta atención a las etiquetas, ¡date cuenta de cuán peligrosos son! Tampoco se refieren sólo a los bebés, ¡estas cantidades podrían derribar a un adulto de 108 libras de peso! ¡Terrible!

Veneno, peligro o altamente tóxico: Si tragas una cucharadita o menos, podrías morir.

Advertencia o muy tóxico: Si tragas entre una cucharadita y una cucharada, podrías morir.

Precaución o tóxico: Si tragas entre una onza y una pinta, podrías morir.

química en la Primera Guerra Mundial).

SÍ: Utiliza productos 100 por ciento naturales

Utiliza productos naturales de verdad, como el vinagre blanco, el agua oxigenada, el jugo de limón y agua simple y llana. ¡No hay riesgos de alteraciones endocrinas y significa más valor por tu dinero!

El vinagre blanco mezclado con agua puede limpiar cualquier tipo de piso, ventana, espejo o cualquier superficie brillante. El vinagre elimina el olor desagradable en el fregadero y el moho de la bañera, limpia y suaviza la ropa y, cuando se combina con bicarbonato de sodio, puede destapar cañerías.

El jabón de Castilla o de aceite de oliva con agua caliente limpia la mugre; úsalo en todas partes con bicarbonato de sodio y/o vinagre para terminar el trabajo.

El bicarbonato de sodio se puede usar para limpiar cubiertos, deodorizar alfombras malolientes y almohadas para mascotas, cepillar inodoros y tinas de baño, y eliminar los malos olores de tu refrigerador y congelador. En cualquier lugar donde hayas utilizado polvos abrasivos, puedes usar bicarbonato de sodio.

Agua oxigenada puede ser empleado, en combinación con vinagre blanco, como uno de los mejores limpiadores sanitizadores para la cocina. Susan Sumner, científica de los alimentos en la Universidad Virginia Tech, creó este proceso: compra dos botellas vacías con atomizador y llena una con peróxido de hidrógeno y la otra con vinagre; rocía tu mostrador primero con el vinagre y después con el peróxido de hidrógeno (o viceversa), ¡y *voilà*! Las pruebas demostraron que esta secuencia de limpieza era más efectiva que cualquier limpiador con base de cloro para eliminar bacterias y no emite dioxinas cancerígenas. (Por cierto: este producto también funciona con la comida; después de enjuagar los alimentos con agua no deja residuos detectables).

SÍ: Utiliza limpiadores comprados que sean confiables y seguros

Los limpiadores domésticos que dicen ser naturales podrían ser tóxicos y nunca lo sabríamos. Apégate a las empresas reconocidas por ser responsables con el ambiente, como Seventh Generation, Mrs. Meyer's, Dr. Bronner's, Ecover y Meted. Busca palabras como:

Libre de amoniaco
Biodegradable
Libre de colorantes o perfumes
No carcinógeno
Sin base de petróleo
No tóxico

NO: Desodorantes artificiales para habitaciones

Estos productos sólo encubren cualquier olor desagradable de los alrededores. Son, en términos literales, fábricas de compuestos orgánicos volátiles que llevan toxinas a tus habitaciones.

SÍ: Limpia tu aire con un filtro HEPA

Un estudio descubrió que utilizar filtros HEPA durante dos días mejoraba de manera drástica las funciones cardiovasculares de individuos no fumadores con buena salud. Compra uno con filtro para compuestos orgánicos volátiles.

SÍ: Rodéate de verde

Los científicos de la NASA descubrieron que una planta en maceta por cada cien pies cuadrados puede eliminar muchos contaminantes dañinos del aire en tu casa. Entre las mejores variedades se incluyen la palma de bambú, la hiedra inglesa, la margarita gerbera y la *green spider flower*.

ABANDONA TU LAVANDERÍA

Sierra Club ha solicitado a la EPA que prohíba el nonil fenol y el nonil fenol etoxilado (NPE, por sus siglas en inglés), químicos estrogénicos que se encuentran en los productos para tintorería; alrededor de 400 millones de libras de los cuales son producidos cada año (Europa y Canadá ya los han prohibido). Hasta que esto suceda, evita llevar tu ropa a la lavandería o encuentra una que utilice productos alternativos. Si te ves obligado a llevar tu ropa a la lavandería, retírala de la bolsa de plástico y déjala ventilar en el exterior durante al menos cuatro horas.

NO: Muebles con Scotchgard o tapiz resistente a las manchas

Un compuesto de PFC utilizado para hacer telas resistentes a las manchas y del cual se supone que causa defectos de nacimiento y cáncer fue el más concentrado en la leche materna de madres en etapa de lactancia.

SÍ: Telas orgánicas cuando sea posible

Los agricultores de algodón utilizan la mayor cantidad de pesticidas, y los más dañinos. Busca algodón orgánico, en especial para sábanas y ropa para bebés.

RETIRA LAS TOXINAS DE TU JARDÍN

Los pesticidas incrementan el riesgo de padecer docenas de tipos de cáncer, por no mencionar la certeza virtual de trastornos endocrinos y, con el tiempo, de resistencia a la insulina. Sacar los pesticidas de tu casa y tu jardín es, en gran medida, la tarea número uno.

NO: Herbicida

Las empresas que ofrecen tratamientos químicos para jardines utilizan atrazina, un herbicida del cual se ha comprobado que causa alteraciones endocrinas extremas. Las ranas machos tratadas con atrazina lucían bien en el exterior, pero desarrollaron partes femeninas en el interior. ¡Éste es parte del motivo por el cual las ranas están en peligro de extinción en todo el mundo!

SÍ: Vuelve orgánico tu jardín

Podar, regar y fertilizar el césped... constituye aproximadamente el 2 por ciento del consumo de combustibles fósiles de Estados Unidos y el 10 diez por ciento de la contaminación del aire. Visita la página en Internet www.safelawns.org para conocer un montón de consejos útiles.

SÍ: Siembra un jardín nativo

Las bacterias benéficas encontradas en la tierra podrían incluso ayudar a tu cerebro a producir más serotonina. Un estudio descubrió que la bacteria *Mycobacterium vaccae* activa rutas similares a las que activan algunos medicamentos antidepresivos.

▶ RETIRA LAS TOXINAS DE TUS BEBÉS (MASCOTAS Y NIÑOS)

Cuidar bebés y mascotas puede atraer una nueva clase de químicos a tu vida. Protégelos (y protégete) con decisiones conscientes acerca de su cuidado.

NO: Champú para controlar las plagas

Un estudio reciente demostró que los padres que bañaban a sus mascotas con champús de piretrina para controlar las plagas tenían el doble de probabilidades de tener un hijo autista.

SÍ: Champús naturales para mascotas

Mi cachorro Baxter y yo alternamos Davines y Dr. Hauschka.

NO: Champú contra piojos para niños

Cada vez que utilizas champú contra piojos viertes pesticidas en la cabeza de tu hijo.

SÍ: Adopta una política de ¡no larvas!

Utiliza un peine para piojos y elimina las larvas antes de que se conviertan en piojos. Prevé su reaparición con unas cuantas gotas de aceite esencial de árbol del té, salpicadas todos los días en su cabeza.

NO: Ropa con retardante de llamas

Asegúrate de que las pijamas, las sábanas, las cobijas, las almohadas y las colchas no contengan polibromodifenil éteres (PBDE), que son químicos asociados con alteraciones tiroideas, problemas de aprendizaje y memoria, daños al oído, conteos menores de esperma y defectos de nacimiento.

SÍ: Ropa de cama y prendas orgánicas

Tu cuerpo, los cuerpos de tus hijos y el planeta serán más felices.

NO: Juguetes de plástico

Muchos fabricantes y tiendas han pedido que se retiren los ftalatos de los juguetes. Si las experiencias con los juguetes chinos nos dicen algo es que no podemos estar 100 por ciento seguros de la veracidad de los anuncios de los productos.

SÍ: Juguetes de madera y tela

Elige juguetes de madera sin barniz y de telas orgánicas y no compres juguetes fabricados en China. (Lo lamento, pero hasta que no arreglen su desorden, ¡lo mejor es evitarlos!).

NO: Fórmula de soya

A menos que tu pediatra te indique lo contrario. Los bebés que toman leche con fórmula de soya consumen una cantidad tremenda de fitoestrógenos por libra de peso corporal.

SÍ: Leche materna

Intenta amamantar; si no puedes, pide a tu pediatra que te recomiende la mejor fórmula para tu bebé. No temas que las toxinas ambientales contaminen tu leche materna. Los expertos dicen que los beneficios de la lactancia superan cualquier daño potencial.

NO: Biberones con BPA o pañales blanqueados con cloro

No pongas a alteradores del sistema endocrino directamente en la boca o en el trasero de tu bebé.

SÍ: Utiliza biberones de vidrio y pañales sin blanquear

Elige biberones de vidrio y pañales sin blanquear, como los pañales Seventh Generation libres de cloro o gDiapers.

RETIRA LAS TOXINAS DE TU GABINETE DE MEDICAMENTOS

Ahora vienen los medicamentos del gran ¡NO!

En consulta con tu médico, quiero que retires todos los medicamentos de venta libre y con receta de donde sea y cuando sea posible. Punto. Fin.

Mira, sé que a este respecto he adoptado una postura rígida. En última instancia, yo no querría vivir en un mundo sin medicina moderna. Sin embargo, con raras excepciones, muchos productos farmacéuticos crean más problemas de los que resuelven.

¿Alguna vez has leído a conciencia el impreso que viene incluido con tu "medicamento"? Te hace preguntarte si los efectos secundarios del medicamento son más siniestros que la enfermedad existente.

Los medicamentos con los cuales debes ser más cauteloso son aquellos a los que yo llamo "antis": antidepresivos, antiinflamatorios, antibióticos, etcétera. Estos medicamentos no trabajan con la bioquímica natural del cuerpo: trabajan en su contra. Excepto en casos extremos, sus efectos secundarios pueden ser mucho peores que la enfermedad original: cálculos en los riñones, coagulación sanguínea anormal, desórdenes sanguíneos, sordera, colitis, infecciones por hongos, hiperpermeabilidad intestinal, erupciones cutáneas, dificultad para respirar, náuseas, diarrea, incapacidad para alcanzar el orgasmo, ansiedad, estreñimiento, aumento de peso, alteraciones del sueño, pérdida de cabello, presión arterial alta, anemia... la lista continúa.

He tenido concursantes en el *campus* de *The Biggest Loser* que toman doce medicamentos distintos. Comienzan con algún tipo de enfermedad relacionada con el exceso de peso: presión arterial alta, diabetes tipo 2, artritis, colesterol, lo que se te ocurra. Todos estos medicamentos tienen efectos colaterales. Por tanto, sus médicos les recetan otro medicamento que atienda los efectos colaterales. En un mes, los concursantes dejan los medicamentos de manera permanente. Ésta es tu solución milagrosa: dieta y ejercicio.

Los medicamentos quizá más alarmantes, y más opuestos al programa *Optimiza tu metabolismo,* son las hormonas sintéticas. ¡Ni hablemos de los alteradores del sistema endocrino! Las mujeres han superado la menopausia durante miles de años. ¿De pronto pensamos que Dios/la naturaleza/la evolución (el credo que sea) se equivocó? Las compañías farmacéuticas nos venden una enfermedad que no lo es en absoluto y después fabrican un medicamento para ésta que nos mata.

Recuerda lo que pasó cuando los descubrimientos de la Iniciativa de salud de la mujer, patrocinada por los Institutos nacionales de la salud, salieron a la luz en el 2002. El estudio de ocho años de duración de la terapia de estrógeno-más-progestina se interrumpió después de cinco años, porque las mujeres que estaban participando en él caían muertas debido a ataques cardiacos o embolias. Los investigadores analizaron los datos y descubrieron que la combinación de estas hormonas sintéticas era responsable de:

- Incidencia 26 por ciento más alta de cáncer de mama
- Incremento de 22 por ciento en enfermedades cardiovasculares totales
- Incremento de 29 por ciento en ataques cardiacos
- Incremento de 41 por ciento en embolias
- Incremento de 100 por ciento en el índice de coágulos sanguíneos en los pulmones

Desde que esos resultados se publicaron, muchas mujeres se han retirado de dicha terapia. No obstante, las píldoras anticonceptivas vuelan alto, a pesar del *Tenth Report on Carcinogens* del Programa nacional de toxicología, también publicado en 2002, que clasificaba a todos los estrógenos esteroideos como carcinógenos, es decir, aquellos utilizados en la terapia de estrógeno-más-progestina y en píldoras anticonceptivas. El Instituto nacional de cáncer informa que, aunque las píldoras anticonceptivas disminuyen los riesgos de padecer cáncer de ovarios y endometrio, también pueden incrementar el riesgo de padecer cáncer de mama, cervical e hígado.

¿Por qué no interviene la FDA en esto? He aquí el motivo: las empresas farmacéuticas invierten miles de millones de dólares para granjearse la aprobación de la FDA para sus productos. Los fondos públicos no pueden igualarse a las responsabilidades crecientes de la agencia; por tanto, más de 50 por ciento del trabajo de la FDA de revisar la seguridad y efectividad es financiado por las empresas cuyos productos son revisados (¿conflicto de intereses, dices?).

En el otro extremo de la cadena farmacéutica, a las empresas farmacéuticas les gusta pensar que los médicos trabajan para éstas. Ofrecen almuerzos y cenas para ellos y todo su personal. Los médicos están obligados a una educación continua. ¿Quién crees que patrocina esos costos para ellos? Correcto: las compañías farmacéuticas.

Ahora, lo cierto es que los médicos no son malos. De hecho, yo trabajo con muchos de ellos ante cuyos pies me inclinaría, pues son muy éticos, talentosos e inteligentes. En cualquier profesión encontrarás buenos y malos.

Entonces, ésta es tu mejor línea de defensa: hazte revisiones, practica la medicina preventiva y sé proactivo. En su mayor parte, puedes reducir o incluso curar la mayoría de las enfermedades con cambios en tu dieta y en tu estilo de vida. Usa condones para el control de la natalidad. Come bien y vive de manera adecuada para enfrentar la menopausia con naturalidad. Un último punto: haz tu investigación propia y obtén una segunda opinión, cuando menos, antes de tomar un medicamento. Los medicamentos tienen efectos secundarios. El ejercicio, la alimentación y los suplementos vitamínicos empleados de forma adecuada, no. Toma medicamentos sólo como último recurso.

RECUPERA LOS NUTRIENTES PERDIDOS

Debido a los cambios en los métodos agrícolas, el triste estado de nuestro suelo y la falta de biodiversidad en este país, incluso nuestros alimentos integrales no son tan nutritivos como lo fueron alguna vez. Bajo el asalto constante del ambiente en el cual vivimos, nuestro cuerpo necesita ciertos nutrientes para ayudarnos a enfrentar la toxicidad de manera apropiada. Después de tener en cuenta todo lo anterior, no es sorprendente que más del 80 por ciento de los estadounidenses padezca severas deficiencias de nutrientes.

Ésta es la razón por la cual, después de recuperar los alimentos integrales y nutritivos en tu dieta, también debemos recuperar los nutrientes perdidos que no puedes obtener de ninguna otra manera, porque determinadas vitaminas y minerales faltantes son esenciales para la producción hormonal. Lo que necesitas, lo primero y más importante, es un multivitamínico de calidad, un suplemento de calcio y un suplemento de aceite de pescado.

Sin importar cuáles marcas elijas, intenta encontrar un multivitamínico que incluya las siguientes vitaminas y nutrientes básicos, cada uno de ellos esencial para la función hormonal apropiada. He elaborado una lista de los nutrientes de consumo diario recomendados por el Linus Pauling Institute en la Universidad del Estado de Oregon, un centro de investigación renombrado a nivel mundial en la ciencia de los micronutrientes. Con un multivitamínico de alta calidad, un suplemento de calcio y una cápsula de aceite de pescado, combinados con la dieta *Optimiza tu metabolismo*, debes llegar a estos niveles con mucha facilidad.

BIOTINA: 30 mcg

Las personas con diabetes tipo 2 que toman biotina tienen niveles más bajos de glucosa en ayunas. La biotina ayuda al cuerpo a utilizar más glucosa para sintetizar los ácidos grasos. La biotina también estimula la glucoquinasa, una enzima del hígado que incrementa la síntesis de glucógeno y la liberación de insulina, lo cual disminuye la glucosa en la sangre.

Fuentes alimenticias: 1 huevo (25 mcg), 1 rebanada de pan de trigo integral (6 mcg), 1 aguacate entero (6 mcg).

ÁCIDO FÓLICO: 400 mcg

Un estudio demostró que el ácido fólico puede ayudar a disminuir la ACTH, una hormona suprarrenal que puede provocar un incremento en la presión arterial. El hecho de asegurarte de consumir una adecuada cantidad de ácido fólico es esencial para cualquier mujer en edad de procrear, incluso si no planeas embarazarte; si sucede que te embarazas, tener ácido fólico en tu cuerpo de antemano impedirá defectos en la espina dorsal que dan como resultado daños en el sistema nervioso del bebé.

Fuentes alimenticias: ½ taza de lentejas cocidas (179 mcg), ½ taza de espinacas cocidas (132 mcg), 6 espárragos (134 mcg).

NIACINA: 20 mg

La niacina protege a tu corazón al incrementar tu HDL, disminuir tu LDL y convertir las pequeñas partículas peligrosas de LDL en partículas más grandes y menos propensas a causar ataques cardiacos. La niacina puede incrementar la liberación de hormona del crecimiento; sin embargo, en personas con riesgo de padecer diabetes, grandes dosis de niacina pueden causar un incremento súbito de insulina y triglicéridos. ¡Limítate a la dosis de tu multivitamínico y estarás muy bien!

Fuentes alimenticias: 3 onzas de atún (11,3 mg), 3 onzas de salmón (8,5 mg), 3 onzas de pavo (5,8 mg).

ÁCIDO PANTOTÉNICO: 5 mg

Todas las hormonas esteroides, incluyendo el estrógeno y la progesterona, así como los neurotransmisores acetilcolina y melatonina, sólo pueden producirse cuando tienes suficiente ácido pantoténico, o vitamina B5. También tu hígado necesita la coenzima A de la vitamina B5 para descomponer ciertos medicamentos y toxinas.

Fuentes alimenticias: 1 aguacate entero (2 mg), 8 onzas de yogur (1,35 mg), ½ taza de batata (0,88 mg).

RIBOFLAVINA : 1,7 mg

La riboflavina, alias vitamina B2, ayuda a metabolizar la vitamina B6, la niacina y el ácido fólico. La riboflavina también está involucrada en la producción apropiada de la tiroides y ayuda a controlar los niveles de homocisteína.

Fuentes alimenticias: 1 taza de leche descremada (0,34 mg), 1 huevo (0,27 mg), 3 onzas de carne de res (0,16 mg).

TIAMINA: 1,5 mg

La tiamina ayuda a metabolizar la glucosa. Los adictos a los carbohidratos con frecuencia tienen deficiencia de tiamina. Un estudio descubrió que después de cuatro días de incrementar el consumo de carbohidratos, la tiamina de la gente disminuía hasta en un 20 por ciento.

Fuentes alimenticias: 3 onzas de puerco magro guisado (0,72 mg), 1 taza de arroz integral largo (0,21 mg), 1 onza de nueces de Brasil (0,18 mg).

VITAMINA A: 2.500 IU

La vitamina A interactúa con la vitamina D y la hormona tiroides para impactar directamente el modo en que nuestros genes son transcritos y ayuda a enseñar a cada tipo de célula cuál es su función específica. La vitamina A también ayuda a proteger tu sistema inmunológico y tu piel.

Fuentes alimenticias: ½ taza de calabacitas cocidas (1.907 IU), ½ taza de zanahoria picada (1.793 IU), ½ taza de col rizada (1.285 IU).

VITAMINA B6: 2 MG

La vitamina B6 ayuda al cuerpo a liberar glucosa del glucógeno almacenado y a sintetizar los neurotransmisores serotonina, dopamina y norepinefrina. La vitamina B6 se une a los receptores de estrógeno, progesterona, testosterona y otras hormonas esteroides para prevenir la absorción de hormonas en exceso, lo que podría ayudar a reducir el riesgo de padecer cáncer de mama y de próstata. La vitamina B6 puede también ayudar a aliviar el síndrome premenstrual, la depresión y el síndrome de túnel carpiano causado por el hipotiroidismo.

Fuentes alimenticias: 3 onzas de pollo (0,51 mg), 1 plátano mediano (0,43 mg), 6 onzas de jugo de coctel de vegetales (0,26 mg).

COBRE: 900 mcg

El cobre trabaja con el zinc para ayudar a mantener la tiroides; sin embargo, el exceso en uno de ellos creará deficiencia en el otro. El exceso de cobre puede estimular también la actividad de la prostaglandina, interferir con la actividad de los antioxidantes y disminuir la actividad de tu sistema inmunológico, de manera que lo mejor es que te limites a la dosis de tu multivitamínico. El cobre también ayuda a la dopamina a convertirse en norepinefrina.

Fuentes alimenticias: 1 onza de nueces de la India (629 mcg), 1 taza de champiñones crudos y rebanados (344 mcg), 2 cucharadas de mantequilla de cacahuate (185 mcg).

HIERRO: 18 mg*

Tu cuerpo necesita hierro para utilizar el yodo de manera adecuada y así activar la tiroxina. En fechas recientes, los investigadores han descubierto una hormona llamada hepcidina, que regula los niveles de hierro en el cuerpo. Si tienes síndrome de intestino inflamado o alguna otra inflamación, tal vez tengas demasiada hepcidina y muy poco hierro en tu cuerpo. La gente con intolerancia al gluten, las personas con úlceras, las vegetarianas y los atletas son más propensos a padecer deficiencia de hierro.

Fuentes alimenticias: 6 ostras medianas (5,04 mg), 1 cucharada de melaza sin sucrosa (3,5 mg), 3 onzas de carne oscura de pollo (1,13 mg).

MAGNESIO: 320 mg (MUJERES) Y 420 mg (HOMBRES)

Sólo unos días de deficiencia de magnesio pueden estimular la liberación de citocinas inflamatorias, moléculas proinflamatorias que están vinculadas con la resistencia a la insulina. Entre 25 y 38 por ciento de los diabéticos no ingieren suficiente magnesio, aunque éste puede ayudar a reducir la glucosa en la sangre. La gente que come más magnesio puede tener 30 por ciento menos probabilidades de desarrollar síndrome metabólico.

* Es raro que los hombres y las mujeres postmenopáusicas tengan deficiencias de hierro; sin embargo, demasiado hierro puede elevar el riesgo de padecer enfermedades cardiacas. Si te encuentras en uno de los dos grupos, busca un multivitamínico sin hierro por este motivo. No obstante, las mujeres premenopáusicas, los adolescentes y los niños están en riesgo de padecer deficiencia de hierro y deben tomar suplementos.

Fuentes alimenticias: 23 almendras (78 mg), ½ taza de acelgas (78 mg), ½ taza de habas de Lima (63 mg).

VITAMINA B12: 30 mcg

La gente mayor de edad no puede absorber vitamina B12 de los alimentos y necesita tomar suplementos. Los vegetarianos también deben tomar suplementos de vitamina B12 porque sólo la obtenemos de los productos animales. Con frecuencia, los diabéticos tienen deficiencia de vitamina B12 porque el páncreas proporciona las enzimas y el calcio necesarios para absorber la vitamina B12 de los alimentos.

Fuentes alimenticias: 3 onzas de almejas al vapor (84 mcg), 3 onzas de mejillones al vapor (20,4 mcg), 3 onzas de carne de res cocida (2,1 mcg).

VITAMINA C: 400 mg

No podemos producir vitamina C, de manera que debemos obtenerla de nuestra dieta. La vitamina C es importante para apoyar la producción adecuada de las hormonas suprarrenales. Dado que tu cuerpo no puede producir vitamina C, por lo general es recomendable consumir un poco más en momentos de estrés. La gente que toma suplementos de vitamina C con frecuencia puede experimentar un riesgo entre 25 y 40 por ciento menor de padecer enfermedades cardiacas. La mayoría de los suplementos contienen sólo 60 mg, lo cual no es suficiente para saturar tu sangre y células. Intenta consumir al menos 400 mg a partir de alimentos ricos en vitamina C.

Fuentes alimenticias: ½ taza de pimiento rojo dulce picado (141 mg), 1 taza de fresas (82 mg), 1 tomate mediano (23 mg).

VITAMINA D: 2.000 IU*

La vitamina D ayuda al cuerpo a regular sus niveles de calcio, incrementa la inmunidad, reduce la probabilidad de padecer desórdenes au-

---

* El Linus Pauling Institute también recomienda entre diez y quince minutos de sol directo al mediodía en brazos y piernas, o en rostro y brazos al menos tres veces por semana.

toinmunes (como la inflamación), disminuye la presión arterial y puede reducir el riesgo de osteoporosis y cáncer de mama, colon y próstata. Muy poca vitamina D puede ejercer un impacto negativo en los niveles de insulina y glucosa en personas con diabetes tipo 2.

Fuentes alimenticias: 3 onzas de salmón rosado enlatado (530 IU), 3 onzas de sardinas enlatadas (231 IU), 8 onzas de leche fortificada con vitamina D (98 IU).

VITAMINA E: 200 IU*

La vitamina E también ayuda a hacer más lento el envejecimiento de las células y tejidos, y puede ayudar a reducir los efectos negativos de los contaminantes ambientales en el cuerpo. Estudios de laboratorio han indicado que la vitamina E puede ser especialmente eficaz para ayudar a prevenir y tratar casos de cáncer reactivos a las hormonas, como el de mama y próstata.

Fuentes alimenticias: 1 onza de avellanas (4,3 mg), 1 cucharada de aceite de canola (2,4 mg), 1 cucharada de aceite de oliva (1,9 mg).

VITAMINA K: ENTRE 10 Y 20 mcg

La vitamina K ayuda a la coagulación de la sangre después de sufrir heridas y protege contra la osteoporosis, los cálculos renales, la fibrosis quística y —escucha esto— el olor corporal. La vitamina K está muy concentrada en el páncreas y puede estar involucrada en la liberación saludable de insulina después de comer.

Fuentes alimenticias: 1 taza de col rizada cruda (547 mcg), 1 taza de espinacas crudas (299 mcg), 1 taza de brócoli crudo y picado (220 mcg).

ZINC: 15 mg

Los niveles de zinc tienden a ser más bajos en personas mayores, anoréxicas o alcohólicas, en personas sometidas a dietas estrictas, en niños

---

* El Instituto Linus Pauling recomienda 200 IU de alfatocoferol-d natural cada día o 400 IU cada dos días.

con trastorno de déficit de atención con hiperactividad y en diabéticos. Los niveles de zinc se asocian con la leptina, la hormona que nos ayuda a sentirnos satisfechos. Los estudios sugieren que restablecer las deficiencias de zinc ayuda a la gente a incrementar la masa muscular magra, al tiempo que mantiene o ayuda a eliminar la masa de grasa.

Fuentes alimenticias: 6 ostras medianas (76,3 mg), 3 onzas de carne oscura de pavo (3,8 mg), ½ taza de frijoles horneados (1,8 mg).

SELENIO: 70 mcg

La mayor parte de la T3 quemadora de grasas en nuestro cuerpo se activa cuando las enzimas dependientes del selenio ayudan a convertir la T4 en T3 al retirar un átomo de yodo. El selenio también produce otras enzimas que ayudan al cuerpo a desintoxicarse de los efectos de los contaminantes ambientales, los productos farmacéuticos y la radiación.

Fuentes alimenticias: 3 onzas de carne de cangrejo (41 mcg), 3 onzas de camarones (34 mcg), 2 rebanadas de pan de trigo integral (23 mcg).

CROMO: ENTRE 60 Y 120 mcg

Alrededor del 90 por ciento de nosotros no consume suficiente cromo, pero éste ayuda a la insulina a sacar la glucosa de la sangre y conducirla a las células. Los bajos niveles de cromo pueden provocar disfunciones de la insulina y triglicéridos altos, lo que incrementa más el riesgo de padecer enfermedades cardiacas a las personas ya predispuestas al síndrome metabólico y a las complicaciones cardiovasculares.

Fuentes alimenticias: ½ taza de brócoli (11 mcg), 1 manzana mediana (1,4 mcg), ½ taza de habichuelas (1,1 mcg).

POTASIO: 4,7 g

El potasio es tanto un mineral como un electrolito que baila adentro y afuera de las membranas celulares mientras cambia sodio por potasio. Este intercambio dinámico de energía, que representa hasta el 40 por ciento de nuestro índice metabólico en reposo, protege a las membranas celulares y es un aspecto clave de nuestras funciones nerviosas, musculares y cardiacas.

Fuentes alimenticias: 1 papa horneada mediana (926 mg), ½ taza de ciruelas pasas (637 mg), 6 onzas de jugo de tomate (417 mg).

CALCIO: ENTRE 1.000 Y 1.200 mg*

El calcio hace posible que las enzimas descompongan el glucógeno, lo que libera energía para que sea utilizada por los músculos e impedir los calambres o espasmos musculares. El calcio también ayuda a nuestro sistema nervioso a enviar mensajes y desempeña una función importante en la secreción de insulina. Tu cuerpo sólo puede absorber 300 mg máximo cada vez; por tanto, si no consumes tres raciones de productos lácteos al día, toma tus suplementos de calcio a dos horas distintas durante el día.

Fuentes alimenticias: 1 taza de yogur (300 mg), ½ taza de col china cocida (239 mg), ½ taza de habas (113 mg).

ÁCIDOS GRASOS OMEGA-3 EPA Y DHA: 1 g

Tu cuerpo no puede producir estas grasas, pero las necesitas para sobrevivir. Las cápsulas de aceite de pescado te permiten obtener los casi milagrosos beneficios para la salud sin la toxicidad de los metales pesados y la acumulación de pesticidas del pescado. El aceite de pescado disminuye los triglicéridos, la presión arterial, el LDL, la inflamación y la placa arterial, y eleva el HDL, todo lo cual ayuda a evitar enfermedades cardiacas. El aceite de pescado también reduce los riesgos de muerte en aquellas personas ya diagnosticadas con cardiopatías al reducir el predominio de ataques cardiacos, embolias y ritmos cardiacos anormales. Las investigaciones recientes sugieren que los suplementos de omega-3 pueden ayudar a prevenir o tratar otras enfermedades como

---

* Es probable que tu multivitamínico contenga un poco de calcio, pero la cantidad apenas alcanza a los 1.000-1.200 mg que requieres, ¡porque la píldora no podría caber por tu garganta! Busca un suplemento de carbonato de calcio o citrato de calcio; ambos son absorbidos de inmediato. El carbonato se absorbe mejor con alimentos y el citrato sin alimentos.

el trastorno de déficit de atención con hiperactividad, el asma, el desorden bipolar, el cáncer, la demencia, la depresión y la diabetes.

Fuentes alimenticias: 4 onzas de salmón silvestre (2 g), ¼ taza de nueces de Castilla (2,27 g), 2 cucharadas de linaza (3,5 g).

REEQUILIBRA TU EMISIÓN DE ENERGÍA

Podrías seguir esta dieta al pie de la letra, deshacerte de todas las toxinas en tu hogar y tomar los suplementos vitamínicos perfectos cada día; sin embargo, si no aprendes a manejar tu estrés y a reequilibrar tu energía, continuarás saboteando a tus hormonas.

Solíamos consumir nuestras hormonas del estrés, el cortisol y la adrenalina, cuando escapábamos de los leones en la selva. Ahora, si nuestro jefe hace exigencias irracionales, no podemos liberar ese estrés con sólo retroceder y saltarle encima. No, tenemos que soportarlo y quedarnos sentados en nuestro sitio con el corazón acelerado y el cortisol y la adrenalina en nuestras venas, además de luchar por mantener la compostura y ser trabajadores buenos y esmerados.

La sobrecarga constante de trabajo sin un descanso adecuado mantendrá a tu cuerpo en actitud de luchar o huir durante demasiado tiempo, lo cual corroe nuestros órganos y glándulas hasta que nuestro sistema se colapsa. Las personas que secretan la mayor cantidad de cortisol como respuesta al estrés también tienen la mayor cantidad de grasa en sus barrigas, sin importar cuánto pesen. También son más propensas a experimentar incrementos súbitos y frecuentes de antojos por los carbohidratos.

Cuando sobrecargas de trabajo a tu cerebro y no haces trabajar a tu cuerpo, cuando duermes muy poco y te preocupas demasiado, tus niveles de hormona del crecimiento no tienen sus emisiones habituales en el día y en la noche. No puedes convertir la hormona tiroides tan fácil. La ghrelina, hormona del hambre, se dispara; la leptina, hormona de la saciedad, se desploma. Tus niveles de azúcar en la sangre llegan hasta el techo y, en cuestión de días, tu cuerpo se hace resistente a la insulina, *incluso si no tienes sobrepeso*.

Yo estoy a favor del trabajo duro, pero también creo en la recuperación total. Veamos cómo puedes permitirle a tu sistema endocrino que se dé un respiro para que sea capaz de repararse a sí mismo y deje que tus hormonas se reequilibren y recuperen sus niveles óptimos de nuevo.

PRIMERA TÁCTICA PARA REEQUILIBRAR LA ENERGÍA: DUERME AL MENOS SIETE HORAS POR NOCHE

Dormir una noche completa no es un lujo, es una necesidad básica para un equilibrio hormonal saludable. Cuando duermes menos de siete horas, te enfrentas a un riesgo mayor de padecer diabetes, cáncer, cardiopatías, embolias, depresión y ganar muchas, muchas libras de más.

Algunos investigadores creen que el sueño de onda lenta —el sueño profundo y sin imágenes en el cual te sumerges tres o cuatro veces a lo largo de la noche— en términos ideales, en realidad podría regular tu metabolismo. De hecho, durante el sueño nivel 4 de onda lenta, que comienza alrededor de una hora después de quedarnos dormidos, es cuando liberamos nuestros mayores pulsos de hormona del crecimiento, la misma que impulsa al cuerpo a quemar la grasa almacenada. Cuando somos jóvenes invertimos alrededor de 20 por ciento de nuestro sueño en los niveles 3 y 4 de ondas lentas. A medida que envejecemos, sólo podemos invertir alrededor de 10 o incluso 5 por ciento en ese estado.

Por desgracia, sólo dos noches de mal sueño disminuirán nuestra leptina, hormona de la saciedad, en 20 por ciento e incrementarán nuestra ghrelina, hormona del hambre, en 30 por ciento. Ese golpe de uno-dos te hace más proclive a tomar pasabocas con un contenido alto de carbohidratos, los cuales no podrían presentarse en un momento peor para tus niveles de insulina. Un estudio de la Universidad de Chicago descubrió que sólo tres noches de mal sueño hacen que tu cuerpo sea 25 por ciento menos sensible a la insulina, lo que equivale a una resistencia a la insulina provocada por entre 20 y 30 libras adicionales.

Con el fin de bloquear a las hormonas almacenadoras de grasa y permitir la liberación completa de hormonas quemadoras de grasa, necesitas dormir al menos durante siete horas cada noche. No olvides esta advertencia:

No comas carbohidratos antes de dormir, en absoluto: Tu nivel de ghrelina, hormona del hambre, necesita ser alto con el fin de llegar a los niveles 3 y 4 del sueño. Los carbohidratos deprimen la ghrelina más rápido que cualquier otro nutriente; por tanto, comer cualquier cosa antes de dormir, en especial carbohidratos, puede retrasar por varias horas tu ingreso al sueño más profundo. La liberación de hormona del crecimiento es posible sólo cuando el cuerpo se encuentra en un estado de semi-ayuno; por tanto, el incremento súbito de insulina que sigue al consumo de carbohidratos interferirá de manera automática en la liberación de hormona del crecimiento. Yo soy una fanática a la hora de restringir el consumo de carbohidratos antes de dormir. ¿Por qué comerías de forma intencional algo que interfiere con el sueño reparador y bloquea una de las liberaciones más benéficas de hormonas de todo el día? ¡No lo hagas!

SEGUNDA TÁCTICA PARA REEQUILIBRAR LA ENERGÍA: MUEVE TU CUERPO TODOS LOS DÍAS

El ejercicio es es el modo ideal para aplicar la medicina preventiva y afecta de manera drástica tu equilibrio hormonal. Cuando en verdad le imprimes energía, el ejercicio libera hormona del crecimiento quemadora de grasa, reduce el cortisol y hace a las células más sensibles a la insulina. El ejercicio intenso incluso incrementa tus hormonas tiroideas que aceleran tu metabolismo durante un lapso breve. Y cualquier tipo de ejercicio dispara la testosterona.

El ejercicio también incrementa la DHEA, la cual motiva a tus glándulas suprarrenales agotadas para brindarte más energía, fortalecer tu libido y aliviar la depresión. El ejercicio llena al cuerpo de endorfinas, bioquímicos semejantes a la morfina que causan la "euforia del corredor". Las endorfinas mejoran la reacción de tu cuerpo al estrés, mejoran tu estado de ánimo, incluso incrementan la emisión de hormona del crecimiento de tu glándula pituitaria.

Con el fin de utilizar el ejercicio para equilibrar tus hormonas, enfócate en estas siete sugerencias. (Nota: si estás interesado en un programa de ejercicios paso a paso, te invito a consultar mis primeros dos libros, *Winning by Losing,* para principiantes, o *Making the Cut,* para intermedios y avanzados).

Ejercítate entre cuatro y cinco horas a la semana. Olvida el consejo de "¡camina en los estacionamientos!" y el de "¡sube por las escaleras!". No puedes perder peso en sesiones de diez minutos de ejercicio. No, necesitas acudir al gimnasio, hacer sudar tu trasero cuando estés allí y terminar con el trabajo. Quemarás muchas más calorías en menos tiempo y disfrutarás más beneficios hormonales. Sólo tres semanas con este nivel de ejercicio pueden comenzar a revertir la resistencia a la insulina.

Hazlo en grande. Quiero que sudes, te estires y te presiones. Debes alcanzar 85 por ciento de tu pulso máximo (220 − tu edad = tu pulso máximo o MHR, por sus siglas en inglés). El ejercicio intenso aumenta la capacidad de tu cuerpo para liberar endorfinas y hormona del crecimiento.

Basa tu programa de ejercicios en entrenamientos de fortaleza. Las mujeres que levantan pesas de moderadas a pesadas producen más hormona activa del crecimiento después de su ejercicio y durante más tiempo que las mujeres que realizan otros tipos de ejercicios. Mientras mayor sea tu masa muscular, más alto será tu metabolismo y más sensibles a la insulina se vuelven tus músculos. (Lo anterior no se limita a las personas obesas; la gente con peso corporal promedio tiene un equilibrio hormonal mucho mejor cuando tiene más músculos)

Realiza entrenamientos de circuito para combinar ejercicios cardiovasculares y de pesas. Cada una de tus cinco horas de ejercicio debe ser una combinación de entrenamiento cardiovascular y de fortaleza. El entrenamiento de circuito cubre ambos aspectos. Por ejemplo, haz una serie de sentadillas seguida de inmediato por una serie de lagartijas. Repite cada serie tres veces y después continúa con otros dos ejercicios que hagan trabajar dos partes distintas de tu cuerpo y altérnalos.

Ahí está tu entrenamiento de circuito. Así de fácil.

Prueba también los intervalos. Haz intervalos de caminata y carrera. Comienza por alternar treinta segundos de caminata con treinta segundos de carrera. Haz lo anterior durante treinta minutos. Los intervalos brindan los mismos beneficios hormonales y el alto consumo de oxígeno post-ejercicio (EPOC, por sus siglas en inglés), conocido también como combustión posterior, que las sesiones largas de ejercicio intenso continuo.

Agrega ejercicios cardiovasculares adicionales *después* **de tus primeras cinco horas.** Puedes agregar horas adicionales de ejercicios cardiovasculares sólo después de realizar tu entrenamiento de circuito de fortaleza. Intenta agregar una sesión de treinta minutos a una hora para lograr un ejercicio poderoso que vale por dos en un día.

Hazlo aunque lo odies. ¡Yo lo odio! Así como trabajas para pagar la hipoteca o la mensualidad de tu auto, el trabajo que realizas en el gimnasio protege tu activo más importante: un cuerpo saludable. Una vez avances por el camino constante del ejercicio, sentirás de manera automática menos estrés.

TERCERA TÁCTICA PARA REEQUILIBRAR LA ENERGÍA: SÉ BUENO CONTIGO MISMO

¿Tratarías a tus hijos como te tratas a ti mismo? ¿Te gustaría que vivieran sin amor, cuidados, sueño, juego? Entonces, ¿por qué diablos te tratas a ti mismo de esa manera? Si yo pudiera grabar un mensaje en tu cerebro de forma permanente sería éste: *Egoísta* no es un insulto. Ser egoísta no significa ser narcisista o vanidoso: significa ser saludable. Después de observar a miles de personas transformar sus vidas, por experiencia sé que la única manera de lograr lo anterior es ponerte a ti mismo en primer lugar.

Limpia tu círculo de amigos. Tenemos neuronas específicas en nuestro cerebro que nos hacen reflejar de manera automática las emociones de las personas que nos rodean. Pregúntate: ¿Quién me hace sentir mal conmigo mismo cuando estoy con esa persona? ¿Quién me hace sentir exhausto? Toma medidas para minimizar el tiempo que inviertes en esas personas.

Solicita ayuda. Nadie llega a ningún lado en la vida sin ayuda. *Pide* esa promoción en el trabajo, *pídeles* a tus parientes políticos que cuiden a los niños mientras asistes a tu clase de yoga, *pídele* a un entrenador que te enseñe algo sobre el ejercicio. Un estudio del *Journal of the American Medical Association* descubrió que la gente que tenía una breve charla mensual con un entrenador, por lo general sólo de diez o quince minutos, mantenía un índice de pérdida de peso mayor que la gente que no tenía ningún tipo de contacto personal con un entrenador.

Identifica tus fuentes de estrés. Cuando estoy acostada y despierta durante las noches con pensamientos que circulan en mi mente, me levanto y los anoto. Así identifico lo que me molesta y creo un plan para resolverlo.

Aprende a meditar. La meditación es a la mente lo que el ejercicio es al cuerpo. Ésta fortalece la corteza prefrontal, una parte de tu cerebro que regula las emociones. Las investigaciones demuestran que cuando esa parte del cerebro se hace más fuerte la gente tiende a ser más feliz y a recuperarse con mayor rapidez de los sucesos negativos.

Prueba otras formas de ejercicio. Las personas que practicaron *tai chi* y *qigong* tres veces por semana durante doce semanas redujeron su índice de masa corporal, la circunferencia de su cintura y su índice de presión arterial de manera significativa. Los participantes en este estudio tenían altos niveles de azúcar en la sangre al principio; sin embargo, después de tres meses, su insulina en ayuno, la Hb1Ac, así como su resistencia a la insulina, disminuyeron.

Recibe un masaje semanal. En un estudio realizado con niñas adolescentes con problemas de imagen corporal, aquellas que recibieron masajes tuvieron niveles menores de ansiedad, depresión y cortisol, y niveles mayores de dopamina, un neurotransmisor que mejora el estado de ánimo. Los masajes también elevan la serotonina, la misma acción producida por muchos medicamentos antidepresivos.

Por favor, tómate tus vacaciones. Trabajar más de cuarenta horas por semana duplica el riesgo en las mujeres de padecer depresión e incrementa en 33 por ciento el riesgo en los hombres. Pero con todo ese tiempo de trabajo adicional, uno de cada tres de nosotros no se toma su merecido tiempo de vacaciones. No te conviertas en un candidato a los ataques cardiacos. Tú te ganaste esas vacaciones. Tómalas.

Una vez que reequilibras tu energía, todas las piezas del plan *Optimiza tu metabolismo* encuentran su lugar. Estás armado con un programa que incrementará tu capacidad para enfrentar el estrés, tanto psicológico como ambiental. Tienes el conocimiento que necesitas para permanecer alejado de las toxinas que dañan tu metabolismo. Sabes cuáles alimentos debes comer y cómo comerlos para disparar tus hormonas quemadoras de grasa y mantener bajas las hormonas que las almacenan. En resumen, cuentas con todos los recursos que requieres para manejar cualquier situación que este mundo loco arroje sobre ti y salir de ésta más esbelto, limpio y feliz.

Dirijámonos ahora al plan maestro de dos semanas de alimentos y recetas. Verás lo fácil (y delicioso) que el plan de alimentación *Optimiza tu metabolismo* puede ser.

CAPÍTULO 9

EL PLAN MAESTRO DE ALIMENTACIÓN Y RECETAS

LOS PLANES DE ALIMENTACIÓN Y QUINCE RECETAS RÁPIDAS Y SENCILLAS PARA QUE ENTRES Y SALGAS RÁPIDO DE LA COCINA

Sé que aprender una nueva manera de comer puede ser un desafío. Quiero que veas lo fácil e increíblemente satisfactorio que puede ser el hecho de comer de la mejor manera, para optimizar tus hormonas sin invertir horas en la cocina o millones de dólares en la tienda. Ésta es la razón por la cual he reunido menús de muestra y dieciséis recetas que toman en cuenta todos los principios, los grupos de alimentos con "nutrientes poderosos" y las estrategias. Incluso, si decides que no quieres seguirlos al pie de la letra, por favor sólo tómate un segundo para revisarlos. Podrás ver con toda claridad cómo luce *Optimiza tu metabolismo* en la vida real.

▶ DOMINA TUS MATEMÁTICAS ALIMENTICIAS

Todos los estudios demuestran que la mejor manera de obtener los beneficios de todos los nutrientes es comer alimentos integrales en equilibrio. No son sólo beneficios a largo plazo; después de sólo cuatro días de seguir este tipo de dieta, los participantes del estudio se sintieron más satisfechos, quemaron más calorías durante el reposo y durante el ejercicio, quemaron más calorías durante el sueño, mejoraron la composición de su cuerpo y quemaron más grasa que

En cuanto a comer fuera de casa ¡mantén las salidas a un nivel mínimo! La verdad es que no puedes saber qué hay en la comida o de dónde proviene. Puedes hacer las preguntas precisas acerca de si emplean alimentos orgánicos. Puedes alzar la voz y solicitar que preparen tus alimentos asados en lugar de fritos, bla, bla, bla. Todos sabemos las cosas que debemos preguntar, pero lo importante es que es probable que la calidad de la comida no sea grandiosa. Los restaurantes son negocios y están allí para producir dinero; por tanto, es probable que empleen ingredientes baratos como las grasas trans, HFCS, alimentos no orgánicos, etcétera.

Al reducir tus salidas a comer te ahorrarás una fortuna (dinero que puedes invertir en víveres saludables) y garantizarás el éxito dominando tu metabolismo.

Yo aún salgo a comer, pero no más de cinco comidas por semana y, cuando lo hago, ordeno pescados blancos o salmón silvestre capturado en el océano, granos saludables como arroz integral y muchos vegetales. Hay que seguir el plan, así de sencillo.

aquellos que siguieron una dieta tradicional.

Cuando comes del modo en que tu cuerpo quiere, cuando permaneces alejado de la basura que altera el sistema endocrino y comes alimentos integrales y orgánicos en las proraciones adecuadas, tus hormonas se alinean por naturaleza. Tus niveles de insulina descienden. Tus células se hacen más sensibles a la insulina y a la leptina. Tus niveles de ghrelina permanecen bajos después de las comidas. La CCK se eleva. Tus niveles de testosterona aumentan, queman grasa y construyen músculos, incluso mientras duermes. Tu tiroides está en óptimas condiciones y ayuda a tu metabolismo a continuar con su función de quemar calorías. Tus niveles de estrógeno se mantienen dentro de los rangos normales. Tus niveles de cortisol permanecen bajos y tu grasa abdominal se esfuma.

Pierdes peso porque trabajas con tus hormonas, no contra ellas.

Ahora, en términos exactos ¿cómo lo logras? ¿Cómo juntas estos alimentos en las proraciones adecuadas? Bueno, lo haré muy fácil para ti.

Después de mi libro anterior sobre cómo equilibrar los macronutrientes me di cuenta de que esto podía ser confuso para la gente. (Tal vez la clave fueron los miles de mensajes por correo electrónico que recibí de mis lectores). Después, en mi segundo libro, creé menús y recetas para ilustrar cómo balancear carbohidratos, proteínas y grasa. Un genio, ¿cierto? Eso pensé. Sin embargo, tú lo querías más sencillo y me recordaste que no todo el mundo puede estar en casa para preparar comidas a lo largo de toda la semana. *¡Touché!* En un esfuerzo por facilitártelo, creé *Domina tus matemáticas alimenticias.* Con esta tabla portátil, todo lo que tienes que hacer es simple aritmética: $1 + 1 =$ una comida balanceada a la perfección que enciende el metabolismo. Eso es todo.

DOMINA TUS MATEMÁTICAS ALIMENTICIAS: DESAYUNO

COMIENZA CON UNO DE ÉSTOS	DESPUÉS AGREGA UNO DE ÉSTOS
2 huevos	1 rebanada de pan Ezekiel 4:9 (cualquier variedad)
4 claras de huevo	1 taza de avena
1 taza de leche descremada	1 taza de cereal Synergy de ocho granos de Nature's Path
3 rebanadas de tocino de pavo libre de nitratos	½ toronja fresca
1 taza de yogur orgánico griego bajo en grasa	1 taza de bayas frescas orgánicas
1 taza de queso *cottage* bajo en grasa	1 manzana
2 rebanadas de jamón orgánico y libre de nitratos	2 tomates rebanados
3 onzas de salmón ahumado libre de nitratos, natural	1 *bagel* multigrano
1 salchicha de pollo libre de nitratos	1 taza de cereal de trigo sarraceno
3 onzas de pollo asado	1 tortilla de maíz y salsa ilimitada

DOMINA TUS MATEMÁTICAS ALIMENTICIAS: ALMUERZO

COMIENZA CON UNO DE ÉSTOS	DESPUÉS AGREGA UNO DE ÉSTOS
5 onzas de pechuga de pollo (del tamaño de la palma de la mano)	1 ración de *chips* de maíz horneados y ⅛ aguacate
5 onzas de cordero asado	½ taza de arroz integral
5 onzas de halibut horneado	1 batata pequeña
5 onzas de atún asado	½ taza de quinoa
5 onzas de filete de res	½ taza de frijoles negros
5 onzas de tilapia horneada	1 alcachofa grande
5 onzas de mero asado	½ taza de pasta de arroz integral
5 onzas de bacalao negro	Ensalada de tomate ilimitada
5 onzas de solomillo	½ taza de habas

DOMINA TUS MATEMÁTICAS ALIMENTICIAS: MERIENDA

COMIENZA CON UNO DE ÉSTOS	DESPUÉS AGREGA UNO DE ÉSTOS
½ taza de *hummus*	Palitos de zanahoria ilimitados
20 nueces de Castilla crudas	1 manzana

COMIENZA CON UNO DE ÉSTOS	DESPUÉS AGREGA UNO DE ÉSTOS
1 palito de mozarella Horizon bajo en grasa	10 galletas saladas Kashi de siete granos
2 cucharadas de mantequilla de almendras orgánica	Tallos de apio ilimitados
3 rebanadas de pavo orgánico	1 tortilla Ezekiel multigrano
½ taza de *dip* de frijoles negros	20 *chips* de maíz horneados
1 taza de atún enlatado en agua bajo en sodio	¼ aguacate
1 taza de yogur orgánico	Arándanos ilimitados
½ taza de queso *cottage* bajo en grasa	2 rebanadas de sandía

DOMINA TUS MATEMÁTICAS ALIMENTICIAS: CENA

COMIENZA CON UNO DE ÉSTOS	DESPUÉS AGREGA UNO DE ÉSTOS
4 onzas de salmón asado	Brócoli al vapor ilimitado
4 onzas de pechuga marinada de pollo	Ensalada de hojas verdes con brócoli y pepino crudos, ilimitada
5 camarones grandes	1½ taza de zanahorias cocidas
5 onzas de chuletas de puerco asadas	Coliflor asada ilimitada
4 onzas de trozos de cordero asado	Habichuelas al vapor ilimitadas
4 onzas de pechuga de pavo	Coles de Bruselas cocidas, ilimitadas
5 onzas de ostión (viera)	Espinacas al vapor, ilimitadas
4 onzas de gallina joven	1 taza de calabacitas
5 onzas de *mahi mahi*	Mezcla de vegetales asados, ilimitada

EL PLAN DE ALIMENTACIÓN DE DOS SEMANAS

Este plan de alimentación de dos semanas abarca todos los alimentos necesarios y saludables para las hormonas, que te ayudarán a adelgazar y mantener el peso. Cada uno de estos días se planeó usando grupos de alimentos con "nutrientes poderosos" como fue posible. Notarás que todas las comidas están balanceadas en grasa, proteínas y carbohidratos, excepto la cena. Recuerda que en la cena deben predominar las proteínas y las grasas saludables con vegetales con muy alto contenido de fibra para mantener bajos tus niveles de insulina por la noche, de manera que puedas maximizar tu liberación de hormona del crecimiento mientras

¿CUÁNTO TIEMPO DEBO ASARLO?

No soy una experta en lo que a la cocina se refiere, pero siempre puedo depender de mi parrilla para quedar bien. Para la mayoría de la gente, los tiempos de cocción son un poco confusos al principio. ¡No te preocupes! Sólo sigue esta tabla. Intenta darle la vuelta a tu comida sólo una vez, a la mitad del tiempo total de cocción, para permitirle dorarse de manera adecuada.

Carne	Tiempo de asado
Hamburguesas	5 a 8 minutos por cada lado (entre 10 y 16 minutos en total)
Pechuga de pollo	4 a 6 minutos por cada lado (entre 8 y 12 minutos en total)
Pescado (filete de media pulgada de espesor)	2 a 3 minutos por cada lado (entre 4 y 6 minutos en total)
Pescado (filete de una pulgada de espesor)	4 a 6 minutos por cada lado (entre 8 y 12 minutos en total)
Trozos de cordero	6 a 8 minutos por cada lado (entre 12 y 16 minutos en total)
Chuletas de puerco	6 a 8 minutos por cada lado (entre 12 y 16 minutos en total)
Lomo de puerco	6 a 9 minutos por cada lado (entre 12 y 18 minutos en total; voltea la carne)
Camarones	3 a 4 minutos por cada lado (entre 6 y 8 minutos en total)
Filete de res	6 a 9 minutos por cada lado (12 a 18 minutos en total)

duermes. Es por ello que no hay pasabocas en la noche; no quiero nada de insulina en tu cuerpo después de las nueve de la noche.

Puedes encontrar los alimentos en **negritas** de los menús para cada día en el apartado de las "Recetas maestras". En caso de que no seas una persona adepta a las recetas, también he incluido algunos platos de carne asada y vegetales al vapor muy sencillos que no tienen complicación alguna y no requieren una receta. La respuesta a la pregunta general de "¿qué hay para comer?" son los paquetes de papel aluminio. En términos básicos, tomas tu carne y tus vegetales, los rocías con una tapita de aceite de oliva extra virgen y un poco de sal y pimienta, los envuelves en papel aluminio, lo colocas en la parrilla y listo.

También he organizado una lista de compras para ayudarte a surtir tu cocina y animarte. La encontrarás en la página 279 junto con una lista de mis marcas preferidas de alimentos orgánicos y naturales.

COMIDA	ALIMENTOS
Desayuno	Claras de huevo, revueltas, tomates fritos y una toronja
Almuerzo	**Ensalada de pollo del Sureste**
Merienda	Naranja con un puñado de nueces de Castilla
Cena	Brochetas de halibut con berenjena, pimientos y cebollas

PLAN ALIMENTICIO DEL MARTES, DÍA 2

COMIDA	ALIMENTOS
Desayuno	*Smoothie* de bayas
Almuerzo	Ensalada de lechuga romana con mezcla de vegetales crudos, vinagre balsámico y aceite de oliva y 5 camarones grandes
Merienda	Palitos de zanahoria y *hummus*
Cena	Salmón silvestre del Pacífico con vegetales asados

PLAN ALIMENTICIO DEL MIÉRCOLES, DÍA 3

COMIDA	ALIMENTOS
Desayuno	**Burrito de desayuno**
Almuerzo	*Penne* Ezekiel con salsa de tomate y almendras y 5 langostinos grandes
Merienda	½ taza de frijoles negros con salsa
Cena	Chuletas de puerco asadas con habichuelas al vapor

PLAN ALIMENTICIO DEL JUEVES, DÍA 4

COMIDA	ALIMENTOS
Desayuno	*Parfait* de desayuno acompañado de 2 claras de huevo, revueltas
Almuerzo	Pechuga asada de pollo con espinacas, cebollas y champiñones al vapor
Merienda	Yogur griego sin grasa con xylitol (endulzante natural), canela y almendras tostadas y trituradas
Cena	**Filete al chipotle**

PLAN ALIMENTICIO DEL VIERNES, DÍA 5

COMIDA	ALIMENTOS
Desayuno	*Omelet* de 3 claras de huevo con tomates y pechuga de pavo rebanada y 1 pan tostado de 7 granos Ezekiel
Almuerzo	**Tacos de pollo con frijoles borrachos**
Merienda	Un puñado de semillas de girasol
Cena	**Camarones al ajo y limón con vegetales**

PLAN ALIMENTICIO DEL SÁBADO, DÍA 6

COMIDA	ALIMENTOS
Desayuno	**Huevos benedictinos saludables**
Almuerzo	**Emparedado caliente de atún**
Merienda	Palitos de queso mozarella orgánico y bajo en grasa y ½ taza de arándanos
Cena	Tilapia asada con coliflor al vapor

PLAN ALIMENTICIO DEL DOMINGO, DÍA 7

COMIDA	ALIMENTOS
Desayuno	Trigo sarraceno con leche descremada y 2 claras de huevo, revueltas
Almuerzo	Filete de atún asado con ¼ taza de arroz integral y ensalada mixta de hoja verdes
Merienda	Palitos de zanahoria y ½ taza de *hummus*
Cena	Lomo de puerco con espárragos al vapor

PLAN ALIMENTICIO DEL LUNES, DÍA 8

COMIDA	ALIMENTOS
Desayuno	3 claras de huevo, revueltas, con 1 salchicha de pavo, ½ tomate Roma y 1 pan tostado de 7 granos Ezekiel
Almuerzo	½ taza de frijoles negros, ½ taza de salsa, ¼ taza de queso y 1 tortilla Ezekiel; ½ taza de yogur griego como aderezo

| Merienda | 3 rebanadas de sandía con ¼ taza de almendras crudas |
| Cena | Filete de flanco de res asado con cebollas asadas y colecitas de Bruselas al vapor |

PLAN ALIMENTICIO DEL MARTES, DÍA 9

COMIDA	ALIMENTOS
Desayuno	1 sobre de avena instantánea Quaker con 2 claras de huevo duro
Almuerzo	Pechuga de pavo rebanada y vegetales mixtos sobre lechuga romana con aceite y vinagre
Merienda	*Chips* Guiltless Gourmet con salsa fresca
Cena	**Hamburguesas de queso Pepper Jack con salsa de jalapeño y comino** (en la cena utiliza hojas de lechuga en lugar de pan)

PLAN ALIMENTICIO DEL MIÉRCOLES, DÍA 10

COMIDA	ALIMENTOS
Desayuno	**Alcachofas con huevos revueltos** con 1 pan tostado de 7 granos Ezekiel
Almuerzo	1 lata mediana de *chili* Amy's con vegetales y ensalada pequeña
Merienda	Queso *cheddar* bajo en grasa con galletas saladas Kashi de vegetales
Cena	Salmón asado con **vegetales cocidos a fuego lento a la mostaza y limón**

PLAN ALIMENTICIO DEL JUEVES, DÍA 11

COMIDA	ALIMENTOS
Desayuno	1 ración de cereal Nature's Promise con leche descremada
Almuerzo	**Tacos suaves de halibut asado con salsa de naranja**
Merienda	1 taza de sopa orgánica de garbanzos Amy's
Cena	Pollo asado con pimientos y cebollas asados

PLAN ALIMENTICIO DEL VIERNES, DÍA 12

COMIDA	ALIMENTOS
Desayuno	1 sobre de avena instantánea Quaker, 1 taza de arándanos y 2 claras de huevo revueltas
Almuerzo	**Alcachofas rellenas de quinoa** acompañadas de pechuga de pavo
Merienda	1 taza de bayas mezcladas con ¼ taza de nueces
Cena	Salmón silvestre del Pacífico con brócoli, zanahorias, cebollas y apio escaldados

PLAN ALIMENTICIO DEL SÁBADO, DÍA 13

COMIDA	ALIMENTOS
Desayuno	*Omelet* de 3 claras de huevo con pimiento verde y tomate, y 1 rebanada de pan Ezekiel
Almuerzo	5 langostinos grandes con vegetales de hojas verdes y vegetales crudos con aderezo César Galeos
Merienda	5 rebanadas de pavo orgánico con 1 melocotón
Cena	**Pollo asado al ajo con habichuelas Amande**

PLAN ALIMENTICIO DEL DOMINGO, DÍA 14

COMIDA	ALIMENTOS
Desayuno	1 sobre de avena instantánea Quaker y 1 taza de yogur griego con 1 taza de fresas
Almuerzo	½ taza de frijoles refritos, lechuga romana rebanada, cebollas y tomates picados en 1 tortilla Ezekiel
Merienda	1 manzana con mantequilla de almendras untada
Cena	Filete sellado de atún con ensalada verde mixta

LAS RECETAS MAESTRAS

Si has echado un vistazo al plan alimenticio maestro, sin duda ya sabes que esta dieta es rapidísima. Intenté hacerme cargo de todo el trabajo de investigación en cuanto a la cocina; por tanto, todo lo que tienes que hacer es sentarte a la mesa y disfrutarlo. Para diseñar estas recetas trabajé con Cassandra Corum, chef orgánica, quien me ayudó a traducir los principios de esta dieta en comidas deliciosas que dispararan las hormonas para perder peso. Cada una de éstas toma los alimentos integrales más frescos, y los mejores, y los convierte en centrales eléctricas activas a nivel hormonal y metabólico; sin embargo, todo lo que comerás será pura delicia que se te hará agua la boca. ¡Disfrútalo!

ÍNDICE DE RECETAS

ALCACHOFAS CON HUEVOS REVUELTOS
(Día 10, desayuno)
4 raciones

4 alcachofas de medianas a grandes

Spray para cocinar sin grasa

3 cucharaditas de ajo chalote picado

Sal al gusto

8 claras de huevos medianos

1 cucharadita de jugo de limón

2 ó 3 ramitas de perejil picado para adornar

Precalienta el horno a 425°F (218°C).

Saca los corazones de las alcachofas y colócalos en una bandeja para hornear con poca grasa. Hornea entre 10 y 15 minutos o hasta que estén suaves y cocidas.

Cubre una sartén mediana con *spray* para cocinar, agrega el ajo y una pizca de sal. Dora ligeramente los ajos y luego agrega las claras de huevo a la sartén y revuélvelo todo. Retira del fuego y agrega el jugo de limón.

Coloca los huevos sobre los corazones de alcachofa y sirve con adorno de perejil picado, si lo deseas.

Por ración: Calorías: 95,8; colesterol: 0 mg; grasa: 0,3 g; grasa saturada: 0 g; calorías de la grasa: 5,4; grasas trans: 0 g; proteína: 11,6 g; carbohidratos: 14,8 g; sodio: 231,7 mg; fibra: 7 g; azúcares: 1,8 g.

SMOOTHIE DE BAYAS
(Día 2, desayuno)
4 raciones

1 taza de leche baja en grasa o descremada

1 taza de yogur griego natural

1½ taza de arándanos congelados

1½ taza de fresas congeladas

¾ taza de hielo

2 cucharadas de linaza

¼ taza de puré de manzana

1 cucharada de miel *o* 1 sobre de extracto de Stevia

Coloca todos los ingredientes en una licuadora y mezcla hasta que esté suave. Vacía en un vaso y sirve.

Por ración: Calorías: 193,5; colesterol: 2,4 mg; grasa: 4,1 g; grasa saturada: 0,5 g; calorías de la grasa: 16,4; grasas trans: 0 g; proteína: 8 g; carbohidratos: 34 g; sodio: 87 mg; fibra: 6,6 g; azúcares: 21 g.

BURRITO DE DESAYUNO
(día 3, desayuno)
4 raciones

Spray para cocinar
1 diente de ajo grande, picado
3 tazas de espinacas lavadas
8 claras de huevos grandes
Pimiento rojo molido al gusto
4 tortillas Ezekiel de 6 pulgadas, calentadas
3 tomates Roma grandes, en trozos
½ taza de queso *pepper jack* desmenuzado, sin grasa

Cubre ligeramente una sartén con *spray* para cocinar. Calienta a fuego medio, agrega el ajo y deja freír hasta que suelte su fragancia. Agrega la espinaca y fríe hasta que esté suave.

Cubre otra sartén con una capa ligera de *spray* para cocinar y revuelve las claras de huevo. Cuando estén casi listas, rocía una cantidad moderara de pimiento rojo molido, según tu gusto.

Coloca igual cantidad de espinacas y huevo en cada tortilla, finaliza con los tomates y el queso y sirve.

Por ración: Calorías: 400,3; colesterol: 6,4 mg; grasa: 9,4 g; grasa saturada: 3 g; calorías de la grasa: 32; grasas trans: 0 g; proteína: 27,5; carbohidratos: 54,3 g; sodio: 951 mg; fibra: 8 g; azúcares: 6,5 g.

PARFAIT DE DESAYUNO
(Día 4, desayuno)
4 raciones

1 taza de yogur griego natural
2 tazas de cereal de linaza Nature's Path
1 taza de arándanos frescos o congelados ya descongelados

1 taza de fresas descongeladas o frescas

4 cucharaditas de miel pura

1 naranja mediana o grande, pelada y en rebanadas delgadas

En cuatro pequeños recipientes o copas largas coloca ⅛ taza de yogur para cubrir el fondo. Coloca una capa de ½ taza de cereal, ¼ taza de cada baya y 1 cucharadita de miel. Cubre con otra capa de yogur y finaliza con 2 ó 3 rebanadas de naranja. Sirve frío.

Por ración: Calorías: 165,8; colesterol: 3,6 mg; grasa: 2 g; grasa saturada: 0,6 g; calorías de la grasa: 10,2; grasas trans: 0 g; proteína: 6,2 g; carbohidratos: 34,7 g; sodio: 106,6 mg; fibra: 6,5 g; azúcares: 21,9 g

HUEVOS BENEDICTINOS SALUDABLES
(Día 6, desayuno)
4 raciones

Spray ligero para cocinar

3 dientes de ajo picados

1 bolsa de 10 onzas de espinaca prelavada (lavada de nuevo)

Sal al gusto

2 cuartos de galón de agua

3 onzas de vinagre blanco

4 huevos grandes

2 tomates rojos grandes, rebanados

4 *muffins* ingleses 'multigrano', tostados

Pimienta negra fresca y molida al gusto

Cubre una sartén mediana con *spray* para cocinar y calienta a fuego medio. Calienta el ajo hasta que ablande, agrega las espinacas y fríe hasta que estén suaves; agrega una pizca de sal si lo deseas.

Pon el agua y el vinagre a hervir a fuego medio en una olla mediana. Rompe un huevo en un recipiente pequeño para asegurarte de que no haya pedazos de cáscara en la yema o en la clara. Con una cuchara de madera revuelve el líquido en la olla con rapidez para crear una espiral o "tornado", coloca con suavidad el huevo en el centro del tornado y deja de mover. Retira el huevo con una cuchara perforada cuando veas que se ha cocido. Repite con los 3 huevos restantes.

Coloca las rebanadas de tomate en las mitades del *muffin* tostado, seguidas por la cantidad deseada de espinacas; finaliza con un huevo y pimienta negra al gusto. Sirve.

Por ración: Calorías: 266,6; colesterol: 211 mg; grasa: 6,7 g; grasa saturada: 1,8 g; calorías de la grasa: 16,2; grasas trans: 0 g; proteína: 15,2 g; carbohidratos: 37,9 g; sodio: 483 mg; fibra: 4,5 g; azúcares: 3,6 g.

ALMUERZOS

TACOS DE POLLO CON FRIJOLES BORRACHOS
(Día 5, almuerzo)
4 raciones

4 pechugas de pollo grandes, sin piel y sin hueso
Sal *kosher* al gusto
Pimienta negra fresca y molida al gusto
Spray para cocinar
3 rebanadas medianas de tocino de pavo libre de nitratos
1 diente de ajo picado
2 jalapeños frescos medianos, picados
1 lata grande (16 onzas) de frijoles negros refritos
1 lata pequeña (14,5 onzas) de consomé de pollo bajo en sodio, 99 por ciento libre de grasa
1 botella de cerveza *light*; de preferencia Córona
1 taza de lechuga romana picada
1 taza de tomates Roma, en trozos
4 tortillas Ezekiel de 6 pulgadas

Rocía el pollo con la sal *kosher* y la pimienta. Colócalo en una parrilla precalentada y ásalo hasta que esté listo. Córtalo en trozos y apártalo.

Cubre una sartén mediana con *spray* para cocinar. Dora ligeramente el tocino. Agrega el ajo y los jalapeños, y fríe hasta que el ajo esté suave y fragante, durante uno o dos minutos. Agrega los frijoles y vierte despacio el consomé. Bate hasta que la mezcla quede homogénea. Usa la mitad de la lata de consomé, pues la cerveza les dará a los frijoles la consistencia deseada. Despacio, vierte revolviendo la cerveza. Sirve el pollo en las cuatro tortillas. Sirve los frijoles junto a los tacos, la lechuga picada y los trozos de tomate.

Por ración: Calorías: 150; colesterol: 49,9 mg; grasa: 1,8 g; grasa saturada: 0,4 g; calorías de la grasa: 13; grasas trans: 0 g; proteína: 21,8 g; carbohidratos: 6,6 g; sodio: 452 mg; fibra: 2,5 g; azúcares: 3 g.

PENNE EZEKIEL CON SALSA DE TOMATE Y ALMENDRAS
(Día 3, almuerzo)
4 raciones

2 tazas de pasta *penne* Ezekiel
2 tazas de salsa de tomate
¼ cucharadita de hojuelas de pimiento rojo molido
¼ cucharadita de sal *kosher*
8 hojas grandes de albahaca
1½ cucharadas de almendras tostadas sin sal, picadas finamente
Queso parmesano fresco y molido (opcional)

Cuece la pasta de acuerdo con las instrucciones del empaque. Aparta durante un momento.

En un recipiente grande de batidora o licuadora mezcla la salsa de tomate, el pimiento rojo molido, la sal, la albahaca y las almendras hasta que todos los ingredientes se integren. Coloca la pasta en recipientes y vierte encima la salsa y el queso, en caso de que así lo decidas. Sirve de inmediato.

Por ración: Calorías: 312; colesterol: 52 mg; grasa: 5,3 g; grasa saturada: 0,7 g; calorías de la grasa: 26,4; grasas trans: 0 g; proteína: 11,3 g; carbohidratos: 56,5 g; sodio: 670,7 mg; fibra: 2,1 g; azúcares: 10 g.

TACOS SUAVES DE HALIBUT ASADO CON SALSA DE NARANJA
(Día 11, almuerzo)
4 raciones

TACOS

1 cucharada de aceite de oliva extra virgen
1 cucharada de polvo de chile ancho

1 cucharadita de jugo de lima fresco

¼ cucharadita de sal *kosher*

⅛ cucharadita de pimienta negra fresca y molida

4 filetes de halibut de 4 a 6 onzas, 1 pulgada de espesor, con piel

8 tortillas de maíz de 6 pulgadas

SALSA

2 naranjas grandes

2 limas medianas

1 cucharadita de cilantro finamente picado

½ diente de ajo picado

2 cucharaditas de vinagre de vino de arroz

Sal y pimienta al gusto

1 chile serrano mediano, picado

1 cucharada de aceite de oliva extravirgen

PARA LOS TACOS:

En una bolsa grande de plástico con cierre, combina el aceite, el polvo de chile, el jugo de lima, la sal, la pimienta y los filetes. Sacude la mezcla hasta que los filetes estén cubiertos por completo.

Coloca los filetes en una parrilla precalentada, con la piel hacia abajo, y cocina hasta que estén listos.

Retira la piel de los filetes y repártelos en cantidades iguales en las tortillas.

PARA LA SALSA:

Pela las naranjas y las limas. Retira todas las membranas (usa sólo la pulpa jugosa). Pica finamente las frutas.

Mezcla la fruta, el cilantro, el ajo, el vinagre, la sal, la pimienta, el aceite y el chile serrano. Aparta.

Coloca la salsa sobre los tacos y sirve.

Por ración: Calorías: 306; colesterol: 75 mg; grasa: 8 g; grasa saturada: 1,2 g; calorías de la grasa: 16,3; grasas trans: 0 g; proteína: 25,9 g; carbohidratos: 36,3 g; sodio: 93,3 mg; fibra: 5,4 g; azúcares: 7,1 g.

EMPAREDADO CALIENTE DE ATÚN

(Día 6, almuerzo)

4 raciones

Spray para cocinar

¼ taza de cebolla en trozos

½ cucharada de ajo picado

Sal al gusto

2 latas de atún albacora, o blanco, en agua

½ cucharadita de pimiento rojo molido

2 cucharadas de mostaza de grano integral

4 rebanadas de pan integral tostado

Cubre ligeramente una sartén mediana con *spray* para cocinar y calienta a fuego de medio a alto.

Agrega la cebolla, el ajo y una pizca de sal. Mueve con frecuencia y fríe durante uno o dos minutos. Agrega el atún y el pimiento rojo molido, mezcla por completo con la cebolla y el ajo, y calienta.

Unta media cucharada de mostaza de grano integral en cada rebanada de pan; después coloca la mezcla de atún sobre cada rebanada de pan y sirve.

Por ración: Calorías: 174; colesterol: 24,8 mg; grasa: 1,9 g; grasa saturada: 0,4 g; calorías de la grasa: 9,4; grasas trans: 0 g; proteína: 24,8 g; carbohidratos: 13,3 g; sodio: 151,4 mg; fibra: 2,2 g; azúcares: 2,3 g.

ALCACHOFAS RELLENAS DE QUINOA

(Día 12, almuerzo)

4 raciones

4 alcachofas grandes

1 taza de quinoa natural

2 tazas de agua

¼ taza de tomates deshidratados al sol

1 cucharadita de sal *kosher*

1 cucharadita de pimienta negra fresca y molida

1 limón grande

PREPARACIÓN DE LAS ALCACHOFAS

Hierve las alcachofas hasta que estén suaves.

Corta 1 pulgada de la parte superior de cada alcachofa, así como el tallo. Pela las hojas exteriores y corta todos los bordes afilados. Separa las hojas exteriores hasta desprenderlas, así como las hojas interiores para hacer visibles las hojas más delgadas alrededor del corazón. Elimina las hojas de color más claro y retira el corazón con una cuchara.

PARA EL RELLENO:

Hierve el agua con la quinoa, reduce el fuego y cuece hasta que el agua se evapore y la quinoa esté suave.

Mezcla los tomates deshidratados, la sal y la pimienta. Exprime el jugo del limón en la quinoa. Mezcla.

Precalienta el horno a 375°F (190,5°c).

Coloca entre ¼ y ½ taza del relleno de quinoa en el interior de cada alcachofa y alrededor, en los espacios entre las hojas.

Coloca en el horno y calienta entre 5 y 8 minutos. Sirve.

Por ración: Calorías: 344,9; colesterol: 0 mg; grasa: 4,4 g; grasa saturada: 0,6 g; calorías de la grasa: 30,2; grasas trans: 0 g; proteína: 16,3 g; carbohidratos: 66,7 g; sodio: 470,5 mg; fibra: 15,7 g; azúcares: 7,8 g.

ENSALADA DE POLLO DEL SURESTE
(Día 1, almuerzo)
4 raciones

½ taza de jugo de lima

2 cucharadas de aceite de oliva

4 dientes de ajo medianos, picados

8 cucharadas de cilantro picado

1 ó 2 cucharaditas de chile en polvo

1 ó 2 cucharaditas de comino molido

1 cucharadita de sal (opcional)

Spray para cocinar

4 pechugas de pollo medianas, sin piel y sin hueso

1 lata de 15 onzas de frijoles negros, escurridos

4 tomates Roma medianos o grandes, en cubitos

8 cucharadas de cebollitas verdes, picadas

4 tazas de lechuga romana orgánica

En un recipiente con tapa coloca el jugo de lima, el aceite de oliva, el ajo, el cilantro, el chile en polvo y la sal (si así lo decidiste). Agita hasta mezclar por completo.

Cubre ligeramente una parrilla con *spray* para cocinar, calienta y asa el pollo hasta que esté listo. Rebana en tiras de 1 pulgada.

Mezcla el pollo, los frijoles, los tomates, las cebollitas verdes, la lechuga y la mezcla del recipiente y sirve.

Por ración: Calorías: 415,3; colesterol: 68,4 mg; grasa: 11 g; grasa saturada: 1,7 g; calorías de la grasa: 35,9; grasas trans: 0 g; proteína: 41,2 g; carbohidratos: 42,7 g; sodio: 129,7 mg; fibra: 16,7 g; azúcares: 8,3 g.

CENAS

FILETE AL CHIPOTLE
(Día 4, cena)
4 raciones

2½ a 3 libras de tira de lomo de res

Sal *kosher* al gusto

Pimienta negra fresca y molida al gusto

Spray para cocinar

1 lata (15 onzas) de consomé de res bajo en sodio

1 lata (7 onzas) de chiles chipotles en salsa de adobo

2 bolsas de ensalada de lechuga prelavada de tu preferencia

Rocía la carne con la sal y la pimienta. Cubre una sartén mediana con *spray* para cocinar. Calienta la sartén a fuego de medio a alto y dora la carne por ambos lados.

Agrega el consomé y todo el contenido de la lata de chiles chipotles, con la salsa incluida.

Cuece a fuego lento durante 1 a 2 horas, después rebana y sirve sobre la lechuga para obtener una deliciosa ensalada picante que no necesita aderezo.

Por ración: Calorías: 457,2; colesterol: 170,1 mg; grasa: 20,3 g; grasa saturada: 7,8 g; calorías de la grasa: 41; grasas trans: 0 g; proteína: 62 g; carbohidratos: 2,5 g; sodio: 961,9 mg; fibra: 0,7 g; azúcares: 0,6 g.

CAMARONES AL AJO Y LIMÓN CON VEGETALES
(Día 5, cena)
4 raciones

Spray para cocinar

1 pimiento rojo grande, en cubitos

1 pimiento verde grande, en cubitos

2 libras de espárragos cortados en pedazos de 1 a 2 pulgadas

2 cucharaditas de cáscara de limón molida

½ cucharadita de sal

6 dientes de ajo, picados

1 libra de camarones crudos, pelados y desvenados

1 cucharadita de fécula de maíz

1 taza de consomé de pollo no reducido en sodio

1 cucharada de jugo de limón fresco

2 cucharadas de perejil picado

Cubre una sartén mediana con *spray* para cocinar y calienta a fuego alto. Agrega los pimientos, los espárragos, la cáscara de limón y ¼ cucharadita de sal. Revuelve de manera ocasional. Cuando los vegetales comiencen a ablandarse, transfiérelos a un recipiente y cúbrelos.

Agrega la sal restante a la sartén con el ajo y saltea durante un minuto. Agrega los camarones y cuece durante otro par de minutos.

Bate la fécula de maíz y el consomé en un recipiente por separado hasta que la mezcla quede homogénea; después, agrégala a la sartén junto con una pizca de sal. Cuece sin dejar de revolver hasta que la salsa haya espesado y los camarones adquieran un tono rosado y se hayan cocido, alrededor de dos o tres minutos. Retira del fuego y agrega el jugo de limón.

Sirve los camarones sobre los vegetales y adorna con perejil.

Por ración: Calorías: 187,2; colesterol: 172,4 mg; grasa: 4,8 g; grasa saturada: 0,8 g; calorías de la grasa: 16,5; grasas trans: 0 g; proteína: 25,7 g; carbohidratos: 10,9 g; sodio: 176,8 mg; fibra: 3,2 g; azúcares: 3,4 g.

VEGETALES COCIDOS A FUEGO LENTO
A LA MOSTAZA Y LIMÓN
(Día 10, cena)
4 raciones

1 cucharada de aceite de oliva
2 libras de vegetales mixtos
¼ taza de cebolla blanca en trozos
1 cucharadita de sal
⅔ taza de consomé de pollo bajo en sodio
2 cucharaditas de jugo de limón
2 cucharaditas de mostaza Dijon

Calienta el aceite en una sartén mediana. Cuando esté caliente, agrega los vegetales y una pizca de sal. Revuelve con frecuencia hasta que los vegetales comiencen a ablandarse y a dorarse, entre tres y cinco minutos.

Vierte despacio el consomé de pollo, cubre y cuece hasta que el consomé haya sido absorbido y se haya evaporado.

Destapa, agrega el jugo de limón y la mostaza y combina con los vegetales.

Sazona al gusto con la sal restante. Sirve.

Por ración: Calorías: 193; colesterol: 0 mg; grasa: 5,284 g; grasa saturada: 0,824 g; calorías de la grasa. 3,62; grasas trans: 0 g; proteína: 8,636 g; carbohidratos: 32,757 g; sodio: 631,69 mg; fibra: 9,42 g; azúcares: 0,77 g.

HAMBURGUESAS DE QUESO *PEPPER JACK* CON SALSA
DE JALAPEÑO Y COMINO
(Día 9, cena)
4 raciones

3 jalapeños grandes y frescos, sin semillas y picados
½ taza más 3 cucharadas de cilantro picado
3 dientes de ajo grandes, triturados
1 cucharada de jugo fresco de lima
1 cucharadita de comino
2 cucharadas de agua
Pizca de sal *kosher*

1½ libras de solomillo magro y molido de res alimentada con pasto, a temperatura ambiente

4 onzas de queso *pepper jack* sin grasa, rallado

Pimienta negra fresca molida

Aceite de oliva para barnizar

4 panes 'multigrano' para hamburguesa o Ezekiel (sólo la parte inferior)

1 taza de lechuga romana rallada

4 rebanadas delgadas de tomate

Chiles jalapeños encurtidos en rebanadas, para servir

En una licuadora, combina los jalapeños con ½ taza de cilantro, el ajo, el jugo de lima, ½ cucharadita de comino, agua y una pizca de sal. Licua hasta que la mezcla quede homogénea.

En un recipiente mediano, mezcla la carne con el queso *pepper jack*, el cilantro y el comino restantes. Forma 4 hamburguesas de ¾ pulgadas de espesor y hunde cualquier pedazo mayor de queso en la hamburguesa.

Sazona con sal y pimienta y transfiere a un plato forrado con envoltura plástica.

Barniza una parrilla caliente con un poco de aceite de oliva. Asa las hamburguesas durante alrededor de diez minutos y voltéalas una vez, a fuego medio. Coloca las hamburguesas sobre los panes y agrega lechuga, tomate y el jalapeño rebanado. Sirve.

Por ración: Calorías: 427; colesterol: 103,5 mg; grasa: 13,9 g; grasa saturada: 4,8 g; calorías de la grasa: 34,3; grasas trans: 0 g; proteína: 56 g; carbohidratos: 18 g; sodio: 714 mg; fibra: 2,8 g; azúcares: 5,8 g.

POLLO ASADO AL AJO CON HABICHUELAS AMANDE

(Día 13, cena)

4 raciones

POLLO

1 cucharadita de aceite de oliva

Sal *kosher* al gusto

Pimienta negra fresca y molida, al gusto

1 cabeza de ajo

4 pechugas de pollo grandes, deshuesadas y sin piel

HABICHUELAS

1 taza de habichuelas, lavadas y recortadas

Spray para cocinar

2 dientes de ajo picados

1 cucharadita de almendras crudas, rebanadas

PARA EL POLLO

Precalienta el horno a 375°F (190,5°C).

Vierte el aceite de oliva y una pizca de sal y pimienta sobre la cabeza de ajo y envuélvela en papel aluminio. Hornea el ajo entre quince y veinte minutos, hasta que esté a media cocción.

Mientras se hornea el ajo, rocía las pechugas de pollo con sal y pimienta.

Retira el ajo del horno y, con cuidado, clava los dientes de ajo en las pechugas. Coloca el pollo en una rejilla para asar y mételo al horno. Hornea entre 18 y 20 minutos.

PARA LAS HABICHUELAS

Hierve 2 cuartos de galón de agua con sal. Coloca las habichuelas en el agua durante dos o tres minutos. Retira y escurre.

Cubre una sartén con una capa ligera de *spray* para cocinar. Calienta la sartén a fuego medio y luego agrega el ajo picado y las almendras. Fríe hasta que las almendras se doren un poco. Agrega las habichuelas y fríe hasta que se mezclen y estén calientes.

Sirve con el pollo.

Por ración: Calorías: 308,8; colesterol: 37,8 mg; grasa: 18,4 g; grasa saturada: 3,6 g; calorías de la grasa: 27,5; grasas trans: 0 g; proteína: 15,7 g; carbohidratos: 21 g; sodio: 397,3 mg; fibra: 3,7 g; azúcares: 1,4 g.

CAPÍTULO 10

LOS REMEDIOS MAESTROS

PROGRAMAS PARA SEIS DE LOS DESÓRDENES
HORMONALES MÁS COMUNES

Diseñé *Optimiza tu metabolismo* para todos; si eres joven, viejo, hombre, mujer, esbelto o tienes algunas libras de más, el programa te funcionará. Sin embargo, en algunas ocasiones todas tus hormonas disminuyen un poco, como durante la menopausia o la andropausia. Cuando padeces una enfermedad hormonal más compleja, como el síndrome de ovarios poliquísticos, el síndrome metabólico, el síndrome premenstrual o un descontrol tiroideo, esta dieta te ayudará. No obstante, es probable que necesites un poco de ayuda adicional, apoyo y, tal vez, medicamentos.

He tenido la fortuna de trabajar con una de las endocrinólogas líderes a nivel nacional, la doctora Christine Darwin, profesora asociada de medicina y jefa asociada de investigación clínica, epidemiología clínica y medicina preventiva en el centro médico de la UCLA. Ella me ayudó a crear programas que, junto con esta dieta, pueden ayudarte a encontrar un poco de alivio para esas condiciones.

DOMINA EL SÍNDROME PREMENSTRUAL

El síndrome premenstrual, o SPM, es una pequeña rebanada del infierno aquí en la Tierra. Hasta el 75 por ciento de las mujeres experimentan esta constelación de síntomas desagradables que se presentan durante la segunda mitad del ciclo, por lo general entre cinco y siete días antes de su periodo. Sólo mira la cantidad de síntomas citados con frecuencia en relación con el SPM:

Acné	Estados de ánimo cambiantes	Paranoia
Agresividad	Estreñimiento	Pensamientos "nebulosos"
Ansiedad	Explosividad	Pérdida de libido
Antojos	Fatiga	Picor en manos y pies
Aumento de peso	Inflamación	Ritmo cardiaco más veloz o
Bochornos	Insomnio	más pronunciado
Cólicos y presión en la	Irritabilidad	Sensibilidad
parte baja del abdomen	Llanto	Sensibilidad en los senos
Depresión	Mala memoria	Sentimiento de agobio
Deseo de estar a solas	Manos y pies inflamados	Tendencia al llanto
Distracción	Mareo	Tensión muscular
Dolores de cabeza	Náuseas	Vómito

Muchas mujeres presentan varios de estos síntomas; otras pueden presentar sólo uno o dos. Una de cada veinte mujeres experimenta SPM tan severo, que en realidad puede considerarse un desorden disfórico premenstrual (DDPM), una enfermedad con capacidad para destruir la vida; uno de sus síntomas puede ser la ira incontrolable. (Si tu SPM interfiere con tu funcionamiento normal en el trabajo, en el hogar o con tus seres queridos, tómalo en serio y habla con tu médico).

La verdadera causa del SPM es una fuente de gran controversia entre los endocrinólogos. Muchos médicos culpan al rápido incremento y disminución de los niveles de progesterona después de la ovulación. Otros médicos culpan a los desórdenes de los andrógenos. Muchos expertos creen que el desorden disfórico premenstrual puede ser causado por bajos niveles de serotonina, el neurotransmisor tranquilizante del "buen humor". Los desórdenes tiroideos comparten muchos de los mismos síntomas del SPM; por tanto, si tienes SPM, quizá debas pensar en pedirle a tu médico un examen de tiroides con el fin de eliminar cualquier duda.

La buena noticia es que el SPM puede ser controlado, si no curado. Haz una marca en tu calendario el primer día de tu periodo y registra cuántos días componen tu ciclo. Repite este ejercicio durante tres meses y detectarás un patrón. Una vez que sepas lo que puedes esperar, tienes la posibilidad de tomar medidas directas para manejar tus síntomas. Prueba estos cinco consejos:

Descansa, relájate y haz ejercicio: El sueño adecuado y menos estrés te pondrán en una mejor postura hormonal para enfrentar este desequilibrio fisiológico. Quizá no quieras, pero realiza tu rutina de ejercicio de cualquier manera. El aumento súbito de serotonina te ayudará a aliviar los cólicos y a equilibrar una probable carencia de este neurotransmisor y de otros neuroquímicos de la felicidad.

Si puedes, programa tu periodo: Intenta programar tiempos de inactividad en la última y la primera semana de tu ciclo, que es cuando se presenta el SPM y tu periodo. Programa las tareas estresantes para la segunda semana de tu ciclo, que comienza siete días después del primer día de tu periodo, porque varias hormonas, como la luteinizante, el estrógeno y la testosterona, por no mencionar tu energía y concentración, alcanzan su clímax durante esa semana previa a la ovulación.

Reduce en su mayor parte tu consumo de cafeína, alcohol y sal: Con frecuencia, las mujeres con senos fibroquísticos experimentan mucha sensibilidad durante los días previos a su menstruación. La reducción de la cafeína puede minimizar la sensibilidad de los senos, así como la irritabilidad. Evita el alcohol porque éste exacerba los sentimientos de depresión. Al disminuir el consumo de sal reducirás la inflamación.

Minimiza los azúcares simples: Comer carbohidratos altos en glicemia incrementa el nivel de inflamación en tu cuerpo, lo cual empeora los cólicos. Una montaña rusa de azúcar en tu sangre nunca es recomendable para tus ya sensibles nervios; por tanto, esta dieta te proporciona comidas y meriendas frecuentes con fibra y proteína, para ayudarte a mantener estable ese nivel de azúcar en la sangre.

Toma suplementos: El calcio puede reducir los síntomas del SPM. Toma al menos 1.200 miligramos por día. Se ha demostrado que esta dosis es efectiva contra placebos en pruebas clínicas sobre el SPM. El magnesio también es útil, como lo son los complejos de vitamina B, con B1, B2, B3 y, en especial, B6. Para reducir la inflamación de los cólicos y la sensibilidad en los senos prueba un suplemento de prímula, un antiin-flamatorio no esteroideo que puede funcionar de manera similar al ibu-profeno.

DOMINA EL HIPOTIROIDISMO

Una tiroides poco activa es la muerte para tu metabolismo y puede hacer muy frustrantes tus intentos por perder peso. Sin embargo, el hi-potiroidismo, o la baja función tiroidea, se hace cada vez más común a medida que las mujeres envejecen; hasta una de cada cinco pueden experimentar de alguna forma esta enfermedad y en especial aquellas que son blancas o méxico-estadounidenses. Revisa la lista de síntomas en la página 47 y pregúntate si has experimentado alguno de éstos o más; sin embargo, es importante que sepas que, en ocasiones, podrías no tener ninguno de esos síntomas y, no obstante, padecer hipotiroi-dismo.

La causa más común de hipotiroidismo es la enfermedad de Hashi-moto, una enfermedad autoinmune en la cual el sistema inmunológico ataca y daña a la tiroides, y así afecta tu capacidad de producir hor-mona tiroidea. Cada vez existe más preocupación de que gran parte de los casos de hipotiroidismo sean causados por la contaminación am-biental y la liberación de los pesticidas acumulados en nuestros tejidos grasos. En ocasiones, una tiroides poco activa está más relacionada con nuestro nivel de estrés y con la función de las glándulas suprarre-nales, que con la tiroides en sí misma. Las hormonas suprarrenales, como el cortisol, desempeñan una función muy importante en la fun-ción tiroidea apropiada; los niveles altos pueden entorpecer la conver-sión de T4 en T3. Para controlar este hipotiroidismo causado por el estrés, pide a tu médico que te realice una prueba de ACTH y cortisol, al mismo tiempo que una prueba de TSH de función tiroidea. (Con-sulta el capítulo 2 para conocer más información acerca de las pruebas tiroideas).

Si el resultado de tu examen indica hipotiroidismo, busca un endocri-nólogo. Estos especialistas tienen experiencia con las sutilezas de las disfunciones tiroideas. Intenta encontrar uno que esté abierto a solucio-nes más allá de los medicamentos, en especial relacionadas con la nutri-ción y las estrategias de estilo de vida para controlar la tiroides. (Revisa el enlace "Find An Endocrinologist" en la página en Internet de la Fundación hormona, www.hormone.org/FindAnEndo/index.cfm). Si recibes el diagnóstico de baja función tiroidea, considera los siguientes pasos:

Sigue la "dieta maestra" con algunas pequeñas modificaciones: El programa elimina muchas de las toxinas ambientales y nutricionales que han probado crear problemas tiroideos. Ten cuidado al guisar vegetales crucíferos, pues son goitrogénicos, es decir, estimulan el crecimiento del bocio. Tampoco tomes un multivitamínico que contenga hierro o algún medicamento para disminuir el colesterol ni comas nada con hierro, calcio, soya o alta fibra unas cuantas horas después de tomar tu medicamento para la tiroides, pues podrían interferir con la absorción de hormona tiroidea.

Ejercítate y relájate todos los días: La hormona del estrés, el cortisol, interfiere con la conversión de la hormona inactiva T4 en su forma activa, T3. El ejercicio es fabuloso para aliviar el estrés y disminuye los niveles de cortisol a la vez que incrementa la sensibilidad de tu cuerpo a las hormonas tiroideas. Revisa algunas otras recomendaciones para relajarte en el capítulo 8 y, como norma general, disponte a ejercitarte *al menos* durante treinta minutos o a realizar algún tipo de ejercicio todos los días.

No tomes suplementos con yodo: Muchas páginas nutricionales "holísticas" en Internet recomiendan que tomes suplementos con yodo para ayudar a tu tiroides. No lo hagas. La dieta estadounidense promedio contiene mucho yodo. Cuando la glándula tiroides detecta altos niveles de yodo en la sangre, liberará aún menos hormona tiroidea. Elige sal yodatada en lugar de sal *kosher* para sazonar tu comida, pero no tomes suplementos adicionales.

Toma otros suplementos que ayuden a la tiroides: La enzima necesaria para convertir el T4 en T3 necesita selenio para funcionar de manera apropiada. Entre otros suplementos útiles se encuentran la vitamina D, el zinc y el aceite de pescado. (Consulta la tabla de alimentos disparadores de la tiroides en la página 173 para conocer consejos sobre cómo obtener estos nutrientes, además de otras sugerencias de apoyo nutricional). Como siempre, asegúrate de consultar con tu médico antes de tomar cualquier tipo de suplementos, en especial si tomas medicamentos para la tiroides.

Si tomas al menos un gramo de aceite de pescado al día no sólo ayudas a tu tiroides, sino que reduces el riesgo de padecer ataques cardiacos, embolias y otras enfermedades cardiovasculares. Yo le recomiendo el aceite de pescado a todo el mundo. Cuando elijas tu multivitamínico, asegúrate de que contenga selenio (hasta 200 microgramos) y zinc (hasta 40 miligramos).

Por lo que se refiere a tu vitamina D, obtenla a la antigua: sal todos los días a exponerte durante al menos diez minutos al sol. Tu piel puede sintetizar la vitamina D3 cuando está expuesta a los rayos ultravioleta de la luz solar. También puedes tomar suplementos, pero asegúrate de no exceder el límite superior diario de 2.000 IU al día.

Combina medicamentos tiroideos: Desde que recibí mi diagnóstico a los treinta años, los medicamentos para la tiroides han significado un mundo de diferencia para mí. Trabaja con tu médico para elegir el reemplazo tiroideo adecuado y detectarás mejorías en un lapso de dos semanas. Mucha gente se beneficia de una combinación tanto de la T4 inactiva, encontrada en el Synthroid o Levothroid, como en la hormona activa T3, encontrada en otros medicamentos como el Cytomel (cien por ciento T3) y el Armour Thyroid (una hormona bioidéntica que es 60 por ciento T4 y 40 por ciento T3). Dado que la T3 no aparece en los análisis sanguíneos, no se encuentra dentro del radar del médico y puede sentirse renuente a recetártela. Si tu médico objeta, pregúntale el motivo (y busca una segunda opinión).

DOMINA EL SÍNDROME METABÓLICO

Hemos hablado mucho acerca de la resistencia a la insulina a lo largo de este libro. Tal vez una de las más graves enfermedades asociada con la resistencia a la insulina es el síndrome metabólico (el mismo que en ocasiones se conoce como síndrome X). Tienes síndrome metabólico cuando estás expuesto a tres o más de estos factores de riesgo:

Una barriga prominente: Si eres una persona con una cintura que mide más de 35 pulgadas si eres mujer, y más de 40 pulgadas si eres hombre, ya estás en peligro. Suma cualquiera de los factores de riesgo, como fumar, ser mayor, provenir del sur de Asia, ser descendiente de mexicanos o de indígenas americanos o tener diabetes en tu familia, y tu umbral cae a entre 31 y 35 pulgadas si eres mujer o entre 37 y 39 pulgadas si eres hombre.

Triglicéridos altos: Si ya has sido diagnosticado y medicado por los triglicéridos, tienes este factor de riesgo, incluso si tus niveles son menores que el umbral de 150 miligramos por decilitro (mg/dL).

Bajo HDL: Si ya has sido diagnosticado y medicado por bajo HDL (bueno), tienes este factor de riesgo, incluso si tus niveles son mayores que el umbral de 50 mg/dL (como mujer) o 40 mg/dL (como hombre).

Presión arterial alta: Si ya has sido diagnosticado y medicado por presión arterial alta, tienes este factor de riesgo, incluso si tu presión es menor que el umbral de 130/85 (si cualquiera de las cifras es más alta que el umbral, aunque la otra cifra sea menor, tienes este factor de riesgo).

Azúcar en la sangre en ayuno: Si ya has sido diagnosticado y medicado por nivel alto de azúcar en la sangre, tienes este factor de riesgo, incluso si tus niveles de glucosa en ayuno son menores que el umbral de 100 mg/dL. (Si tu resultado es entre 100 y 125 mg/dL, eres prediabético; si tu análisis de glucosa en ayuno da como resultado 126 mg/dL en más de una ocasión, eres oficialmente diabético).

¿Te encuentras dentro de este grupo? No estás solo; alrededor de uno de cada cuatro estadounidenses tiene síndrome metabólico, pero muchos de ellos no lo saben. Lo aterrador acerca del síndrome metabólico es que, si lo padeces, ahora tienes el doble de probabilidades de desarrollar padecimientos cardiacos y cinco veces más probabilidades de desarrollar diabetes que las personas que no lo presentan. También tienes un mayor riesgo de desarrollar esteatosis hepática y síndrome de ovarios poliquísticos. Es probable que ya hayas sufrido daños severos cardiovasculares sin siquiera saber que los padeces. Muchos estudios han demostrado que el endurecimiento de las arterias comienza mucho antes de que se presente la resistencia a la insulina como un nivel alto de azúcar en la sangre en ayunas. Ésta es la razón por la cual es tan im-

portante tomar con toda seriedad cualquiera de estos síntomas y combatir el síndrome metabólico antes de que comience. He aquí algunas maneras de hacer justo eso.

Pierde el 5 por ciento de tu peso (si puedes, ¡más!). Al perder esa cantidad de peso puedes reducir tu riesgo de desarrollar diabetes en 58 por
ciento, disminuyes tus riesgos de padecer embolias y reduces o eliminas por completo tu necesidad de tomar medicamentos para la presión
arterial. Pierde el 10 por ciento de tu peso y reducirás tu riesgo general
de desarrollar enfermedades cardiacas e incrementarás tus expectati-
vas de vida. El propósito de perder ese 10 por ciento de tu peso en
un año, si no es que antes, es tu prioridad número uno de tratamiento,
con una meta final de obtener un índice de masa corporal inferior
a 25.

Controla la respuesta de tu insulina. El tema común de todos los factores
de riesgo de padecer síndrome metabólico es el riesgo creciente de presentar resistencia a la insulina. Si sigues la dieta de este libro, en especial si consumes raciones más pequeñas de comida cada cuatro horas
para mantener estable el azúcar en tu sangre, disminuirás el nivel de insulina que tu cuerpo necesita y puedes cambiar algunas de estas lecturas de manera drástica. Asegúrate de comer alguna cantidad de proteína
en cada comida o merienda; usa canela, ajo y fibra con frecuencia, y
deja de fumar. Todos estos pasos ayudan a reducir el azúcar en la sangre
y a controlar la resistencia a la insulina.

Duerme más y vive con menos estrés. El estrés está vinculado al incremento de la grasa corporal. Tu estómago tiene más receptores de cortisol. Al reducir tu nivel de estrés disminuyes la circunferencia de tu
cintura de manera automática y bajas la cantidad de grasa visceral da-
ñina, que está relacionada con la inflamación sistémica y un descenso
en la sensibilidad a la insulina. Si juntas lo anterior con siete horas de
sueño o más por noche, disminuirás el cortisol y la ghrelina, hormona
del hambre, y te resultará más fácil seguir una dieta saludable y baja en
basura.

¡Haz ejercicio! Mientras más músculos tengas, más células estarán disponibles para absorber glucosa. El ejercicio incrementa la capacidad de

las células de utilizar insulina; por tanto, no tendrás que producir tanta como respuesta a tus comidas. Cuando produces menos insulina, tienes menores probabilidades de desarrollar diabetes. (Nota: si estás en busca de un programa de ejercicios paso a paso, entra a mi página en Internet www.JillianMichaels.com para conocer un programa personal que puedes ajustar a tu propio nivel de condición física. También puedes revisar mis primeros dos libros).

Piensa en ayuda hormonal adicional. Por lo general no soy muy adepta a los medicamentos; sin embargo, en el caso del síndrome metabólico tal vez las hormonas puedan ayudarte. Las investigaciones recientes indican que los hombres con síndrome metabólico y diabetes también están en riesgo de tener bajos niveles de testosterona. Un estudio reciente controlado con placebos descubrió que los hombres diabéticos o aquellos que padecían síndrome metabólico que usaron un gel de testosterona durante catorce días habían incrementado su sensibilidad a la insulina; estos resultados duraron un año entero más de tratamiento (Por si fuera poco: también podría mejorar tu vida sexual). Sin importar si eres hombre o mujer, no le haría daño a ninguna persona con síndrome metabólico aprovechar las ventajas de los incrementos naturales de testosterona producidos por el ejercicio intenso y los alimentos disparadores de testosterona de la página 148.

DOMINA EL SÍNDROME DE OVARIOS POLIQUÍSTICOS (SOP)

El síndrome de ovarios poliquísticos es uno de los problemas hormonales más comunes en las mujeres; una de cada diez mujeres premenopaúsicas en Estados Unidos lo padece. Las mujeres pueden descubrir que padecen SOP cuando tienen dificultades para embarazarse. Es la causa número uno de infertilidad femenina porque las mujeres con esta enfermedad no ovulan o menstrúan con regularidad. Sin embargo, se ha sabido de niñas de hasta once años que desarrollan esta enfermedad. Por lo general, lo descubren cuando desarrollan severos casos de acné o de vello facial excesivo.

El SOP por lo general se caracteriza por una combinación de dos disfunciones hormonales: resistencia a la insulina y exceso de andrógenos. ¿Qué ocurre primero? Nadie lo sabe con certeza. Una teoría explica que la insulina adicional estimula a los ovarios para que produzcan testosterona adicional. Otra teoría dice que la enfermedad tiene su raíz en el hipotálamo. Sin embargo, no todas las mujeres con SOP tienen resistencia a la insulina y no todas ellas tienen sobrepeso. Ésta es la razón por la cual algunos médicos creen que en diez años tendremos SOP tipo 1 y tipo 2, así como ahora tenemos diabetes tipo 1 y tipo 2.

Una cosa es segura: las mujeres que presentan SOP comienzan a experimentar muchos daños colaterales debido a su enfermedad cuando se presentan los siguientes síntomas:

Obesidad abdominal	LDL más alto	Ronquidos excesivos/apnea
Acné	Caspa	del sueño
Infertilidad	Acrocordones	Triglicéridos más altos
Periodos irregulares o	Piel grasosa	HDL más bajo
inexistentes	Pelo excesivo en la cara,	Oscurecimiento de la piel en
Aumento de peso o dificultad	el pecho, la espalda, el	cuello, brazos, senos o
para adelgazar	estómago, los pulgares o	muslos
Adelgazamiento del cabello	los dedos de los pies	

Algunos de estos síntomas pueden ser una molestia; no obstante, las preocupaciones a largo plazo por el SOP son aún peores: las mujeres con SOP tienen hasta siete veces más probabilidades de sufrir un ataque cardiaco que las mujeres que no presentan esta enfermedad. Las mujeres embarazadas que lo tienen enfrentan un índice más alto de abortos, diabetes gestacional, preeclampsia y partos prematuros. Más del 50 por ciento de las mujeres con SOP desarrollarán prediabetes o diabetes para cuando cumplan cuarenta años. Al controlar tus síntomas, no sólo te ayudarás a sentirte mejor de inmediato, sino reducirás tu tendencia a desarrollar estas complicaciones serias.

Si sospechas que tienes SOP, programa una cita con un endocrinólogo y pídele que te realice exámenes de andrógenos y azúcar en la sangre para buscar señales de resistencia a la insulina. Entre las otras hormonas que deberán aparecer en tu análisis se encuentran la hormona luteinizante, el estrógeno, la progesterona y la hormona tiroidea. Tu médico incluso podría ordenar un ultrasonido de tus ovarios, que podría mostrar que tienes un conjunto de pequeños quistes; de ahí se deriva el nombre de este síndrome.

Si estás embarazada (o quieres embarazarte) y tienes SOP, no te desesperes. Tu médico puede hablarte acerca de los distintos tratamientos a tu disposición. El SOP no es curable, pero algunos consejos sobre dieta y estilo de vida pueden hacer más manejables los síntomas de inmediato y ayudarte a prevenir un riesgo mayor en el futuro. Prueba también lo siguiente:

Monitorea el azúcar en tu sangre: Incluso si no te han diagnosticado diabetes, más vale que te sientas muy cómoda con un monitor de azúcar en la sangre; es una excelente manera de mantener un registro de la influencia de tu dieta en tu respuesta a la insulina. Asegúrate de apoyarte en comidas y meriendas con más alto contenido de proteínas. Cuando las mujeres con SOP seguían dietas con alto nivel de proteínas y bajo nivel de carbohidratos redujeron el azúcar en su sangre, disminuyeron sus niveles de andrógenos libres y mantuvieron un nivel saludable de HDL.

Baja ese 10 por ciento: El Departamento de salud y servicios humanos dice que incluso una disminución de 10 por ciento del peso corporal puede ayudar a normalizar tu ciclo menstrual, por no mencionar que mejora la sensibilidad de tu cuerpo a la insulina. En definitiva, sigue la dieta propuesta en este libro, pero no olvides hacer ejercicio. Un estudio con mujeres que padecían SOP descubrió que sólo treinta minutos de bicicleta estacionaria tres veces por semana equivalía a una disminución de 4,5 por ciento en promedio de su peso corporal y mejoraba su sensibilidad a la insulina de manera significativa, incluso sin seguir una dieta.

Deja de fumar: ¡Piensa en el riesgo más grande que tienes de sufrir un ataque cardiaco! Fumar incrementa tu presión arterial y tu pulso, eleva la testosterona, el cortisol y otras hormonas suprarrenales, causa resistencia a la insulina y trastorna la función de tus ovarios; en otras palabras, empeora cada aspecto del SOP. Sencillamente no lo hagas.

Limítate a los productos lácteos orgánicos: El factor de crecimiento semejante a la insulina (IGF-1, por sus siglas en inglés) estimula la producción de ciertas células de la piel que pueden obstruir los ductos en ésta y provocar acné. A pesar de que no se ha comprobado que exista relación alguna entre las hormonas rBST en los productos lácteos con el SOP, las vacas que son tratadas con hormonas del crecimiento sí producen leche con niveles más altos de IGF-1. Dadas las muchas otras razones por las cuales es recomendable elegir productos lácteos orgánicos, menos acné es sólo un beneficio adicional.

DOMINA LA MENOPAUSIA

Los músculos se hacen fláccidos, tu impulso sexual disminuye y el peso parece acumularse en tu abdomen, trasero y caderas sin importar lo que hagas. Estás en lo cierto: te diriges hacia la menopausia. Por naturaleza, la menopausia sucede a todas las mujeres entre los cuarenta y los cincuenta y cinco años; durante los años previos a la menopausia, alias premenopausia, todas nosotras enfrentamos algún grado de síntomas desagradables, algunos más drásticos que otros.

Periodos más cortos	Insomnio	Estados de ánimo
Periodos más largos	Resequedad vaginal	cambiantes
Periodos más pesados	Adelgazamiento del cabello	Pérdida de tono
Periodos más ligeros	Vello facial	muscular
Bochornos y sudoraciones	Pensamientos difusos	Obesidad abdominal
nocturnas		

Se cree que muchos de estos síntomas, en especial las sudoraciones nocturnas y la resequedad vaginal, suceden porque nuestros ovarios dejan de producir estrógeno y progesterona y, en menor medida, testosterona. Cuando ya has pasado doce meses o más sin tu periodo se considera que ya eres menopáusica por completo.

Después de atravesar la menopausia nos encontramos ante un riesgo mayor de padecer numerosas enfermedades: cáncer de mama, hipotiroidismo, síndrome metabólico y diabetes. La pérdida de estrógeno puede provocar también osteoporosis y enfermedades cardiacas, razón por la cual la terapia hormonal para la menopausia solía ser el tratamiento más común para las mujeres. Esto es, hasta el año 2002, cuando el estudio de la Iniciativa de salud de la mujer descubrió que las mujeres que tomaban hormonas enfrentaban riesgos mucho mayores de padecer enfermedades cardiacas, embolias, coágulos sanguíneos y cáncer. Ahora las mujeres están en busca de alternativas y muchas se han informado acerca de la medicina anti-edad. (Consulta "¿Qué ocurre con las hormonas bioidénticas?" en la página 50). Pero, ¿por qué no empezar con algunos de estos consejos sobre la dieta y el estilo de vida, elecciones que no sólo te ayudarán a manejar la menopausia sino también a mejorar tu salud en general?

Consume suficiente proteína. La sacropenia, o la pérdida de músculos a medida que envejecemos, ha sido percibida como un resultado inevitable de la edad; sin embargo, gran parte de su severidad se debe a nuestra dieta y hábitos de ejercicio. Las proteínas ayudan: un estudio reveló que los hombres y mujeres de entre setenta y setenta y nueve años que comían más proteínas perdieron 40 por ciento menos masa magra que aquellos que consumieron menos. Los músculos queman más calorías, incrementan tu sensibilidad a la insulina y mantienen alta tu producción de testosterona, de manera que puedes evitar enfermedades relacionadas con la edad, como el síndrome metabólico, la diabetes y la pérdida de la libido.

Come soya *antes* de la menopausia. La soya contiene fitoestrógenos que pueden ayudar a aliviar los bochornos, aunque los estudios son dudosos a este respecto. Limítate a los alimentos con soya integral, como el *tempeh* y el *miso,* y aléjate de las barras de soya y de otros productos con extractos de isoflavona. Los compuestos activos en los productos procesados de isoflavona pueden ser muy distintos de los que se encuentran en la naturaleza. A pesar de que se cree que es seguro a corto plazo, el uso a largo plazo de extractos concentrados de soya ha sido vinculado con un incremento en el riesgo de padecer cáncer, en especial en mujeres que toman píldoras anticonceptivas o con una historia familiar de cáncer de mama, útero u ovarios, endometriosis o fibromas uterinos. (Pídele a tu médico que te ayude a determinar si la soya es adecuada para ti).

No te molestes en consumir ningún suplemento "para la menopausia". Por tradición, se ha asumido que algunas hierbas alivian los síntomas de la menopausia, como el *cohosh* negro, en *dong quai* y el trébol rojo, pero no funcionan. El Centro nacional de medicina complementaria y alternativa, una rama de los Institutos nacionales de la salud, analizó la investigación de estas tres hierbas y no descubrió evidencia alguna de que ayudaran a aliviar los bochornos. (También descubrió que el trébol rojo, un fitoestrógeno, presenta los mismos riesgos que la soya; el *cohosh* negro y el *dong quai* son seguros).

Un suplemento que podría ayudar es el *ginseng;* sin embargo, a pesar de que podría ser útil para mejorar el estado de ánimo y el sueño, no parece ayudar con los bochornos. Lo mismo sucede con el *kava,* que puede ayudar a disminuir la ansiedad, pero también incrementa tu riesgo de padecer cáncer de hígado. Pequeños estudios han sugerido que la DHEA, precursora del estrógeno y la testosterona, podría aportar algunos beneficios para aliviar los bochornos; sin embargo, los estudios controlados han demostrado que no es así. Si consideramos que podría elevar tu riesgo de padecer cáncer de mama, sé cautelosa y habla con tu médico antes de comenzar a tomar DHEA. El único suplemento que debes tomar sin duda alguna es calcio con vitamina D. Si eres mujer, en especial si eres mayor de treinta y cinco años, debes optar por consumir 1.200 miligramos de calcio al día. Una vez que llegues a la menopausia, eleva esa cantidad a 1.500.

Utiliza cremas hormonales. Si no estás en riesgo de padecer cáncer de mama o algún otro tipo de cáncer relacionado con las hormonas, pero tienes problemas con los bochornos, resequedad vaginal o una falta general de bienestar, piensa en utilizar una crema de estrógenos. Aplicado de manera directa en las membranas mucosas de la vagina, el estrógeno va hacia donde lo necesitas más y no a través de tu cuerpo como lo hacían las antiguas repeticiones de terapia de sustitución hormonal. Muchas mujeres son adeptas también a la crema de testosterona; algunos estudios han demostrado que ayuda a incrementar la libido y a aliviar la resequedad vaginal. Como con toda la terapia hormonal para la menopausia, minimiza cualquier riesgo con sólo preguntarle a tu médico cuál es la dosis menor durante el plazo más breve para que sea efectiva.

Equilibra el gasto energético. La santísima trinidad del capítulo 8 (sueño, ejercicio y liberación de estrés) también tiene una función muy importante en lo referente a la menopausia. La mayoría de las mujeres en este grupo de edad cuidan a sus padres y a sus hijos al mismo tiempo. Los expertos afirman que, además de la liberación de endorfinas que obtienes, el ejercicio también limpia tu sistema y te ayuda a manejar mucho mejor la ansiedad, la irritabilidad y la depresión.

· DOMINA LA ANDROPAUSIA

A pesar de los años de bromas y ridiculeces, la ciencia es clara: la andropausia, o menopausia masculina, sí existe. A diferencia de la menopausia femenina, la cual viene de pronto y golpea a las mujeres como una tonelada de ladrillos, la andropausia (o deficiencia parcial de andrógenos, su nombre real) es un declive lento y estable de varias hormonas clave.

A partir de los treinta años, los niveles de testosterona de los hombres disminuyen alrededor de 10 por ciento cada década. Si un hombre comienza a aumentar de peso, sus niveles de una proteína llamada globulina transportadora de la hormona sexual (SHBG, por sus siglas en inglés) se elevan, se vinculan con la testosterona activa y la hacen inactiva. Mientras más alta sea la SHBG, menores serán los niveles de testosterona biodisponible. Alrededor de 30 por ciento de los hombres en sus cincuentas tienen niveles notablemente bajos de testosterona, lo que puede provocar:

Disminución de la libido	Falta de energía
Depresión	Pérdida de masa muscular
Disfunción eréctil	Pérdida de la memoria
Insomnio	Pensamientos difusos

La andropausia puede causar cambios en los testículos —la producción de esperma disminuye, la masa testicular se encoge— y a veces causa disfunción eréctil. La buena noticia es que ninguno de estos síntomas parece impactar tanto en la fertilidad de un sujeto; muchos hombres tienen hijos a los setenta años. Lo que es más probable que limite la actividad del hombre es un problema con la próstata: alrededor de 50 por ciento de los hombres experimentan una hipertrofia benigna de la próstata, una enfermedad en la cual la próstata crece y tiene tejido cicatrizal, con lo cual es más difícil orinar o eyacular. La hormona estimulante de la tiroides también decrece y las células comienzan a perder receptores de insulina; por tanto, se hacen menos sensibles a ésta. Los niveles de glucosa en ayunas pueden elevarse a entre seis y catorce miligramos por decilitro cada diez años después de los cincuenta años. Esto se debe a que las células se hacen menos sensibles a los efectos de la insulina, tal vez debido a una pérdida en el número de receptores de insulina en las paredes celulares. La diabetes y la presión arterial alta, también más comunes entre hombres mayores, pueden provocar disfunción eréctil, una enfermedad que muy pocos hombres desean. He aquí algunas maneras de escapar de la andropausia tan pronto como sea posible:

Ejercítate, ¿sí? Una vez más, el ejercicio desempeña una función importante. No sólo es fabuloso para tu bienestar general, sino que reduce tu grasa y te ayuda a mantener un nivel estable de SHBG, de manera que tu testosterona pueda vagar en libertad y no esté ligada a ninguna proteína. También incrementa la fortaleza de tus músculos y huesos, lo que elimina las probabilidades de que pierdas musculatura o acumules grasa.

No tomes testosterona sin la supervisión de un médico. Los médicos han visto entrar casos terribles por sus puertas en estos días, después de que sus pacientes tomaron suplementos de testosterona en sus propias manos. Si has ordenado testosterona por mensajería desde, digamos, Bulgaria, en esencia lo que has hecho es drogarte con esteroides anabólicos. Al tomar esteroides sin supervisión médica corres el riesgo de apagar las hormonas que tu pituitaria segrega de manera natural, hormonas que son gestoras de importantes químicos que necesitas todos los días. En efecto, lo que haces es apagar tu producción propia de testosterona en lugar de incrementarla. ¡Sólo di que no!

¡Ten más sexo! Los hombres tienden a tener menos erecciones a medida que envejecen. Hasta el 90 por ciento de su disfunción eréctil proviene de una causa física, no mental. Sin embargo, los médicos dicen que la capacidad de tener encuentros sexuales aceptables es más probable si mantienes tu equipo en funcionamiento; es decir, si tienes sexo a lo largo de tu mediana edad. (Sé que ésta es una misión desagradable, pero tienes que sacrificarte, amigo).

Come proteínas y grasas vegetales. Un estudio encontró que un nivel alto de grasa saturada, monoinsaturada y total en la dieta de un hombre podía predecir niveles altos de testosterona en reposo en su cuerpo. Otro estudio descubrió que la proteína de fuentes vegetales se asociaba con niveles altos de testosterona. (Consulta los alimentos disparadores de testosterona en la página 148 para conocer más sugerencias sobre cómo incrementar tu testosterona con la comida).

CAPÍTULO 11

BIENVENIDO A TU NUEVO METABOLISMO

CÓMO APLICAR EL PROGRAMA RETIRAR/RECUPERAR/

REEQUILIBRAR DURANTE EL RESTO DE TU VIDA

De acuerdo, ya estamos aquí... en el final del camino (¿o quizá debería decir en el principio?). Ahora, animado por el éxito en tu dieta y estilo de vida, quiero que continúes con estos mismos tres principios en todas las áreas de tu vida. Dado que este capítulo es breve y dulce, quiero que tú:

Retires la basura de tu vida: el estrés, los desórdenes mentales y emocionales que llevas contigo, por no mencionar los desórdenes físicos que pueden drenar toda tu energía.

Recuperes las cosas buenas: ¡tómate unos minutos para apreciar la vida que has extendido! Tú sabes qué es lo que te hace feliz; entonces, hazlo más. De forma automática, tus hormonas trabajarán mucho mejor.

Reequilibres: comprende que aunque la vida sea pesada durante algunos momentos, tienes la oportunidad de luchar cada día por ese equilibrio, de moverte a un terreno neutral donde puedas disfrutar suficiente diversión y emoción para mantener el interés en las cosas, pero también suficiente descanso y rejuvenecimiento para mantenerte sano y concentrado.

Una vez comiences a aplicar estos principios en tu vida, en todas las áreas, verás que son los únicos que necesitarás para el bien de tus hormonas, tu salud y tu felicidad.

Yo creo en este programa. Yo creo en ti. Algo de lo que has leído puede ser abrumador, confuso o temible. Lo sé. Yo me he sentido igual.

Sin embargo, tienes el poder de cambiar cualquier cosa en tu vida que elijas y en cualquier momento en que lo decidas. Y recuerda, yo estoy justo a tu lado para luchar esta buena batalla, para caminar por esa senda, para hablar contigo. ¡Recuperemos nuestra salud, reclamemos nuestra vida, agitemos las cosas y salvemos al mundo! Juntos podemos generar cambios a nivel individual y global.

Serás una persona atractiva, saludable y feliz. Todo lo que tienes que hacer es estar consciente (y ahora lo estás) y comenzar a agregar estos cambios a tu vida. Algunos de ellos podrán parecerte tediosos, pero, ¿qué importa? Vas a verte y sentirte genial. ¿Acaso no vale la pena? ¿Y qué es más importante que tu salud? La salud es el fundamento sobre el cual descansa tu vida. Invertir en tu salud es comprometerte a la búsqueda de la felicidad. Invertir en tu salud es invertir en ti. ¿Cuál acción de la bolsa es más valiosa?

CAPÍTULO 12

LA LISTA MAESTRA DE COMPRAS

Tus guías portátiles para el mercado y el supermercado

Por supuesto, tu lista de la compra debe comenzar con los grupos de alimentos con "nutrientes poderosos". Quiero que compres al menos algunos de ellos cada vez que vayas al supermercado o al mercado. En términos ideales, irás primero al mercado y después al supermercado para conseguir lo que no hayas encontrado en el anterior.

Para hacer las cosas lo más sencillas posible, lleva contigo la "Lista maestra de compras" (página 279); te ayudará a obtener todos los ingredientes necesarios para seguir el plan de alimentación de dos semanas desde el primer día. Una vez que logres algunos progresos, puedes modificarlo de acuerdo con tus gustos, a medida que comiences a experimentar con nuevos vegetales y otros alimentos.

DOMINA EL SUPERMERCADO

Hasta que los agricultores orgánicos comiencen a obtener los subsidios que tienen los agricultores tradicionales, lo único que podemos hacer para bajar los precios es comprar más: la demanda sube, la provisión sube y los precios bajan. He aquí algunos consejos que te ayudarán a obtener más de tu dinero orgánico:

Opta por las marcas de la tienda. Con frecuencia, algunas marcas de alimentos orgánicos y otros productos de la misma tienda son menos costosas que las marcas orgánicas más reconocidas. La línea de productos orgánicos Safeway's O cuenta con más de trescientos productos. (También están disponibles en las tiendas Vons, Genuardi's, Dominick's, Randalls, Tom Thumb, Pavilions y Carrs). Comprar estas marcas menos llamativas no sólo tiene más sentido en términos económicos, sino que motiva a las cadenas a ver que los consumidores orgánicos son sensibles a los precios, lo cual nos ayudará a todos a conseguir precios más bajos.

Compra en línea. Si te agrada cierto tipo de comida (digamos, frijoles que sabes que comerás mucho o arroz integral), ordénala a través de Internet. Tal vez puedas obtener un descuento por volumen y puedas elegir justo las variedades que prefieres. Revisa las siguientes páginas en Internet:

- Carne de res orgánica en www.mynaturalbeef.com
- Entrega a domicilio de alimentos orgánicos en la ciudad de Nueva York en www.freshdirect.com
- Entrega a domicilio de alimentos orgánicos en el Noroeste del Pacífico en www.pioneerorganics.com
- Entrega a domicilio de alimentos orgánicos en Estados Unidos y Canadá en www.gobiofood.com
- Varias ofertas de alimentos orgánicos en www.theorganicpages.com

Busca el mercado público de tu localidad. Si vas con suficiente frecuencia y puedes conocer a los agricultores del mercado local, ellos pueden informarte cuándo llegan sus cosechas específicas. Revisa la página en Internet www.localharvest.org.

Come menos carne. Los alimentos con frijoles pueden brindarte todas las proteínas a cambio de una fracción del costo de la carne de res, de pollo o de pescado. Comienza con una comida sin carne a la semana y avanza hacia una al día. Así disminuirás tu exposición a las hormonas y los pesticidas tóxicos que se acumulan en los tejidos de los productos animales, ahorrarás un montón de dinero y ayudarás al medio ambiente.

Prepara café en casa. No te sientas obligado a pagar cinco dólares por una taza de café saturado de pesticidas. Prepara tu propio café orgánico y a favor del comercio en tu casa, con leche orgánica entera o incluso un café orgánico con mitad leche, mitad crema. Éste será un gusto lujoso, pero de bajo costo.

Prepara tus propios alimentos y pasabocas. Los recipientes de una sola ración, como los de puré de manzana, palitos de queso o yogur, utilizan más combustibles fósiles para empacar y enviar, exudan plásticos a la comida y, onza por onza, cuestan más dinero. Piensa en comprar recipientes más grandes y servirte sólo lo que necesitas.

La excepción a la regla es cuando te descubres en el acto de desechar mucha comida que no utilizaste y que se pudrió. Los orgánicos no duran tanto tiempo; por tanto, ¡debes comértelos mientras aún estén frescos! Si no puedes comerte todo el recipiente para cuando comience a pudrirse, limítate a los recipientes más pequeños o compra productos prelavados, escogidos y precortados, como la col rallada, las zanahorias *baby* o la ensalada picada. Así te motivarás a comértelos de inmediato.

Compra ciertos alimentos al por mayor. Algunas tiendas te darán hasta 5 por ciento de descuento si compras una caja o un paquete entero de un producto en particular. Compra esos productos con amigos y repártelos; incluso, pueden dividir el costo de una membresía de almacén y aprovechar las ventajas de su propia economía a escala.

Investiga las cooperativas de alimentos. Muchas áreas han creado cooperativas de alimentos. Quizá puedas obtener productos orgánicos que no se consiguen en otras tiendas y, dado que los vendedores también son los dueños, los precios se mantienen en un nivel bastante razonable. (Si no tienes una en tu área, ten en mente la posibilidad de fundarla. Revisa la Cooperative Grocer's Information Network en la página en Internet www.cgin.coop/how_to_start).

Busca un Trader Joe's. Adoro esa tienda. Han llevado a la excelencia el arte de la comida de alta calidad a precios accesibles. Muchas de sus marcas propias contienen ingredientes de la más alta calidad a precios mucho más bajos que las costosas marcas nacionales. Entra en www.traderjoes.com para encontrar la tienda más cercana a ti.

¿Cupones? No sé si hemos alcanzado la masa crítica necesaria para que los alimentos orgánicos ofrezcan cupones, pero aún mantengo la esperanza. Si tú encuentras un cupón para un artículo orgánico, utilízalo. Al hacerlo, motivaremos a otras empresas para que también ofrezcan cupones en el futuro. Entra a Internet para buscar cupones en los sitios de los fabricantes. (Stonyfield Farms ofrece cupones excelentes: www.stony field.com). Mientras tanto, tramita una tarjeta de cliente habitual en cada una de tus tiendas favoritas y utiliza esos cupones de "10 por ciento de descuento en tu orden total"; en especial durante aquellas semanas cuando compres productos al por mayor.

No compres bebidas "pegajosas". El jugo, los refrescos y las bebidas energéticas contienen demasiada azúcar y tú no la necesitas. No desperdicies tu dinero o tus recursos en las bebidas embotelladas, incluso el agua. La única bebida en botella que quisiera que compraras es leche orgánica. Limítate a comprar leche orgánica de 1 ó 2 por ciento, e intenta encontrar una granja local de productos lácteos con el fin de minimizar tu cuota a las emisiones de dióxido de carbono y de acrecentar la economía orgánica local en tu área. Y bebe agua filtrada de la llave en tu casa.

Prueba suerte con una planta de vegetales. Una planta de tomate puede costarte un par de dólares, pero recibirás a cambio treinta o cuarenta dólares de tomates cultivados en casa, justo en tu patio trasero. Multiplica lo anterior por un jardín entero y quizá no tengas que acudir al mercado público para nada.

DOMINA LOS ALIMENTOS PROCESADOS

En lo que se refiere a los alimentos procesados, muy pocas marcas pasan la prueba, en mi opiníon. Sin embargo, con éstos sabrás que estás en buena forma:

Amy's	Healthy Valley
Arrowhead Mills	Horizon
Cliff	Kashi
Eden	Luna
Erewhon	Nature's Path
Ezekiel	Newman's Own
Greens	

LISTA MAESTRA DE COMPRAS PARA EL PLAN DE ALIMENTACIÓN

Si estás listo para comenzar el plan de alimentación de dos semanas, fotocopia estas páginas para que las lleves contigo a las tiendas. Aquí tienes todo lo necesario para seguir el plan a la perfección. (Las cantidades son las adecuadas a las citadas en las recetas; por favor, modifícalas según el número de personas que seguirán el plan).

LISTA DE COMPRAS: 1ª SEMANA DEL PLAN DE ALIMENTACIÓN

VEGETALES FRESCOS	
Artículo (¡orgánico, siempre que sea posible!)	Cantidad
Espárragos	2½ libras
Albahaca	1 manojo pequeño
Palitos de zanahoria	1 bolsa
Coliflor	1 cabeza pequeña
Cilantro	1 manojo pequeño
Champiñones *crimini* o comunes	2 medianos
Pepino	1 grande
Berenjena	1 pequeña
Ajo	3 cabezas
Pimientos verdes	2 medianos
Habichuelas	½ libra
Chiles jalapeños	2 medianos
Cebollas	3 medianas
Perejil	1 manojo pequeño
Pimientos rojos	2 medianos
Tomates Roma	9 grandes
Lechuga romana	2 cabezas
Ensalada (de tu elección) en bolsa	3 bolsas
Salsa fresca	1 frasco pequeño
Espinacas prelavadas	2 bolsas
Cebollitas verdes (opcional)	1 manojo
Tomates	6 grandes
Calabacita	1 mediana

continúa en la siguiente página

Artículo (¡orgánico, siempre que sea posible!)	Cantidad
FRUTAS FRESCAS	
Arándanos	1½ taza
Toronja	1 mediana
Limones	3 medianos
Naranjas	2
Fresas	1½ taza
ALIMENTOS CONGELADOS	
Arándanos	1 bolsa pequeña
Fresas	1 bolsa pequeña
ALIMENTOS ENLATADOS	
Atún blanco en agua	2 latas
Frijoles negros	2 latas (15 onzas cada una)
Chiles chipotles en salsa de adobo	1 lata pequeña
Consomé de res bajo en sodio	1 lata (14,5 onzas)
Frijoles negros refritos	1 lata (15 onzas)
Salsa de tomate	1 lata (16 onzas)
PRODUCTOS LÁCTEOS Y HUEVOS	
Huevos	2 docenas
Palitos de queso mozarella orgánicos y bajos en grasas	1 paquete
Queso Pepper Jack sin grasa	1 paquete pequeño (entre 4 y 8 onzas)
Queso parmesano fresco (opcional)	1 pedazo chico
Yogur griego natural sin grasa	2 recipientes (16 onzas cada uno)
Leche reducida en grasa o descremada	½ galón
CARNE / PESCADO	
Pechuga de pollo	9
Tira de lomo de res	Entre 2½ y 3 libras
Halibut	1 ración (5 onzas)
Langostinos grandes	10
Tocino de pavo libre de nitratos	1 paquete
Chuletas de puerco	1 corte de 5 onzas
Lomo de puerco	1 corte de 5 onzas
Camarones	1 libra
Pechuga ahumada de pavo	¼ libra
Tilapia	5 onzas

Artículo (¡orgánico, siempre que sea posible!)	Cantidad
Filete de atún	5 onzas
Salmón silvestre del Pacífico	5 onzas
GRANOS / LEGUMBRES SECAS	
Trigo sarraceno	1 paquete
Hummus	1 recipiente pequeño
Arroz integral instantáneo	1 paquete pequeño
NUECES / SEMILLAS	
Almendras tostadas	1 paquete pequeño
Linaza	1 paquete pequeño
Semillas de girasol	1 paquete pequeño
Nueces de Castilla	1 paquete pequeño
PAN / CEREAL / PASTA	
Tortillas Ezekiel de maíz de 6 pulgadas	2 paquetes (almacenados en el refrigerador)
Pan de 7 granos Ezekiel	1 hogaza (almacenada en el refrigerador)
Pasta *penne* Ezekiel	1 caja
Muffins ingleses 'multigrano'	1 paquete
Cereal de linaza Nature's Path	1 caja
OTROS ARTICULOS VARIOS	
Puré de manzana	1 frasco pequeño
Vinagre balsámico	1 botella pequeña
Pimienta negra molida	1 recipiente
Chile en polvo	1 recipiente
Canela	1 recipiente
Fécula de maíz	1 paquete
Corona Light	1 botella
Comino	1 recipiente
Aceite de oliva extra virgen	1 botella
Miel	1 recipiente pequeño
Sal *kosher*	1 recipiente
Jugo de lima	1 botella pequeña
Consomé de pollo bajo en sodio, 99 por ciento libre de grasa	1 lata de 14,5 onzas
Consomé de res bajo en sodio	1 lata de 14,5 onzas
Menta	1 manojo

continúa en la siguiente página

Artículo (¡orgánico, siempre que sea posible!)	Cantidad
Consomé de pollo no reducido en sodio	1 lata de 14,5 onzas
Spray para cocinar	1 botella
Pimiento rojo en copos	1 recipiente
Vinagre blanco	1 botella pequeña
Mostaza de grano integral	1 frasco pequeño
Xylitol (endulzante natural)	1 recipiente

LISTA DE COMPRAS: 2ª SEMANA DEL PLAN DE ALIMENTACIÓN

VEGETALES FRESCOS

Artículo (¡orgánico, siempre que sea posible!)	Cantidad
Alcachofas	8 de medianas a grandes
Espárragos	⅔ libras
Brócoli	1 manojo
Coles de Bruselas	1 recipiente pequeño
Zanahorias	1 libra
Apio	3 tallos grandes
Cilantro	1 manojo
Ajo	2 cabezas
Habichuelas	1 libra
Pimientos verdes	2 medianos
Chiles jalapeños	3 grandes
Mezcla de vegetales de hoja verde *baby*	1 bolsa
Cebollas	5 medianas
Perejil (opcional)	1 manojo
Chile poblano (opcional)	1 pequeño
Pimientos rojos	2 medianos
Tomates Roma	1 de mediano a grande
Lechuga romana	2 cabezas grandes
Salsa fresca	1 recipiente pequeño
Chile serrano	1 mediano
Cebollitas verdes	1 manojo pequeño
Tomates deshidratados al sol	¼ taza
Tomates	3 grandes

Artículo (¡orgánico, siempre que sea posible!)	Cantidad
FRUTA FRESCA	
Manzana	1
Bayas (de tu elección)	2 tazas
Arándanos	1 taza
Limones	2 medianas
Limas	3 medianas
Naranjas	2 medianas
Melocotones (duraznos)	1
Fresas	1 taza
Sandía	1 pequeña
ALIMENTOS ENLATADOS	
Medium Chili orgánico Amy's con vegetales	1 lata (15 onzas)
Sopa *Split Pea* orgánica Amy's	1 lata (15 onzas)
Tomates en cubitos	1 lata (15 onzas)
Frijoles negros refritos	1 lata (15 onzas)
PRODUCTOS LÁCTEOS Y HUEVOS	
Queso orgánico *cheddar* bajo en grasa	1 paquete pequeño
Huevos	2 docenas
Yogur griego natural sin grasa	1 recipiente (16 onzas)
Leche reducida en grasa o descremada	½ galón
Mantequilla sin sal	1 barrita
CARNE / PESCADO	
Pechugas de pollo	5
Filete de flanco de res	5 onzas
Solomillo magro de res alimentada con pasto	1½ libras
Halibut	4 filetes de 4 a 6 onzas
Salchichas de pavo magras y bajas en sodio	1 paquete pequeño
Langostinos	5 grandes
Pechuga rebanada de pavo	1 libra
Filete de atún	5 onzas
Salmón silvestre del Pacífico	Filete o corte de 5 onzas
GRANOS / LEGUMBRES SECAS	
Avena instantánea Quaker	8 sobres
Quinoa	1 taza

continúa en la siguiente página

Artículo (¡orgánico, siempre que sea posible!)	Cantidad
NUECES / SEMILLAS	
Nueces	¼ taza
Almendras crudas	1 bolsa pequeña
PAN / CEREAL / PASTA	
Tortillas de maíz Ezekiel de 8 pulgadas	2 paquetes
OTROS ARTÍCULOS VARIOS	
Mantequilla de almendras	1 recipiente pequeño
Polvo de chile ancho	1 recipiente
Mostaza Dijon	1 frasco pequeño
Aderezo César para ensalada Galeos	1 botella
Chips Guiltless Gourmet	1 bolsa
Galletas saladas de vegetales Kashi	1 caja
Jugo de limón	1 botella pequeña
Consomé de pollo bajo en sodio	1 recipiente (8 onzas; lata o sobre)
Vinagre de vino de arroz	1 botella pequeña

RECURSOS

Creo con firmeza que en poco tiempo todo el mundo regresará a la manera natural y orgánica de comer. Dada la evidencia, ¿cómo podríamos no hacerlo? Mientras tanto, puede resultar un poco complicado encontrar los alimentos que necesitas donde vives, por no mencionar los productos para el cuidado personal o del hogar que no contengan todos esos químicos que trastornan el sistema endocrino. He recopilado una lista breve de buenos lugares para solicitar información, productos y otros recursos para ayudarte a tomar la vanguardia en el camino.

> ## ALIMENTOS Y PRODUCTOS ORGÁNICOS Y SOSTENIBLES

www.nrdc.org/health/foodmiles
El Consejo para la defensa de recursos naturales (NRDC, por sus siglas en inglés) ha desarrollado un pequeño sitio en Internet para ayudarte a encontrar alimentos orgánicos en tu área. Puedes buscar tu estado y la época del año para averiguar cuáles alimentos están de temporada en cada localidad.

www.earthlab.com
Calcula tu emisión individual de dióxido de carbono y encuentra un montón de maneras de reducirla en 15 por ciento este año. Me uno a ellos porque creo que hacen un trabajo estupendo.

www.panna.org
www.pesticideinfo.org
El Red de acción sobre los pesticidas está a la vanguardia del movimiento de los alimentos orgánicos y te ayuda a averiguar cómo puedes minimizar tu exposición a los pesticidas altamente peligrosos.

www.ewg.org
www.ewg.org/tap-water/welcome
(Base de datos para la calidad de agua potable)
Estos chicos son bárbaros. El Environmental Working Group está a la vanguardia de muchas iniciativas asombrosas para informar al público sobre cómo las ambiciosas corporaciones perjudican al ambiente y a nuestra salud. (Estos chicos fueron quienes realizaron el gran estudio que ayudó a enseñar a los consumidores sobre "La docena sucia", las frutas y vegetales más saturados de pesticidas, por ejemplo). En fechas recientes desarrollaron una rama de negociación que, en definitiva, se encuentra de nuestra parte en la ecuación tóxica. Mantente atento a ellos en los medios de comunicación masiva; están en todas partes y definitivamente son los chicos buenos.

www.ourstolenfuture.org
Este sitio toma su nombre del libro *Our Stolen Future,* un análisis sumamente influyente acerca de los trastornos endocrinos que se publicó por primera vez en 1996. A partir de la publicación, los autores (dos científicos ambientales y un periodista investigador que ha sido premiado) han continuado con la recolección de investigaciones incriminatorias acerca de elementos que trastornan el sistema endocrino en el ambiente. Este sitio provocará que se te encanezca el cabello. En serio, echa un vistazo; comprenderás mucho mejor por qué soy tan apasionada de este tema.

www.theorganicpages.com
La Asociación de comercio orgánico (OTA, por sus siglas en inglés) creó Organic Pages Online para facilitarte la búsqueda de productos, produc-

tores, ingredientes, provisiones y servicios orgánicos certificados en tu área. Se expande con frecuencia. Echa un vistazo.

www.eatlocalamerica.coop

Eat Local America es un desafío planteado por la National Cooperative Grocers Association (NCGA) para ayudar a motivar la participación de las cooperativas locales de alimentos al solicitar a la gente que consuma 80 por ciento de sus dietas (o cuatro de cada cinco comidas) de alimentos locales durante los meses de verano. ¡Es divertido! Revisa su mapa interactivo o visita la página de la NCGA para encontrar más recursos: www.ncga.coop.

www.slowfoodusa.org
www.slowfood.com

Slow Food es un grupo dedicado a ayudar a la gente a reconectarse con sus alimentos. Ellos defienden los alimentos producidos a través de prácticas limpias y sostenibles para el ambiente que protejan tanto el bienestar de los animales como la salud humana. Encontrarás muchos recursos excelentes para que los alimentos frescos, integrales, locales y de producción sostenible sean los principales elementos de tu dieta.

www.eatwild.com

Este sitio tiene una cantidad tremenda de información acerca de carne de res, cordero, cabra, bisonte, aves, productos lácteos y alimentos similares derivados de animales alimentados con pasto. También encontrarás toneladas de vínculos con proveedores locales de productos naturales derivados de animales alimentados con pasto.

www.psr.org

Physicians for Social Responsibility comenzó como una misión para liberar al mundo de los peligros nucleares. Ahora se han expandido para incluir también toda la degradación ambiental. Estos chicos realizan negociaciones con el gobierno a nuestro favor. Revisa su página en Internet y haz lo que puedas para apoyarlos.

www.organicvalley.com

Éste es uno de los sitios preferidos de Stuart O'Keeffe, chef orgánico con quien trabajo con mucha frecuencia. Esta empresa es una de sus productoras favoritas de alimentos orgánicos y el sitio contiene montones de valioso información relacionada con las razones por las cuales debemos comprar alimentos orgánicos.

www.wellnessgrocer.com

Éste es un vendedor de víveres en línea dedicado a los alimentos naturales y a los productos orgánicos de cuidado personal.

www.foodandwaterwatch.org

Otro grupo de vigilancia y negociación que ayuda a proteger nuestros alimentos y agua. Este sitio contiene montones de hojas de datos, información y reportes muy útiles sobre la seguridad de los alimentos y el agua.

www.sustainabletable.org
www.eatwellguide.org

Estos sitios contienen recetas, guías de compras, mapas para conseguir productos lácteos libres de hormonas, mercados públicos, cooperativas de alimentos y muchísima información adicional. La *Eat Well Guide* es un directorio gratuito en línea de carne de res, aves, productos lácteos y huevos producidos con sistemas sostenibles, y de granjas, tiendas, restaurantes, hoteles y más en Estados Unidos y Canadá. Sólo teclea tu código o zona postal para encontrar productos saludables en tu ciudad o en cualquier lugar adonde vayas a viajar.

www.checnet.org/healtheHouse/pdf/plasticchart.pdf

Esta tabla fantástica revela los mejores y peores productos de plástico en el mercado para uso doméstico.

www.truefoodnow.org/genetically-engineered-foods/
shoppers-guide/

Este sitio proporciona una lista muy útil y extensa de alimentos no modificados a nivel genético.

www.organic-center.org

Éste sitio es una fuente increíble de recursos interesantes acerca de los productos orgánicos. La organización recibe fondos de muchos productores de alimentos naturales en un esfuerzo por incrementar el conocimiento general de los métodos de agricultura orgánica.

www.organicconsumers.org

Guías para compradores de todo, desde alimentos hasta ropa y productos de limpieza. Encontrarás organizaciones de CSA, entrega a domicilio de productos orgánicos, materiales para construcción y recursos. La Asociación de consumidores orgánicos y GreenPeople.org han recopilado uno de los directorios más grandes del mundo de negocios ecológicos y orgánicos.

www.newdream.org

Esta organización fabulosa ha trabajado durante más de una década para intentar convencer a los estadounidenses de vivir con sencillez. Proporciona muchos recursos geniales e ideas inteligentes y creativas para individuos, instituciones, comunidades y empresas acerca de "cómo consumir de manera responsable para proteger al ambiente, mejorar la calidad de vida y promover la justicia social". (Incluso, tiene una tarjeta para la billetera que puedes imprimir con este credo inteligente personal: "Cada dólar que gasto es una declaración acerca del tipo de mundo que quiero y la calidad de vida que valoro").

apps.ams.usda.gov/FarmersMarkets

Ésta es una base de datos excelente con herramienta de búsqueda de mercados públicos a través de Estados Unidos que es mantenida y actualizada con regularidad por el gobierno.

www.organicexchange.org

Éste es un gran recurso para aquellas personas interesadas en comprar algodón orgánico, incluso guías de compradores de ropa de algodón orgánico.

www.localharvest.org

Este sitio cuenta con un mapa interactivo que te ayuda a localizar tu mercado público más cercano. También cuenta con toneladas de información acerca de CSA, granjas familiares y otras fuentes de alimentos producidos con sistemas sostenibles en tu área.

RECURSOS DE PRODUCTOS NO TÓXICOS

www.amazon.com/tag/bpa-fre/products
Amazon.com ha recopilado una lista de miles de productos libres de BPA a la venta.

www.healthychild.org
El programa Healthy Child, Healthy World ofrece información y recursos para padres que desean crear un ambiente saludable y no tóxico para sus hijos, y también para ellos mismos.

www.householdproducts.nlm.nih.gov
Este sitio del gobierno contiene una base de datos completa de productos domésticos con sugerencias de seguridad y manejo.

OTROS RECURSOS ÚTILES

www.calorieking.com
Recomiendo este sitio (así como el libro que lo acompaña, *The Calorie King Calorie, Fat & Carbohydrate Counter,* de Allan Borushek) a todo el mundo en *The Biggest Loser.* Puedes encontrar información nutritiva muy buena acerca de miles de alimentos. Utiliza el sitio en casa y compra el libro para cuando te encuentres fuera de tu ciudad. Incluso si no cuidas tu consumo de calorías resulta muy útil tener una idea general de los nutrientes.

PROGRAMA PERSONAL

www.JillianMichaels.com
Puedes encontrar muchísima información actualizada, herramientas y registros personales además de planes de comidas a la medida en mi sitio. ¡Incluso puedes agregar un entrenador personal si quieres!

REFERENCIAS SELECCIONADAS

CAPÍTULO I

Alexander, D., Manier, J. y Callahan, P., "For Every Fad, Another Cookie: How Science and Diet Crazes Confuse Consumers, Reshape Recipes and Fail, Ultimately, to Reform Eating Habits", *Chicago Tribune*, 23 de agosto, 2005.

American Institute for Cancer Research, "A Closer Look at Nutrigenomics: How Nutrients and Genes Interact", 2008, www.aicr.org/site/PageServer?pagename=pub_A_Clores_Look_At_Nutrigenomics.

Berkowitz, R., "Growth of Children at High Risk of Obesity During the First 6 Years of Life: Implications for Prevention", *American Journal of Clinical Nutrition* 81, no. 1, enero 2005.

BJC Behavioral Health, "Calorie Needs: Calculate Your Basal Metabolic Rate", BJC HealthCare, http://www.bjcbehavioralhealth.org/behavioralhealth_wellness.aspx?id=1993/.

Bouchez, C., "Make the Most of Your Metabolism", WebMD, www.webmd.com/fitness-exercise/guide/make-most-your-metabolism/, 24 de febrero, 2006.

Canaris, G, *et al*, "The Colorado Thyroid Disease Prevalence Study", *Archives of Internal Medicine* 160, no. 4, 28 de febrero, 2006.

Carroll, J., "How Many Different Times, If Any, Have You Seriosly Tried to Lose Weight in Your Life?" (número de intentos de perder peso a lo largo de la vida, reportado por las propias personas 1990, 1999 y 2005), The Gallup Organization, 16 de agosto, 2005.

Centers for Disease Control, "Prevalence of Overweight Among Children and Adolescents: United States, 2003–2004", www.cdc.gov/nchs/products/pubs/pubd/hestats/overweight/overwght_child_03.htm.

Chandola, T., Bruner, E. y Marmot, M., "Chronic Stress at Work and the Metabolic Syndrome: Prospective Study", *British Medical Journal* 332, 4 de marzo, 2006.

Delinsky, S., Latner, J. y Wilson, G., "Binge Eating and Weight Loss in a Self-Help Behavior Modification Program", *Obesity* 14, no. 7, julio 2006.

DeNoon, D., "Diet Soda Drinkers Gain Weight, Overweight Risk Soars 41 Percent with Each Daily Can of Diet Soda", CBSNews.com, 13 de junio, 2005, www.cbsnews.com/stories/2005/06/13/health/webmd/main701408.shtml.

Fantuzzi, G. y Faggioni, R., "Leptin in the Regulation of Immunity, Inflammation, and Hematopoyesis", *Journal of Leukocite Biology* 68, no. 4, octubre 2000.

Farah, H. y Buzby, J., "U.S. Food Consumption Up 16 Percent Since 1970", Amber Waves (USDA Economic Research Service), noviembre 2005.

Ferrini, R. y Barret-Connor, E., "Sex Hormones and Age: A Cross-Sectional Study of Testosterone and Estradiol and Their Bioavailable Fractions in Community-Dwelling Men", *American Journal of Epidemiology* 147, no. 8, 15 de abril, 1998.

Fox, M., *et al*, "Feeding Infants and Toddlers Study: What Foods Are Infants and Toddlers Eating?", Suplemento 1, *Journal of the American Dietetic Association* 104, no. 1, enero 2004.

Gable, S., Chang, Y. y Krull, J., "Television Watching and Frequency of Family Meals are Predictive of Overweight Onset and Persistence in a National Sample of School-Aged Children", *Journal of the American Dietetic Association* 107, no. 1, enero 2004.

Gluckman P., *et al*, "Metabolic Plasticity During Mammalian Development is Directionally Dependent in Early Nutrition Status", *Proceedings of the National Academy of Sciences USA* 104, no. 31, 31 de julio, 2007.

Goulden, V., Layton, A., Cunliffe, W., "Long-Term Safety of Isotretinoin as a Treatment for Acne Vulgaris", *British Journal of Dermatology* 131, no. 3, septiembre 1994.

Hall Moran, V., Leathard, H. y Coley, J., "Urinary Hormone Levels During the Natural Menstrual Cycle: The Effect of Age", *Journal of Endocrinology* 170, no. 1, julio 2001.

Henig, R., "Fat Factors", *New York Times,* 13 de agosto, 2006.

Hoffert, S. y Curtin, S., "Sports Participation and Child Overweight: 1997–2002", www.authorstream.com/Presentation/Saverio-45025-Network-meetings-sept152005 -Child-sports-participat-Participation-Overweight-1997-2002-Objectives-Education -ppt-powerpoint.

Isaacs, S., *Hormonal Balance,* Boulder, CO, Bull Publishing Company, 2007.

Kaiser Family Foundation, "The Role of Media in Childhood Obesity" (resumen de artículo febrero 2004), www.kff.org/entmedia/upload/The-role-Of-Media-in -Childhood-Obesity.pdf.

Kant, A., "Reported Consumption of Low-Nutrient-Density Foods by American Children and Adolescents: Nutritional and Health Correlates, NHANES III, 1988 to 1994", *Archives of Pediatrics and Adolescent Medicine* 157, no. 8, agosto 2003.

Karras, T., "The Disorder Next Door", *Self,* mayo 2008.

Kubik, M., Lytle, L. y Story, M., "Schoolwide Food Practices Are Associated with Body Mass Index in Middle School Students", *Archives of Pediatric Adolescent Medicine* 159, no. 12, 2005.

Lallukka, T. *et al,* "Psychosocial Working Conditions and Weight Gain Among Employees", *International Journal of Obesity* 29, no. 8, agosto 2005.

Lumeng, J. et al, "Association Between Clinically Meaningful Behavior Problems and Overweight in Children", *Pediatrics* 112, no. 5, noviembre 2003.

Lutgen-Sandvik, P., Tracy, S. y Alberts, J., "Burned by Bullying in the American Workplace: Prevalence, Perception, Degree, and Impact", *Journal of Management Studies* 44, no. 6, septiembre 2007.

Macleod, M., "Why are Girls Growing so Fast?", *New Scientist,* 10 de febrero, 2007.

Manier, J., Callahan, P. y Alexander, D., "The Oreo, Obesity and Us: Craving the Cookie: The Brain is Wired to Love Sweets, But Are They Addictive?" America's Ironic Cookie Captures the Nation's Burgeoning Dietary Dilemma", *Chicago Tribune,* 21 de agosto, 2005.

Ogden, C., Carroll, M. y Flegal, K., "High Body Mass Index for Age Among US Children and Adolescents, 2003–2006", *Journal of the American Medical Association* 299, no. 20, 2008.

Peterson, M., et al, "Our Stolen Future: A Decade Later", San Francisco Medicine (en imprenta).

Prasad, A., et al, "Zinc Status and Serum Testosterone Levels of Healthy Adults", *Nutrition* 12, no. 5, mayo 1996.

Reed, D., Lawler, M. y Tordoff, M., "Reduced Body Weight is a Common Effect of Gene Knockout in Mice", *BMC Genetics* 9, 8 de enero, 2008.

Ribeiro, L., et al, "Impact of Acute Exercise Intensity on Plasma Concentrations of Insulin, Growth Hormone and Somatostatin", *Acta Médica Portuguesa* 13, no. 3, mayo-junio 2004.

Roizen, M. y Oz, M., *You: On a Diet: The Owner's Manual for Waist Management,* Nueva York, Free Press, 2006.

Snoek, H., "Parental Behaviour and Adolescents' Emotional Eating", *Appetite* 49, no. 1, julio 2007.

Spalding, K., et al, "Dynamics of Fat Cell Turnover in Humans", *Nature* 453, no. 7196, 5 de junio, 2008.

Tabarrok, A., "A Brief Report on Economic Research on Obesity", *The Independent Institute,* 31 de marzo, 2003, www.independent.org/newsroom/article.asp?id =1153.

Taubes, G., "What If It's All Been a Big Fat Lie?", *New York Times,* 7 de julio, 2002.

The Obesity Society, "Obesity, Society, and Stigmatization", www.obesity.org/information/weight_bias.asp.

University of Maryland Medical Center Patient Education, "Diabetes Type 2", University of Maryland Medican Center, www.umm.edu/patiented/articles/what _causes_type_2_diabetes_000060_2.htm, 15 de julio, 2006.

CAPÍTULO 2

Associated Press, "Appetite-Supressing Hormone Discovered", www.msnbc.msn.com/id/9993771, 10 de noviembre, 2005.

Associated Press, "Irregular Sleep Tied to Obesity, Other Health Problems", *USA Today,* 7 de mayo, 2008, www.usatoday.com/news/health/2008-05 07-sleep -obesity_N.htm.

Bell, G., et al, "End-Organ Responses to Thyroxine Therapy on Subclinical Hypothyroidism", *Clinical Endocrinology* 22, no. 1, enero 1985.

Biddinger, S., et al, "Hepatic Insulin Resistance Is Sufficient to Produce Dyslipdemina and Susceptibility to Artherosclerosis", *Cell Metabolism* 7, no. 2, febrero 2008.

Burstain, T., "Balancing Your Hunger Hormones", www.hungerhormones.com (consultado el 21 de noviembre, 2008).

Center for Bioenvironmental Research, Tulane and Xavier Universities, "E.hormone: Your Gateway to the Environment and Your Hormones", www.e.hormone .tulane.edu (consultado el 21 de noviembre, 2008).

Conrad, C., "Overture for Growth Hormone: Requiem for Interleukin-6?", *Critical Care Medicine* 35, no. 12, diciembre 2007.

Davis, C. y Saltos, E., "Dietary Recommendations and How They Have Changed Over Time", USDA Economic Research Service, http://www.ers.usda.gov/ publications/AIB750/AIB750B.PDF, mayo 1999.

Doucet, E. y Cameron, J., "Appetite Control After Weight Loss: What is the Role of Bloodborne Peptides?", *Applied Physiology, Nutrition, and Metabolism* 32, no. 3, junio 2007.

Enrioni, P., *et al*, "Diet-Induced Obesity Causes Severe but Reversible Leptin Resistante in Arcuate Melanocortin Neurons", *Cell Metabolism* 5, no. 3, marzo 2007.

Environmental Working Group, "What's the Difference?", www.foodnews.org.

ESHRE Capri Workshop Group, "Nutrition and Reproduction in Women", *Human Reproduction Update* 12, no. 3, mayo-junio 2006.

"Estrogen", www.labtestsonline.org.

Feldman, H., "Age Trends in the Level of Serum Testosterone and Other Hormones in Middle-Aged Men: Longitudinal Results from the Massachusetts Male Aging Study", *Journal of Clinical Endocrinology and Metabolism* 87 (2), febrero 2002.

Foster, G., "A Policy-Based School Intervention to Prevent Overweight and Obesity", *Pediatrics* 121, abril 2008: e794–e802.

Grady, D., "In Study, Hormone Reduced Appetite in Mice", *New York Times,* 11 de noviembre 2005.

Henry, J. "Biological Basis of the Stress Response: Address Upon Accepting the Hans Selye Award from the American Institute of Stress in Montreux, Switzerland, February 1991", *Integrative Psychological an Behavioral Science* 27, no. 1, enero 1992.

Isaacs, S., *The Leptin Boost Diet,* Berkeley, CA, Ulysses Press, 2007.

LoCicero. K., "The Role of Hormones in Weight Management", *NutriNews: Recent Health and Nutrition Information from Douglas Laboratories,* marzo 2007.

Lutter, M., *et al*, "The Orexigenic Hormone Ghrelin Defends Against Depressive Symptoms of Chronic Stress", *Nature Neuroscience* 11, no. 7, julio 2008.

Matsuzawa, Y., *et al*, "Adiponectin and Metabolic Syndrome", *Arteriosclerosis, Thrombosis, and Vascular Biology* 24, no. 1, enero 2004.

Mayo Clinic Health Letter, junio 2008.

Mayo Clinic, personal, "DHEA", MayoClinic.com, www.mayoclinic.com/health/ dhea/NS_patient-dhea401, 1 de enero, 2008.

Mirsky, S., "Vicious Cycle of Belly Fat", *Scientific American,* 17 de abril, 2008.

National Digestive Diseases Information Clearinghouse (NDDIC), "Your Digestive System and How it Works", publicación NIH no. 08–2681, abril 2008, digestive.niddk.nih.gov/ddiseases/pubs/yrdd/.

Nussey, S., y Whitehead, S., "Hypothalamic Control of Adenocortical Steroid Synthesis—CRH and Vasopressin", *Endocrinology: An Integrated Approach,* Oxford, RU, BIOS Scientific Publishers Ltd., 2001, www.ncbi.nlm.nih.gov/books/bv.fcgi?rid=endocrin.section.516 (consultado el 21 de noviembre, 2008).

Overduin, J., *et al,* "Role of the Doudenum and Macronutrient Type in Ghrelin Regulation", *Endocrinology* 146, no. 2, febrero 2005.

Physicians for Social Responsibility, "Environmental Endocrine Disruptors: What Health Care Providers Should Know", www.psr.org/site/DocServer/Environmental _Endocrine_Disruptors.pdf.

Roizen, M. y Oz, M., *You: On a Diet: The Owner's Manual for Waist Management,* Nueva York, Free Press, 2006.

Romero-Corral, A., *et al,* "Normal Weight Obesity: A Risk Factor for Cardiometabolic Dysregulations", American College of Cardiology Annual Scientific Session, Chicago IL., 1 de abril, 2008.

Rönnemaa, E., *et al,* "Impaired Insulin Secretion Increases the Risk of Alzheimer Disease", *Neurology,* 9 de abril, 2008.

Saudek, C. D., *et al,* "A New Look at Screening and Diagnosing Diabetes Mellitus", *Journal of Clinical Endocrinology and Metabolism,* 6 de mayo, 2008.

Spiegel, K. *et al,* "Brief Communication: Sleep Curtailment In Healthy Young Men is Associated with Decreased Leptin Levels, Elevated Ghrelin Levels, and Increased Hunger and Appetite", *Annals of Internal Medicine* 141, no. 11, 7 de diciembre, 2004.

The Merck Manual of Medical Information, http://www.merck.com/mmhe/ index.html.

Tran, T., *et al,* "Beneficial Effectos of Subcutaneous Fat Transplantation on Metabolism", *Cell Metabolism* 7, no. 5, mayo 2008.

Tschop, M., *et al,* "Diet-Induced Leptin Resistance: The Heart of the Matter", *Endocrinology* 148, no. 3, marzo 2007.

Weight Control Information Network, "New Hormone Provides Clues About Weight Loss", *WIN Notes,* invierno 2002–2003, win.niddk.nih.gov/notes/winter 03notes/newhormone.htm.

Westling, B., *et al,* "Low CSF Leptin in Female Suicide Attempters with Major Depression", *Journal of Affective Disorders* 81, no. 1, julio 2004.

CAPÍTULO 3

Alexander, D., Manier, J. y Callahan, P., "For Every Fad, Another Cookie: How Science and Diet Crazes Confuse Consumers, Reshape Recipes and Fail, Ultimately, to Reform Eating Habits", *Chicago Tribune,* 23 de agosto, 2005.

Alonso-Madgalena, P., *et al,* "The Estrogenic Effect of Bisphenol-A Disrupts the Pancreatic ß-Cell Function *In Vivo* and Induces Insulin Resistance", *Environmental Health Perspectives* 114, 2006.

American Physiological Society, "Treatment with an Antipsychotic Drug Found to Cause Changes in Metabolism Earlier Than Expected", American Physiological Society, www.the-aps.org/press/journal/08/15.htm, 7 de abril, 2008.

Amorim, A., *et al,* "Does Excess Pregnancy Weight Gain Constitute a Major Risk for Increasing Long-Term BMI?", *Obesity* 15, 2007 (mayo 2007).

Bauer, S., (editor), *National Geographic Green Guide,* www.thegreenguide.com.

Berkowitz, R., "Growth of Children at High Risk of Obesity During the First 6 Years of Life: Implications for Prevention", *American Journal of Clinical Nutrition* 81, no. 1, enero 2005.

Brunner, E., *et al*, "Prospective Effect of Job Strain on General and Central Obesity in the WhiteHall II Study", *American Journal of Epidemiology* 165, no. 7, enero 2005.

Bulayeva, N. y Watson, C., "Xenoestrogen-Induced ERK-1 and ERK-2 Activation Via Multiple Membrane-Initiate Signaling Pathways", *Environmental Health Perspectives* 112, no. 15, noviembre 2004.

Callahan, P., Manier, J. y Alexander, D., "Where There's Smoke, There Might Be Food Research, Too: Documents Indicate Kraft, Phillip Morris Shared Expertise on How the Brain Processes Tastes, Smell", *Chicago Tribune,* 29 de enero, 2006.

Center for Bioenvironmental Research, Tulane and Xavier Universities, "E.hormone: Your Gateway to the Environment and Your Hormones", www.e.hormone .tulane.edu

Centers for Disease Control, "Prevalence of Overweight Among Children and Adolescents: United States, 2003–2004", www.cdc.gov/nchs/products/pubs/pubd/ hestats/overweight/overwght_child_03.htm.

Centers for Disease Control, "Third National Report on Human Exposure to Environmental Chemicals: Spotlight on Organochlorine Pesticides", julio 2005, www.cdc.gov/ExposureReport/pdf/factsheet_organochlorine.pdf.

Chamie, K., deVere White, R. y Ellison, L., "Agent Orange Exposure, Vietnam War Veterans and the Risk of Prostate Cancer", resumen 421, suplemento *Journal of Urology* 179, 2008.

Chaput, J., "The Association Between Sleep Duration and Weight Gain in Adults: A 6-Year Prospective Study From the Quebec Family Study", *Sleep* 31 (4): 517–23, 11 de abril, 2008.

Chen, J., "Maternal Burden of Organochloro-Compounds Associated with Undescended Testes", resumen 276, suplemento *Journal of Urology* 179, 2008.

Chiolero, A., "Consequences of Smoking for Body Weight, Body Fat Distribution, and Insulin Resistance", *American Journal of Clinical Nutrition* 87, no. 4, abril 2008.

DeCaro, J., *et al,* "Maternal Exposure to Polybrominated Biphenyls and Genitourinary Conditions in Male Offspring", resumen 277, suplemento *Journal of Urology* 179, 2008.

Dewey, K., "Is Breastfeeding Protective Against Child Obesity?", *Journal of Human Lactation* 19, no. 1, febrero 2003.

Donn, J., Mendoza, M. y Pritchard, J., "Drugs Found in Drinking Water", *USA Today,* 10 de marzo, 2008.

Environmental California Research and Policy Center, "Bisphenol-A Overview", www.environmentcalifornia.org.

Environmental Working Group, "A Survey of Bisphenol A in U.S. Canned Foods", 5 de marzo, 2007, www.ewg.org/reports/bisphenola.

Feldman, H., "Age Trends in the Level of Serum Testosterone and Other Hormones in Middle-Aged Men: Longitudinal Results from the Massachusetts Male Aging Study", *Journal of Clinical Endocrinology and Metabolism* 87 (2), febrero 2002.

Field, A., *et al,* "Association of Weight Change, Weight Control Practices, and Weight Cycling Among Women in the Nurses' Health Study II", *International Journal of Obesity an Related Metabolic Disorders* 28, no. 9, septiembre 2004.

Flier, J. y Elmquist, J., "A Good Night's Sleep: Future Antidote to the Obesity Epidemic?", *Annals of Internal Medicine* 141, no. 11, 7 de diciembre, 2004.

Heilbronn, L., *et al,* "Effect of 6-Month Calorie Restriction on Biomarkers of Longevity, Metabolic Adaptation, and Oxidative Stress in Overweight Individuals", *Journal of the American Medican Association* 295, no. 13, 5 de abril, 2006.

Henig, R., "Fat Factors", *New York Times,* 13 de agosto, 2006.

Hoponick, J., "Nonyphenol Ethoxylates: A Safer Alternative Exists to This Toxic Cleaning Agent", Sierra Club, noviembre 2005, www.sierraclub.org/toxics/nonyphenol_ethoxylates3.pdf.

International Food Information Council, "2008 Food & Health Survey: Consumer Attitudes Toward Food, Nutrition, and Health", 14 de mayo, 2008, http://www.ific.org.

International Obesity TaskForce, "Endocrine Disruptors in Common Plastics Linked to Obesity Risk", ScienceDaily, 15 de mayo, 2008 y 22 de mayo, 2008, www.sciencedaily.com/releases/2008/05/080514091427.htm.

Isaacs, S., *Hormonal Balance,* Boulder, CO, Bull Publishing Company, 2007.

Isaacs, S., *The Leptin Boost Diet,* Berkeley, CA, Ulysses Press, 2007.

Jeffrey, R. y Harnack, L., "Evidence Implicating Eating as a Primary Driver for the Obesity Epidemic", *Diabetes* 56, no. 11, noviembre 2007.

Kapoor, D. y Jones, T., "Smoking and Hormones in Health and Endocrine Disorders", *European Journal of Endocrinology* 152, no. 4, 2005.

Keith, S., "Putative Contributors to the Secular Increase in Obesity: Exploring the Roads Less Traveled", *International Journal of Obesity* 30, no. 11, noviembre 2006.

Khamsi, R., "Common Genetic Change Linked to Obesity", NewScientist.com, servicio de noticias, 13 de abril 2006, www.newscientist.com.

Knowler, W., *et al,* "Reduction in the Incidence of Type 2 Diabetes with Lifestyle Intervention of Metformin", *New England Journal of Medicine* 346, no. 6, 7 de febrero, 2002.

Lang, S., *et al,* "Association of Urinary Bisphenol A Concentration with Medical Disorders and Laboratory Abnormalities in Adults", JAMA 300, no. 11, 17 de septiembre, 2008.

Layton, L. y Lee, C., "Canada Bans BPA from Baby Bottles", *Washington Post,* 19 de abril, 2008.

Lee, D., *et al,* "Association Between Serum Concentrations of Persistent Organic Pollutants and Insulin Resistence Among Nondiabetic Adults: Results from the National Health and Nutrition Examination Survey 1999–2002", *Diabetes Care* 30, no. 3, marzo 2007.

Lee, D., *et al,* "Relationship Between Serum Concentrations of Persistent Organic Pollutants and the Prevalence of Metabolic Syndrome Among Non-diabetic Adults: Results from the National Health and Nutrition Examination survey 1999–2002", *Diabetologia* 50, no. 9, septiembre 2007.

Ley, R., "Human GutMicrobes Associated with Obesity", *Nature* 444 (7122), 21 de diciembre, 2006.

Mably, T., *et al,* "In Utero and Lactational Exposure of Male Rats to 2, 3, 7, 8-Tetrachlorodibenzo-p-dioxin. 3. Effects on Spermatogenesis and Reproductive Capability". *Toxicology and Applied Pharmacology* 114, no. 1, mayo 1992.

Manier, J., Callahan, P. y Alexander, D., "The Oreo, Obesity and Us: Craving the

Cookie: The Brain is Wired to Love Sweets, But Are They Addictive?" America's Iconic Cookie Captures the Nation's Burgeoning Dietary Dilemma", *Chicago Tribune,* 21 de agosto, 2005.

Martin, F-P, *et al,* "Probiotic Modulation of Symbiotic Gut Microbial-Host Metabolic Interactions in a Humanized Microbiome Mouse Model", *Molecular Systems Biology* 4, 2008.

Mayo Clinic, personal, "Lose a Little; Helps a Lot", *Mayo Clinic Health Letter,* enero 2008.

McDougall, G. y Stewart, D., "The Inhibitory Effects of Berry Polyphenols on Digestive Enzymes", *Biofactors* 23, no. 4, 2005.

Mendola, P., *et al,* "Consumption of PCB-Contaminated Freshwater Fish and Shortened Menstrual Cycle Length", *American Journal of Epidemiology* 146, no. 11, 1 de diciembre, 1997.

Montgomery, M., *et al,* "Incident Diabetes and Pesticide Exposure Among Licenced Pesticide Applicators: Agricultural Health Study, 1993–2003", *American Journal of Epidemiology 167,* no. 10, 15 de mayo, 2008.

Neumark-Sztainer, D., *et al,* "Accurate Parental Classification of Overweight Adolescents' Weight Status: Does it Matter?", *Pediatrics* 121, no. 6, junio 2008.

Ozelli, K., "This is Your Brain on Food: Neuroimaging Reveals Shared Basis for Chocoholia and Drug Addiction", *Scientific American,* 19 de agosto, 2007.

Pasarica, M. y Dhurandhar, N., "Infectobesity: Obesity of Infectious Origin", *Advances in Food and Nutrition Research* 52, 2007.

Pesticide Action Network North America, "Case Study: Organochlorine Pesticides", www.chemicalbodyburden.org/cs_organochl.htm.

Physicians for Social Responsibility, "Environmental Endocrine Disruptors: What Health Care Providers Should Know", www.psr.org/site/DocServer/Environmental _Endocrine_Disruptors.pdf.

Pimentel, D., "Enviromental, Energetic, and Economic Comparisons of Organic and Conventional Farming Systems", *BioScience* 55, no. 7, julio 2005.

Raeder, M., "Obesity, Dyslipidemia, and Diabetes with Selective Serotonin Reuptake Inhibitors: The Hordaland Health Study", *Journal of Clinical Psychatry* 67, no. 12, diciembre 2006.

Raloff, J., "Hormones: Here's the Beef: Environmental Concerns Reemerge Over Steroids Given to Livestock", *Science News* 161, no. 1, 5 de enero, 2002.

Reuters, "'Do More, Talk Less' To Help Heavy Teens: Parents Who Push Kids to Diet Should Instead Urge Them to Get Moving", MSNBC.com, 4 de junio, 2008, www.msnbc.msn.com/id/24970815/.

Roizen, M. y Oz, M., *You: On a Diet: The Owner's Manual for Waist Management,* Nueva York, Free Press, 2006.

Setlur, S., *et al,* "Estrogen-Dependent Signaling in a Molecu_ly Distinct Subclass of Aggressive Prostate Cancer", *Journal of the National Cancer Institute* 100, no. 11, 4 de junio, 2008.

Soto, A., "Androgenic and Estrogenic Activity in Water Bodies Receiving Cattle Feedlot Effluent in Eastern Nebraska, USA", *Environmental Health Perspectives* 112, no. 3, marzo 2004.

Spiegel, K., *et al,* "Brief Communication: Sleep Curtailment In Healthy Young Men is Associated with Decreased Leptin Levels, Elevated Ghrelin Levels, and Increased Hunger and Appetite", *Annals of Internal Medicine* 141, no. 11, 7 de diciembre, 2004.

Steinman, G., "Mechanism of Twinning: VII. Effect of Diet and Heredity on the Human Twinning Rate", *Journal of Reproductive Medicine* 51, no. 5, mayo 2006.

Steinman, G., "Mechanisms of Twinning: VIII. Material Height, Insulinlike Growth Factor and Twinning Rate", *Journal of Reproductive Medicine* 51, no. 9, septiembre 2006.

"Surprising Advice for Insomniacs: Sleep Less", *Harvard HealthBeat,* 8 de mayo, 2008.

Sustainable Table, "Artificial Hormones", www.sustainabletable.org/issues/hormones/index_pf.html.

Teff, K., *et al,* "Dietary Fructose Reduces Circulating Insulin and Leptin, Attenuates Postprandial Supression of Ghrelin, and Increases Triglycerides in Women", *Journal of Clinical Endocrinology and Metabolism* 89, no. 6, junio 2004.

Tsai, C., "Weight Cycling and Risk of Gallstone Disease in Men", *Archives of Internal Medicine* 166, no. 21, 27 de noviembre, 2006.

U. S. Environmental Protection Agency, "Organophosphorus Cumulative Risk Assessment—2006 Update", agosto 2006, http://www.epa.gov/pesticides/cumulative/2006-op/op_cra_appendices_part1.pdf.

Van Birgelen, A., *et al,* "Synergistic Effect of 2, 2', 4, 4', 5, 5' —Hexachlorobiphenyl and 2, 3, 7, 8 —Tetrachlorodibenzo-p-dioxin on Hepatic Porphyrin Levels in the Rat", *Environmental Health Perspectives* 104, no. 5, mayo 1996.

CAPÍTULO 5

Ahmed, T. *et al,* "Interleukin-6 Inhibits Growth Hormone-Mediated Gene Expression in Hepatocytes", *American Journal of Physiology: Gastrointestinal and Liver Physiology* 292, no. 6, junio 2007.

Asami, D., *et al,* "Comparison of the Total Phenolic and Ascorbic Acid Content of Freeze-Dried and Air-Dried Marionberry, Strawberry, and Corn Grown Using Conventional, Organic, and Sustainable Agricultural Practices", *Journal of Agriculture and Food Chemistry* 51, no. 5, 26 de febrero, 2003.

Bauer, S. (editor), *National Geographic Green Guide,* www.thegreenguide.com

Benbrook, C., "State of the Science Review: Nutritional Superiority of Plant-Based Organic Foods", The Organic Center, www.organic-center.org, marzo 2008.

Bermudez, O., "Preliminary Data Suggest that Soda and Sweet Drinks Are The Main Source of Calories in American Diet", ScienceDaily.com ("Consumption of Sweet Drinks Among American Adults from the NHANES 1999–2000". Resumen # 839.5, Experimental Biology 2005). www.sciencedaily.com/releases/2005/05/050527111920.htm.

Blaylock, R., *Excitotoxins: The Taste That Kills,* Santa Fe, NM, Health Press, 1997.

Burckhardt, I., *et al,* "Green Tea Catechin Polyphenols Attenuate Behavioral and Oxidative Responses to Intermittent Hypoxia", *American Journal of Respiratory and Critical Care Medicine* 177, no. 10, 15 de mayo, 2008.

Carbonaro, M., *et al,* "Modulation of Antioxidant Compounds in Organic vs. Conventional Fruit (Peach, *Prunus persica L.,* and Pear, *Pyrus communis L.*)", *Journal of Agriculture and Food Chemistry* 50, no. 19, 11 de septiembre, 2002.

CBS News, "FDA: Too Much Benzene in Some Drinks", 19 de mayo, 2006.

Center for Science in the Public Interest, "Chemical Cuisine: A Guide to Food Additives", *Nutrition Action Health Letter,* mayo 2008.

Consumer Reports, personal, "Benzene in Soft Drinks", *Consumer Reports,* octubre 2006, www.consumerreports.org/cro/food/food-safety/benzene-on-soft-drinks/benzene-10-06/overview/1006_benzene_ov_1.htm.

Dawson, R. *et al,* "Attenuation of Leptin-Mediated Effects by Monosodium Glutamate-Induced Arcuate Nucleus Damage" (parte 1), *American Journal of Physiology* 273, no. 1, julio 1997.

Dhiman, T., "Role of a Diet on Conjugated Linoleic Acid Content of Milk and Meat", suplemento 1, *Journal of Animal Science* 79, 2001.

Dunn, W., Xu, R. y Schwimmer, J., "ModestWine Drinking and Decreased Prevalence of Suspected Nonalcoholic Fatty Liver Disease", *Hepatology* 47, no. 6, junio 2008.

Environmental Working Group, "A Survey of Bisphenol A in U.S. Canned Foods", 5 de marzo, 2007, www.ewg.org/reports/bisphenola.

Erowid, "Caffeine Content of Beverages, Foods and Medications", www.erowid .org/chemicals/caffeine/caffeine_info1.shtml.

Food and Drug Administration, "Butylated Hydroxyanisole (BHA)", informe sobre carcinógenos, décimo primera edición, 2005.

Gorman, R., "Faux Food: Where Have All Our Nutrients Gone?", *EatingWell,* www.eatingwell.com/news_views/special_report/faux_food.html.

Jeong, S., *et al,* "Effects of Butylated Hydroxyanisole on the Development and Functions of Reproductive System in Rats", *Toxicology* 208, no. 1, 1 de marzo, 2005.

Katcher, H., *et al,* "The Effects of a Whole Grain-Enriched Hypocaloric Diet on Cardiovascular Disease Risk Factors in Men and Women with Metabolic Syndrome", American Journal of Clinical Nutrition 87, no. 1, enero 2008.

Lew, J., *et al,* "Alcohol Consumption and Risk of Breast Cancer in Postmenopausal Women: The Nih-AARP Diet and Health Study", *Proceedings of the 99th Annual Meeting of the American Association for Cancer Research,* del 12 al 16 de abril, 2008, AACR, 2008.

Liu, S., *et al,* "A Prospective Study of Whole-Grain Intake and Risk of Type 2 Diabetes Mellitus in US Women", *American Journal of Public Health* 90, no. 9, 2000.

Lutsey, P., Steffen, L. y Stevens, J., "Dietary Intake and Development of the Metabolic Syndrome: The Arterosclerosis Risk in Communities Study", *Circulation* 117, no. 6, 12 de febrero, 2008.

McCann, D., *et al,* "Food Additives and Hyperactive Behaviour in 3-Year-Old and 8/9-Year-Old Children in the Community: A Randomised, Double-Blinded, Placebo-Controlled Trial", *The Lancet* 370, 2007.

McLaughlin, K., "A New Taste Sensation", *Wall Street Journal* en Internet, www.wsj.com, 8 de diciembre, 2007.

Mense, S., *et al,* "Phytoestrogens and Breast Cancer Prevention: Posible Mechanisms of Action", *Environmental Health Perspectives* 116, no. 4, abril 2008.

Meyer, K., *et al.,* "Carbohydrates, Dietary Fiber, and Incident Type 2 Diabetes in Older Women", *American Journal of Clinical Nutrition* 71, no. 4, 2004.

Moskin, J., "Yes, MSG, the Secret Behind the Savor", *New York Times,* 5 de marzo, 2008.

Mozaffarian, D., *et al*, "Trans Fatty Acids and Cardiovascular Disease", *New England Journal of Medicine* 354, no. 15, 13 de abril, 2006.

Phytochemicals.info, "Phytochemicals", www.phytochemicals.info/phytochemicals/indole-3-carbinol.php.

Pierce, W., *et al*, "Overeating by Young Obesity-Prone and Lean Rats Caused by Tastes Associated with Low Energy Foods", *Obesity* 15, no. 8, agosto 2007.

Shapiro, A. *et al*, "Fructose-Indiced Leptin Resistance Exacerbates Weight Gain in Response to Subsecuent High Fat Feeding", *American Journal of Physiology: Regulatory Integrative and Comparative Physiology*, 13 de agosto, 2008.

Swithers, S. y Davidson, T., "A Role for Sweet Taste: Calorie Predictive Relations in Energy Regulation by Rats", *Behavioral Neuroscience* 122, no. 1, febrero 2008.

Taubes, G., "What If It's All Been a Big Fat Lie?", *New York Times,* 7 de julio, 2002.

Torii, K., *et al*, "Hypothalamic Control of Amino Acid Appetite", *Annals of the New York Academy of Sciences* 855, 1988.

UK Food Standards Agency, "Survey of Bisphenols in Canned Foods" (número 13/01), www.food.gov.uk/science/surveillance/fsis2001/bisphenols, 19 de marzo, 2001.

USDA, "USDA — Iowa State University Database on the Isoflavone Content of Foods, Release 1.4", abril 2007, http://www.ars.osda.gov/SP2UserFiles/Place/12354500/Data/isoflav/isoflav1-4.pdf.

USDA Economic Research Service, "Food Availability Data Set", 15 de marzo, 2008, www.ers.usda.gov/Data/FoodConsumption.

Venables, M., *et al*, "Green Tea Extract Ingestion, Fat Oxidation, and Glucose Tolerance in Healthy Humans", *American Journal of Clinical Nutrition* 87, no. 3, marzo 2008.

Yeager, S., "High-Metabolism Diet: Essential Eating Rules That Stroke Your Fat Burn All Day Long", *Prevention,* marzo 2008.

Yellayi, S., *et al*, "The Phytoestrogen Genistein Induces Thymic and Immune Changes: A Human Health Concern?", *Proceedings of the National Academy of Sciences* 99, no. 11, 28 de mayo, 2002.

CAPÍTULO 6

Alba-Roth, J., *et al*, "Arginine Stimulates Growth Hormone Secretion by Supressing Endogenous Somatostatin Secretion", *Journal of Clinical Endocrinology and Metabolism* 67, no. 6, diciembre 1998.

American Chemical Society, "Sustainable Farm Practices Improve Third World Food Production" (comunicado de prensa), 23 de enero, 2006.

American Heart Association, "Make Healthy Food Choices", 4 de abril, 2008, www.americanheart.org/presenter.jhtml?identifier=537.

American Heart Association, "Tryglicerides", www.americanheart.org/presenter/jhtml?identifier=4778.

American Institute for Cancer Research, "Foods that Fight Cancer", 2008, www.aicr.org/site/PageServer?pagename=dc_foods_home.

Anderson, J., "Effects of Psyllium on Glucose and Serum Lipid Responses in Men with Type 2 Diabetes and Hypercholesterolemia", *American Journal of Clinical Nutrition* 70, no. 4, octubre 1999.

Armanini, D., *et al*, "Licorice Reduces Serum Testosterone in Healthy Women", *Steroids* 69, no. 11–12, octubre-noviembre 2004.

Badrick, E., *et al*, "The Relationship Between Alcohol Consumption and Cortisol Secretion in an Aging Cohort", *Journal of Clinical Endocrinology and Metabolism* 93, no. 3, marzo 2008.

Bagga, D., *et al*, "Effects of a Very Low Fat, High Fiber Diet on Serum Hormones and Menstrual Function: Implications for Breast Cancer Prevention", *Cancer* 76, no. 12, diciembre 1995.

Banks, W., *et al*, "Tryglicerides Induce Leptin Resistance at the Blood-Brain Barrier", *Diabetes* 53, no. 5, mayo 2004.

Barber, D., "Change We Can Stomach", *New York Times* (editorial), 11 de mayo, 2008.

Bauer, S. (editor), *National Geographic Green Guide,* www.thegreenguide.com.

Beaven, C., "State of the Science Review: Nutritional Superiority of Plant-Based Organic Foods", The Organic Center, www.organic-center.org, marzo 2008.

"Blueberries and Antioxidant Activity", U.S. Highbush Blueberry Council, http://www.blueberry,org.

Bovee, T., *et al*, "Screening of Synthetic and Plant-Derived Compounds for (Anti)estrogenic and (Anti)androgenic Activities", Analytical and Bioanalytical Chemistry 390, no. 4, febrero 2008.

Bowen, J., *et al*, "Appetite Hormones and Energy Intake in Obese Men After Consumption of Fructose, Glucose and Whey Protein Beverages", *International Journal of Obesity* 31, no. 11, noviembre 2007.

"Broccoli May Undo Diabetes Damage", BBC News, 5 de agosto, 2008, news.bbc.co.uk/2/hi/health/7541639.stm.

Calissendorff, J., "Is Decreased Leptin Secretion After Alcohol Ingestion Catecholamine-Mediated?", *Alcohol and Alcoholism* 39, no. 4, julio y agosto 2004.

Carper, J., "Eat Smart: Garlic", *USA Weekend,* del 31 de marzo al 2 de abril, 2005.

"Chromium Picolinate", *The Merck Manual of Medical Information,* www.merck.com/mmhe/sec02/ch019/ch019c/html, febrero 2003.

Collins, K., "Fight Cancer with Dark Green Vegetables: Average Adult Should Eat Three Cups of Produce a Week", MSNBC.com, 8 de abril, 2005, http://www.msnbc.msn.com/id/7421199/.

Consumer Reports, "When It Pays to Buy Organic", febrero 2006, www.consumerreports.org.

Cummings, D., *et al*, "Plasma Ghrelin Levels after Diet-Induced Weight Loss or Gastric Bypass Surgery", *New England Journal of Medicine* 346, no. 21, mayo 2001.

Curl, C. Fenske, R. y Elgethun, K., "Organophosphorus Pesticide Exposure Urban and Suburban Preschool Children with Organic and Conventional Diets", *Environmental Health Perspectives* 111, no. 3, marzo 2003.

Dalton, L., "Licorice: Root is Used Worldwide as a Flavor and Medicine", *Chemical and Engineering News* 80, no. 32, agosto 2002.

"DHEA", Medline Plus, 1 de enero, 2008, www.nlm.nih.gov/medlineplus/drug-info/natural/patient-dhea.html.

Ebisch, I., *et al*, "The Importance of Folate, Zinc, and Antioxidants in the Pathogenesis and Prevention of Subfertility", *Human Reproduction Update* 13, no. 2, marzo-abril 2007.

"Eicosapentaenoic Acid (EPA)", University of Maryland Medical Center, www.umm.edu/altmed/articles/eicosapentaenpic-acid-000301.htm.

Environmental Working Group, "What's the Difference?" ("The Dirty Dozen"), www.foodnews.org/methodology.php.

Erdmann, J., *et al*, "Postprandial Response of Plasma Ghrelin Levels to Varios Test Meals in Relation to Food Intake, Plasma Insulin, and Glucose", *Journal of Clinical Endocrinology and Metabolism* 89, no. 6, junio 2004.

Fenwick, G., Hearney, R., y Mullin, W., "Glucosinates and Their Breakdown Products in Food and Food Plants", *Critical Review in Food and Science Nutrition* 18, no. 2, 1983.

Ferrini, R. y Barret-Connor, E., "Caffeine Intake and Endogenous Sex Steroid Levels in Postmenopausal Women. The Rancho Bernardo Study", *American Journal of Epidemiology* 144, no. 7, octubre 1996.

Field, A., *et al*, "The Relation of Smoking, Age, Relative Weight, and Dietary Intake to Serum Adrenal Steroids, Sex Hormones, and Sex Hormone-Binding Globulin in Middle-Aged Men", *Journal of Clinical Endocrinology and Metabolism* 79, no. 5, noviembre 1994.

Fischer, L., *et al*, "Clinical Characteristics and Pharmacokinetics of Purified Soy Isoflavones: Multiple-Dose Administration to Men with Prostate Neoplasia", *Nutrition and Cancer* 48, no. 2, 2004.

Ford, E. y Mokdad, A., "Fruit and Vegetable Consumption and Diabetes Mellitus Incidence Among U.S. Adults", *Preventive Medicine* 32, no. 1, 2001.

Foster-Schubert, E., "Acyl and Total Ghrelin Are Supressed Strongly by Ingested Proteins, Weakly by Lipids, and Biphasically by Carbohidrates", *Journal of Endocrinology and Metabolism* 93, no. 5, mayo 2008.

Frecka, J. y Mattes, R., "Possible Entrainment of Ghrelin to Habitual Meal Patterns in Humans", *American Journal of Physiology: Gastrointestinal and Liver Physiology* 294, no. 3, marzo 2008.

Fung, T., *et al*, "Whole-Grain Intake and the Risk of Type 2 Diabetes: A Prospective Study in Men", *American Journal of Clinical Nutrition* 76, no. 3, 2002.

Gianoulakis, C., *et al*, "Effect of Chronic Alcohol Consumption on the Activity of the Hypotalamic-Pituitary-Adrenal Axis and Pituitary Beta-Endorphin as a Function of Alcohol Intake, Age, and Gender", *Alcoholism: Clinical and Experimental Research* 27, no. 3, marzo 2003.

Giltay, E., *et al*, "Docosahexaenoic Acid Concentrations Are Higher in Women Than in Men Because of Estrogenic Effects", *American Journal of Clinical Nutrition* 80, no. 5, noviembre 2004.

Giovannucci, E., *et al*, "Intake of Carotenoids and Retinol in Relation to Risk of Prostate Cancer", *Journal of the National Cancer Institute* 87, no. 23, 1995.

Graham-Row, D., "Organic Tomatoes Have More Antioxidants", 5 de julio 2007, www.newscientist.com

"Health Benefits of Thai Soup Under Study", CNN.com, 3 de enero, 2001, edition.cnn.com/2001/HEALTH/diet.fitness/01/03/thai.soup index.html.

Heller, R., *et al*, "Relationship of High Density Lipoprotein Cholesterol with Total and Free Testosterone and Sex Hormone Binding Globulin", *Acta Endocrinológica* 104, no. 2, octubre 1983.

Henig, R., "Fat Factors", *New York Times,* 13 de agosto, 2006.

Hershey's, "Licorice and Glycyrrhizic Acid", www.hersheys.com/nutrition/licorice.asp.

Higgins, J., "Resistant Starch: Metabolic Effects and Potential Health Benefits", Journal of AOAC International 87, no. 3, mayo-junio 2004.

Higgins, J., et al, "Resistant Starch Consumption Promotes Lipid Oxidation", Nutrition and Metabolism 1, no. 1, 6 de octubre, 2004.

Hu, M. y Hee Poh, N., "Dietary Selenium and Vitamin E Affect Adrenal and Brain Dehydroepiandrosterone Levels in Young Rats", Journal of Nutritional Biochemistry 9, no. 6, junio 1998.

International Food Information Council, "Functional Foods Fact Sheet: Plant Stanols and Sterols", julio 2007, www.ific.org/publications/factsheets/sterolfs.cfm.

Isaacs, S., The Leptin Boost Diet, Berkeley, CA, Ulysses Press, 2007.

Kasim-Karakas, S., et al, "Relation of Nutrients and Hormones in Polycystic Ovary Syndrome", American Journal of Clinical Nutrition 85, no. 3, marzo 2007.

Katz, D., The Flavor Point Diet, Emmaus, PA, Rodale Inc., 2005.

Kelly, G., "Nutritional and Botanical Interventions to Assist with the Adaptation to Stress", Alternative Medicine Review 4, no. 4, agosto 1999.

Kerstens, M., et al, "Salt Loading Affects Cortisol Metabolism in Normotensive Subjects: Relationships with Salt Sensitivity", Journal of Clinical Endocrinology and Metabolism 88, no. 9, septiembre 2003.

Kokavec, A. y Crowe, S., "The Effect of a Moderate Level of White Wine Consumption on the Hypothalamic-Pituitary-Adrenal Axis before and after a Meal", Pharmacology Biochemistry and Behavior 70, no. 2–3, octubre-noviembre 2001.

Kovacs, E., et al, "Effects of Green Tea on Weight Maintenance after Body-Weight Loss", British Journal of Nutrition 91, no. 3, marzo 2004.

Lee, D., "A Strong Dose-Response Relation Between Serum Concentrations of Persistent Organic Pollutants and Diabetes: Results from the National Health and Examination Survey 1999–2002", Diabetes Care 29, no. 7, julio 2006.

Lee, J., et al, "Omega-3 Fatty Acids for Cardioprotection", Mayo Clinic Proceedings 83, no. 3, marzo 2008: 324–32.

Ley, R., et al, "Microbial Ecology: Human Gut Microbes Associated with Obesity", Nature 444 (7122), 21 de diciembre, 2006.

Li, X., Ma, Y. y Liu, X., "Effect of the Lycium Barbarum Polyssacharides on Age-Related Oxidative Stress in Aged Mice", Journal of Ethnopharmacology 111, no. 3, 22 de mayo, 2007.

Linus Pauling Institute Micronutrient Information Center, Oregon State University, lpi.oregonstate.edu/infocenter/.

Longcope, c., et al, "Diet and Sex Hormone-Binding Globulin", Journal of Clinical Endocrinology and Metabolism 85, no. 1, enero 2000.

Louis Warschaw Prostate Cancer Center, "Fruits and Vegetables: General Information", Cedars-Sinai, www.csmc.edu/3425.html.

Lovallo, W., et al, "Caffeine Stimulation of Cortisol Secretion across the Waking Hour in Relation to Caffeine Intake Levels", Psychosomatic Medicine 67, no. 5, septiembre–octubre 2005.

Lovallo, W., et al, "Cortisol Responses to Mental Stress, Exercise, and Meals Following Caffeine Intake in Men and Women", Pharmacology Biochemistry and Behavior 83, no. 3, marzo 2006.

Low, Y., et al, "Phytoestrogen Exposure is Associated with Circulating Sex Hormone Levels in Postmenopausal Women and Interact with ESRI and NR1I1 Gene Variants", Cancer Epidemiology Biomakers and Prevention 16, no. 5, mayo 2007.

Lu, L., et al, "Decreased Ovarian Hormones during a Soya Diet: Implications for Breast Cancer Prevention", Cancer Research 60, no. 15, agosto 2000.

Lutgendorf, S., *et al*, "Effects of Relaxation and Stress on the Capsaicin-Induced Local Inflammatory Response", *Psychosomatic Medicine* 62, no. 4, julio-agosto 2000.

Lutsey, P., Steffen, L. y Stevens, J., "Dietary Intake and the Development of the Metabolic Syndrome: The Atheroclerosis Risk in Communities Study", *Circulation* 117, no. 6, 12 de febrero, 2008.

"Magnesium". National Institutes of Health, Office of Dietary Supplements, ods.od.nih.gov/factsheets/magnesium.asp.

Mahabir, S., *et al*, "The Effects of Moderate Alcohol Supplementation on Estrone Sulfate and DHEAS in Postmenopausal Women in a Controlled Feeding Study", *Nutrition Journal* 3, no. 1, septiembre 2004.

Mantzoros, C., *et al*, "Zinc May Regulate Serum Leptin Concentrations in Humans", *Journal of American College of Nutrition* 17, no. 3, junio 1998.

Markus, C., *et al*, "The Bovine Protein Alpha-Lactalbumin Increases the Plasma Ratio of Tryptophan to the Other Large Neural Amino Acids and in Vulnerable Subjects Raises Brain Serotonin Activity, Reduces Cortisol Concentration, and Improves Mood Under Stress", *American Journal of Clinical Nutrition* 71, no. 6, junio 2000.

Martin, A., "Fighting on a Battlefield the Size of a Milk Label", *New York Times,* 9 de marzo, 2008.

Mayo Clinic, personal, "High-fructose Corn Syrup: Why Is It So Bad For Me?", MayoClinic.com, www.mayoclinic.com/print/high-fructose-corn-syrup/AN01588/METHOD=print, 24 de octubre, 2008.

Mayo Clinic, personal, "Niacin to Boost Your HDL 'Good' Cholesterol", MayoClinic .com, www.mayoclinic.com/health/niacin/CL00036, 28 de marzo, 2008.

Mayo Clinic, personal, "Sodium: Are You Getting Too Much?", MayoClinic.com, www.mayoclinic.com/health/sodium/NU00284, 23 de mayo, 2008.

McArdle, W., *Exercise Physiology: Energy, Nutrition, and Human Performance*, Filadelfia, Lippincott Williams & Wilkins, abril 2006.

McDougall, G. y Stewart, D., "The Inhibitory Effects of Berry Polyphenols on Digestive Enzymes", *Biofactors* 23, no. 4, 2005.

Medline Plus, "Omega-3 Fatty Acids, Fish Oil, Alpha-Linoleic Acid", www .nlm.nih.gov/medlineplus/druginfo/natural/patient-fishoil.html, 1 de marzo, 2008.

Metzgar, K., "Why the Little Sticky Label on Fruit?", *Rural Connections: The Voice of Hawaii's Organiculture* (documento informativo, Hawaii Organic Farmers Association), otoño 2004.

Milligan, S., *et al*, "Identification of a Potent Phytoestrogen in Hops (*Humulus lupulus L.*) and Beer", *Journal of Clinical Endocrinology and Metabolism* 84, no. 6, junio 1999.

Mitchell, A., *et al*, "Ten-Year Comparison of the Influence of Organic and Conventional Crop Management Practices on the Content of Flavonoids in Tomatoes", *Journal of Agriculture and Food Chemistry* 55, no. 15, 25 de julio, 2007.

Monroe, K., *et al,* "Dietary Fiber Intake and Endogenous Serum Hormone Levels in Naturally Postmenopausal Mexican-American Women: the Multiethnic Cohort Study", *Nutrition and Cancer* 58, no. 2, julio 2007.

Moore, T., *et al*, "Reduced Susceptibility to Two-Stage Skin Carcinogenesis in Mice with Low Circulating Insulin-Like Growth Factor I Levels", *Cancer Research* 68, no. 10, 15 de mayo, 2008.

Murtaugh, M., *et al,* "Epidemiological Support for the Protection of Whole Grains Against Diabetes", *Proceedings of the Nutrition Society* 62, no. 1, febrero 2003.

Myklebust, M. y Wunder, J., "Legumes and Soy", Healing Foods Pyramid, University of Michigan Integrative Medicine, www.med.umich.edu/umim/clinical/pyramid/index.htm, 2004.

Nagata, C., *et al,* "Fat Intake is Associated with Serum Estrogen and Androgen Concentrations in Postmenopausal Japanese Women", *Journal of Nutrition* 135, no. 12, diciembre 2005.

Nakanishi, Y., *et al,* "Increase in Terminal Restriction Fragments of Bacteroidetes-Derived 16S rRNA Genes After Administration of Short-Chain Fructooligosaccharides", *Applied and Environmental Microbiology* 72, no. 9, septiembre 2006.

Núñez, N., *et al,* "Alcohol Consumption Promotes Body Weight Loss in Melanoma-Bearing Mice", *Alcoholism: Clinical and Experimental Research* 26, no. 5, mayo 2002.

Oi, Y., *et al,* "Garlic Supplementation Increases Testicular Testosterone and Decreases Plasma Corticosterone in Rats Fed a High Protein Diet", *Journal of Nutrition* 131, no. 8, agosto 2001.

Parker-Pope, T., "Finding the Best Way to Cook all Those Vegetables", *New York Times,* 20 de mayo, 2008.

Pereira, M., *et al,* "Effect of Whole Grains on Insulin Sensitivity in Overweight Hyperinsulinemic Adults", *American Journal of Clinical Nutrition* 75, no. 5, mayo 2002.

Pérez-Matute, P., *et al,* "Eicosapentaenoic Fatty Acid Increases Leptin Secretion from Primary Cultured Rat Adipocytes: Role of Glucose Metabolism", *American Journal of Physiology—Regulatory, Integrative, and Comparative Physiology* 288, no. 6, junio 2005.

Peyron-Caso, E., *et al,* "Dietary (n-3) Polyunsaturated Fatty Acids Up-Regulate Plasma Leptin in Insulin-Resistant Rats", *Journal of Nutrition* 132, no. 8, agosto 2002.

Physicians Committee for Responsible Medicine, "Using Foods Against Menstrual Pain", www.pcrm.org/health/prevmed/menstrual_pain.html.

Pimentel, D., "Environmental, Energetic, and Economic Comparisons of Organic and Conventional Farming Systems", *BioScience* 55, no. 7, julio 2005.

Prentice, R., *et al,* "Dietary Fat Reduction and Plasma Estradiol Concentrations in Healthy Postmenopausal Women", *Journal of the National Cancer Institute* 82. no. 2, enero 1990.

Promberger, A., *et al,* "Determination of Estrogenic Activity in Beer by Biological and Chemical Means", *Journal of Agricultural and Food Chemistry* 49, no. 2, febrero 2001.

Psychology Today, personal, "Vitamin C: Stress Buster", *Psychology Today,* 25 de abril, 2003.

Rahman, R., "Garlic and Aging: New Insights into an Old Remedy", *Ageing Research Reviews* 2, no. 1, enero 2003.

Rao, A., "Lycopene, Tomatoes, and the Prevention of Coronary Heart Disease" (simposio, Society of Experimental Biology and Medicine), *Experimental Biology and Medicine* 227, 2002.

Roediger, W. y Babidge, W., " Human Colonocyte Detoxification", *Gut* 41, diciembre 1997.

Rosenhagen, M., *et al*, "Elevated Plasma Ghrelin Levels in Night-Eating Syndrome", *American Journal of Psychiatry* 162, no. 4, abril 2005.

Roy, H. y Lundy, S., "Health Benefits of Cruciferous Vegetables", Pennington Nutrition Series: Healthier Lives Through Education in Nutrition and Preventive Medicine, no. 21 (2005), www.pbrc.edu/Division_of_Education/pdf/PNS_Cruciferous_Vegetables.pdf.

Salas-Salvadó, J., *et al*, "The Effect of Nuts on Inflammation", Suplemento 1, *Asia Pacific Journal of Clinical Nutrition* 17, 2008.

Sampson, L., *et al*, "Flavonol and Flavone Intakes in US Health Professionals", *Journal of the American Dietetic Association* 102, no. 12, octubre 2002.

Seeram, N., "Berry Fruits: Compositional Elements, Biochemical Activities, and the Impact of Their Intake on Human Health, Performance, and Disease", *Journal of Agriculture and Food Chemistry* 56, no. 3, 13 de febrero, 2008.

Sierksma, A., *et al*, "Effect of Moderate Alcohol Consumption on Plasma Dehydroepiandrosterone Sulfate, Testosterone, and Estradiol Levels in Middle-Aged Men and Postmenopausal Women: A Diet-Controlled Intervention Study", *Alcoholism: Clinical and Experimental Research* 28, no. 5, mayo 2004.

Sigurjonsdottir, H., *et al*, "Liquorice in Moderate Doses Does Not Affect Sex Steroid Hormones of Biological Importance Although the Effect Differs Between the Genders", *Hormone Research* 65, no. 2, 2006.

Slavin, J., "Dietary Fiber and Body Weight", *Nutrition* 21, no. 3, marzo 2005.

Slavin, J., "Why Whole Grains Are Protective: Biological Mechanisms", *Proceedings of the Nutrition Society* 62, no. 1, febrero 2003.

"Smart Balance Omega Plus Light Mayonnaise", www.smartbalance.com/MayonnaiseFamily.aspx

Suzanne Dixon, "Food for Thought: The Facts of Fiber", *Progress Newsletter* (documento informativo, University of Michigan Comprehensive Cancer Center, invierno 2002), www.cancer.med.umich.edu/news/pro09win02.shtml#four.

Taylor, A., *et al*, " Impact of Binge Eating on Metabolic and Leptin Dynamics in Normal Young Women", *Journal of Clinical Endocrinology and Metabolism* 84, no. 2, febrero 1999.

Teff, K., *et al*, "Dietary Fructose Reduces Circulating Insulin and Leptin, Attenuates Postprandial Supression of Ghrelin, and Increases Triglycerides in Women", *Journal of Clinic Endocrinology and Metabolism* 89, no. 6, junio 2004.

The George Mateljan Foundation. The World's Healthiest Foods Web Sites, whfoods.org y WorldsHealthiestFoods.com.

Tou, J., *et al*, "Flaxseed and Its Lignan Precursor, Secoisolariciresinol Diglycoside, Affect Pregnancy Outcome and Reproductive Development in Rats", *Journal of Nutrition* 128, no. 111, noviembre 1998.

Tsuda, T., "Regulation of Adipocyte Function by Anthocyanins; Possibility of Preventing the Metabolic Syndrome", *Journal of Agriculture and Food Chemistry* 56, no. 3, 13 de febrero, 2008.

Tsuda, T., *et al*, "Microarray Profiling of Gene Expression in Human Adipocytes on Response to Anthocyanins", *Biochemical Pharmacology* 71, no. 8, 14 de abril, 2006.

Vartan, S., "Happy Eggs: 'Free Range', 'Cage Free', 'Organic'—What's the Story?—Eating Right", *E: The Environmental Magazine,* mayo-junio 2003.

Venables, M., *et al*, "Green Tea Extract Ingestion, Fat Oxidation, and Glucose Tolerance in Healthy Humans", *American Journal of Clinical Nutrition* 87, no. 3, marzo 2008.

"Vitamin E", National Institutes of Health Office of Dietary Supplements, ods.od.nih.gov/factsheets/vitamine.asp

Walter, M., *et al,* "Controlled Study on the Combined Effect of Alcohol and Tobacco Smoking on Testosterone in Alcohol-Dependent Men", *Alcohol and Alcoholism* 42, no. 1, enero-febrero 2007.

Wang, C., *et al,* "Low-Fat High Fiber Diet Decreased Serum and Urine Androgens in Men", Journal of Clinical Endocrinology and Metabolism 90, no. 6, junio 2005.

Wang, Z., *et al,* "Effects of Dietary Fibers on Weight Gain, Carbohydrate Metabolism, and Gastric Ghrelin Gene Expression in Mice Fed a High-Fat Diet", *Metabolism* 56, no. 12, diciembre 2007.

Weigle, D., *et al,* "A High Protein Diet Induces Sustained Reductions in Appetite, *Ad Libitum* Caloric Intake, and Body Weight Despite Compensatory Changes in Diurnal Plasma Leptin and Ghrelin Concentrations", *American Journal of Clinical Nutrition* 82, no. 1, julio 2005.

Winnicki, M., *et al,* "Fish-Rich Diet, Leptin, and Body Mass" *Circulation* 106, no. 3, julio 2002.

Wolff, R., *Bodybuilding 101,* Nueva York, McGraw-Hill Professional, 2003.

World Cancer Research Fund and the American Institute for Cancer Research, "Second Expert Report: Food, Nutrition, Physical Activity and the Prevention of Cancer: A Global Perspective", 2007, www.dietandcancerreport.org.

Wu, A., *et al,* "Tea and Circulating Estrogen Levels in Postmenopausal Chinese Women in Singapore", *Carcinogenesis* 25, no. 5, mayo 2005.

Wu, W., *et al,* "Estrogenic Effect of Yam Ingestion in Healthy Postmenopausal Women", *Journal of the American College of Nutrition* 24, no. 4, agosto 2005.

Wurst, F., *et al,* "Gender Differences for Ghrelin Levels in Alcohol-Dependant Patients and Differences Between Alcoholics and Healthy Controls", *Alcoholism: Clinical and Experimental Research* 31, no. 12, diciembre 2007.

Xiong, Y., *et al,* "Short-Chain Fatty Acids Stimulate Leptin Production in adipocytes through the G Protein-Coupled Receptor GPR41", *Proceedings of the National Academy of Sciences* 101, no. 4, 27 de enero, 2004.

Xue, M., "Activation of NF-E2-Related Factor-2 Reverses Biochemical Dysfunction of Endothelial Cells Induced by Hyperglycemia Linked to Vascular Disease", *Diabetes,* agosto 2008.

Yeager, S., "High-Metabolism Diet: Essential Eating Rules That Stoke Your Fat Burn All Day Long", *Prevention,* marzo 2008.

"Zinc", National Institutes of Health Office of Dietary Supplements, ods.od.nih .gov/factsheets/cc/zinc.html#food.

CAPÍTULO 7

Accurso, A., *et al,* "Dietary Carbohydrate Restriction in Type 2 Diabetes Mellitus and Metabolic Syndrome: Time for a Critical Appraisal", *Nutrition and Metabolism* 5, 8 de abril, 2008.

American Diabetes Association, "What You Don't Know Could Hurt You", http://www.diabetes.org, 17 de abril, 2008.

Bakalar, N., "Skipping Cereal and Eggs, and Packing on Pounds", *New York Times,* 25 de marzo, 2008.

Blom, W., *et al*, "Effect of a High-Protein Breakfast on the Postprandial Ghrelin Response", *American Journal of Clinical Nutrition* 83, no. 2, febrero 2006.

Bowen, J., Noakes, M. y Clifton, P., "Appetite Regulatory Hormone Responses to Various Dietary Proteins Differ by Body Mass Index Status Despite Similar Reductions in *Ad Libitum* Energy Intake", *Journal of Clinical Endocrinology and Metabolism* 91, no. 8, agosto 2006.

Carlson, O., *et al*, "Impact of Reduced Meal Frequency Without Caloric Restriction on Glucose Regulation in Healthy, Normal-Weight Middle Aged Men and Women", *Metabolism* 56, no. 12, diciembre 2007.

Chapelot, D., *et al*, "Consequence of Omitting or Adding a Meal in Man on Body Composition Food Intake, and Metabolism", *Obesity* 14, no. 2, febrero 2006.

Gardner, C., *et al*, "Comparison of the Atkins, Zone, Ornish, and LEARN Diets for Change in Weight and Related Risk Factors Among Overweight Premenopausal Women: the A to Z Weight Loss Study, A Randomized Trial", *Journal of the American Medical Association* 297, no. 9, 7 de marzo, 2007.

Hamdy, O., "One Year of Follow-Up After Completion of 12 Weeks of Multidisciplinary Diabetes Weight Management Program Using the Why WAIT Intervention Model in Routine Diabetes Practice", American Diabetes Association's 68th Annual Scientific Sessions, San Francisco, CA, 7 de junio 2008.

Holmbäck, U., *et al*, "Endocrine Responses to Nocturnal Eating—Possible Implications for Night Work", *European Journal of Nutrition* 42, no. 2, abril 2003.

International Food Information Council, "2008 Food & Health Survey: Consumer Attitudes Toward Food, Nutrition, and Health", 14 de mayo, 2008, Council, http://www.ific.org.

Jenkins, A., *et al*, "Carbohydrate Intake and Short-Term Regulations of Leptin in Humans", *Diabetologia* 40, no. 3, marzo 1997.

Kuzemchak, S., "Outsmart Your Cravings", *Prevention*, febrero 2008.

Layman, D., *et al*, "A Reduced Ratio of Dietary Carbohydrate to Protein Improves Body Composition and Blood Lipid Profiles During Weight Loss in Adult Women", *Journal of Nutrition* 133, no. 2, febrero 2003.

Leidy, H., Mattes, R. y Campbell, W., "Effects of Accute and Chronic Protein Intake on Metabolism, Appetite, and Ghrelin During Weight Loss", *Obesity* 15, no. 5, mayo 2007.

Major, G., *et al*, "Clinical Significance of Adaptive Thermogenesis", *International Journal of Obesity* 31, no. 2, febrero 2007.

Mars, M., *et al*, "Fasting Leptin and Appetite Responses Induced by a 4-Day 65%-Energy-Restricted Diet", *International Journal of Obesity* 30, no. 1, enero 2006.

Moore, T., *et al*, "Reduced Susceptibility to Two-Stage Skin Carcinogenesis in Mice with Low Circulating Insulin-Like Growth Factor 1 Levels", *Cancer Research* 68, no. 10, 15 de mayo, 2008.

Nakanishi, Y., *et al*, "Increase in Terminal Restriction Fragments of Bacteroidetes-Derived 16S rRNA Genes After Administration of Short-Chain Fructooligosaccharides", *Applied and Environmental Microbiology* 72, no. 9, septiembre 2006.

Nielsen, J, y Joensson, E., "Low Carbohydrate Diet in Type 2 Diabetes: Stable Improvement of Bodyweight and Glycemic Control During 44 Months Follow-Up", *Nutrition and Metabolism* 5, no. 1, 22 de mayo, 2008.

Ruidavets, J., *et al,* "Eating Frequency and Body Fatness in Middle-Aged Men", *International Journal of Obesity and Related Metabolic Disorders* 26, no. 11, noviembre 2002.

Simeon Margolis, S. (editor), "No More Big Macs on New American Plate", www .merckspurce.com/pp/us/cns/cns_health_a_to_z.jspzQzpgzEzzSzppdocszS-zuszSzcnszSzcontentzSzatozzSzalert10262000zPzhtmlzAztcode=J0724.

The George Mateljan Foundation. The World's Healthiest Foods Web sites, whfoods.org y WorldsHealthiestFoods.com.

Timlin, M., *et al,* "Breakfast Eating and Weight Change in a 5-Year Prospective Analysis of Adolescents: Project EAT (Eating Among Teens)", *Pediatrics* 121, no. 3, marzo 2008.

Wansink, B., *Mindless Eating,* Nueva York, Bantam Dell, 2006.

Westerterp-Plantenga, M., *et al,* "High Protein Intake Sustains Weight Maintenance after Body Weight Loss in Humans", *International Journal of Obesity and Related Metabolic Disorders* 28, no. 1, enero 2004.

Yeager, S., "High-Metabolism Diet: Essential Eating Rules That Stoke Your Fat Burn All Day Long", *Prevention,* marzo 2008.

CAPÍTULO 8

Alonso-Madgalena, P., *et al,* "The Estrogenic Effect of Bisphenol-A Disrupts the Pancreatic ß-Cell Function *In Vivo* and Induces Insulin Resistance", *Environmental Health Perspectives* 114, 2006.

American Chemical Society, "Sustainable Farm Practices Improve Third World Food Production" (comunicado de prensa), 23 de enero, 2006.

American Physiological Society, "Anticipating a Laugh Reduces Our Stress Hormones, Study Shows", *ScienceDaily,* 10 de abril, 2008, www.sciencedaily.com/releases/ 2008/04/080407114617.htm.

Associated Press, "Irregular Sleep Tied to Obesity, Other Health Problems", *USA Today,* 7 de mayo, 2008, www.usatoday.com/news/health/2008-05-07-sleep -obesity_N.htm

Barber, D., "Change We Can Stomach", *New York Times* (editorial), 11 de mayo, 2008.

Bauer, S., (editor), *National Geographic Green Guide,* www.thegreenguide.com.

Bergsrud, F., Seelig, B. y Derickson, R., "Treatment Systems for Household Water Supplies: Reverse Osmosis", AE-1047, North Dakota Extension Service, junio 1992, www.ag.ndsu.edu/pubs/h2oqual/watsys/ae1047w.htm.

Berk, L., *et al,* "Modulation of Neuroimmune Parameters During the Eustress of Humor-Associated Mirthful Laughter", *Alternative Therapies in Health and Medicine* 2, no. 2, marzo 2001.

Betts, L., *et al,* "When Chlorine + Antimicrobials = Unintended Consequences", *Environmental Science and Technology,* 6 de abril, 2005.

Bräuner, E., *et al,* "Indoor Particles Affect Vascular Function in the Aged: An Air Filtration-Based Intervention Study", *American Journal of Respiratory and Critical Care Medicine* 177, no. 4, febrero 2008.

Brody, J., "You Name It, and Exercise Helps It", *New York Times,* 29 de abril, 2008.

Brunner, E., *et al,* "Prospective Effect of Job Strain on General and Central Obesity in the WhiteHall II Study", *American Journal of Epidemiology* 165, no. 7, enero 2005.

Burdge, G. y Wooton, S., "Conversion of Alpha.Linoleic Acid to Eicosapentaenoic, Docosapentaenoic and Docosahexaenpic Acids in Young Women", *British Journal of Nutrition* 88, no. 4, octubre 2002.

Center for Bioenvironmental Research, Tulane and Xavier Universities, "E.hormone: Your Gateway to the Environment and Your Hormones", www.e.hormone.tulane.edu

Christos, S., et al, "Zinc May Regulate Serum Leptin Concentrations in Humans", *Journal of American College of Nutrition* 17, no. 3, junio 1998.

Church, T., *et al*, "Effects of Different Doses of Physical Activity on Cardiorespiratory Fitness among Sedentary, Overweight or Obese Postmenopausal Women with Elevated Blood Pressure: A Randomized Controlled Trial", *Journal of the American Medical Association* 297, no. 19, mayo 2007.

Ciloglu, F. *et al*, "Exercise Intensity and Its Effects on Thyroid Hormones", *Neuroendocrinology Letters* 26, no. 6, diciembre 2005.

"Clouds in Your Coffee? Try Less Styro, More Foam: Polystyrene Foam Cups & Containers, Styrene Migration, and Your Healty", 8 de abril, 2008, www.grinningplanet.com/2008/04-08/foam-cups-polystyrene-cups-article.htm.

Cox, L., "Lack of Deep Sleep May Up Diabetes Risk", ABCNews.com, 31 de diciembre, 2007, www.abcnews.go.com/Health/DiabetesResource/story?id=4069909&page=1.

Dobbs, D., "A Musician Who Performs with a Scalpel", *New York Times*, 20 de mayo, 2008.

Elmadfa, I., *et al*, "The Thiamine Status of Adult Humans Depends on Carbohydrate Intake", *International Journal for Vitamin and Nutrition Research* 71, no. 4, julio 2001.

Environmental Defense Fund, "How Safe are Fish Oil Supplements?", www.edf.org/page.cfm?tagID=19376.

Environmental Working Group, "A National Assessment of Tap Water Quality", 20 de diciembre, 2005, www.ewg.org/tapwater/findings.php.

Field, T., "Massage Therapy Effects", *American Psychological Association* 53, no. 12, 1998.

Field, T., *et al*, "Bulimic Adolescents Benefit from Massage Therapy", *Adolescence* 33, no. 131, otoño 1998.

Flier, J. y Elmquist, J., "A Good Night Sleep: Future Antidote to the Obesity Epidemic?", *Annals of Internal Medicine* 141, no. 11, 7 de diciembre, 2004.

Geddes, L., "Insecticides in Pet Shampoo May Trigger Autism", NewScientist.com, 15 de mayo, 2008, www.newscientist.com/channel/health/dn13905-insecticides-in-pet-shampoo-may-trigger-autism.html.

Grewen, K. *et al*, "Effects of Partner Support on Resting Oxytocin, Cortisol, Norepinephrine, and Blood Pressure Before and After Warm Partner Contact", *Psychosomatic Medicine* 67, 2005.

Hamdy, O., "One Year of Follow-Up After Completion of 12 Weeks of Multidisciplinary Diabetes Weight Management Program Using the Why WAIT Intervention Model in Routine Diabetes Practice", American Diabetes Association's 68th Annual Scientific Sessions, San Francisco, CA, 7 de junio 2008.

Heilbronn, L., *et al*, "Effect of 6-Month Calorie Restriction on Biomarkers of Longevity, Metabolic Adaptation, and Oxidative Stress in Overweight Individuals", *Journal of the American Medican Association* 295, no. 13, 5 de abril, 2006.

Hernandez-Reif, M., *et al*, "Premenstrual Syndrome Symptoms Are Relieved by Massage Therapy", *Journal of Psychosomatic Obstetrics and Gynecology* 21 (britannica.com), 2000.

International Obesity TaskForce, "Endocrine Disruptors in Common Plastics Linked to Obesity Risk", ScienceDaily, 15 de mayo, 2008 y 22 de mayo, 2008, www.sciencedaily.com/releases/2008/05/080514091427.htm.

Isaacs, S., *Hormonal Balance*, Boulder, CO, Bull Publishing Company, 2007.

Jaret, P., "A Healthy Mix of Rest and Motion", *New York Times*, 3 de mayo, 2007.

Johnston, D. y Master, K., *Green Remodeling*, Gabriola Island, BC, Canadá, New Society Publishers, 2004.

Kaiser, J., "Just How Dangerous is Bisphenol-A?", *ScienceNow Daily News*, 16 de abril, 2008.

Kummer, C., *The Joy of Coffee: The Essential Guide to Buying, Brewing, and Enjoying* (revisado y actualizado), Nueva York, Houghton Mifflin, agosto 2003.

Light, K., "More Frequent Partner Hugs and Higher Oxytocin Levels are Linked to Lower Blood Pressure and Heart Rate in Premenopausal Women", *Biological Psychology* 69, no. 1, 2005.

Linus Pauling Institute Micronutrient Information Center, Oregon State University, lpi.oregonstate.edu/infocenter/.

Liu, X., *et al*, "Preliminary Study of the Effects of *Tai Chi* and *Qigong* Medical Exercise on Indicators of Metabolic Syndrome and Glycemic Control in Adults with Raised Blood Glucose Levels", *British Journal of Sports Medicine*, 2 de abril, 2008.

Lowry, C. A., *et al*, "Identification of an Immune-Responsive Mesolimbocortical Serotonergic System: Potential Role in Regulation of Emotional Behavior", *Neuroscience* 146, no. 2, mayo 2002.

Lutter, M., *et al*, "The Orexigenic Hormone Ghrelin Defends Against Depressive Symptoms of Chronic Stress", *Nature Neuroscience* 11. no. 7, julio 2008.

Maglione-Garves, C. y Kravitz, L., *et al*, "Cortisol Connections: Tips on Managing Stress and Weight", www.unm.edu/~lkravitz/Article%20folder/stresscortisol.html.

Major, G., *et al*, "Clinical Significance of Adaptive Thermogenesis", *International Journal of Obesity* 31, no. 2, febrero 2007.

Maleskey, G. y Kittel, M., "Turn On Your Weight Loss Hormones!", *Prevention*, enero 2002.

McRandle, P., "Plastic Water Bottles: Green Guide 101", *National Geographic Green Guide*, marzo/abril 2004, www.thegreenguide.com/doc/101/plastic.

McRee, L., "Using Massage and Music Therapy to Improve Postoperative Outcomes", *Association of periOperative Registered Nurses Journal*, septiembre 2003.

Miao, Y., *et al*, "Folic Acid Prevents and Partially Reverses Glucocorticoid-Induced Hypertension in the Rat", *American Journal of Hypertension* 20, no. 3, marzo 2007.

Miyawaki, J., *et al*, "Perinatal and Postnatal Exposure to Bisphenol A Increases Adipose Tissue Mass and Serum Cholesterol Level in Mice", *Journal of Atherosclerosis and Thrombosis* 14, no. 5, octubre 2005.

National Sleep Foundation, "2008 Sleep in America Poll", marzo 2008, www.sleep foundation.irg/site/c.hulXKjM0IxF/b.3933533/.

Pelletier, C., Imbeault, P. y Tremblay, A., "Energy Balance and Pollution by Organochlorines and Polychlorinated Biphenyls", *Obesity Reviews* 4, no. 1, febrero 2003.

Physicians for Social Responsibility, "Environmental Endocrine Disruptors: What Health Care Providers Should Know", www.psr.org/site/DocServer/Environmental _Endocrine_Disruptors.pdf.

"Poison Exposures in the United States", National Capital Poison Center, http:// www.poison.org/prevent/documents/poison%20stats.pdf.

Prevention, personal, "Beauty Sleep: How to Make the Most of Skin's Downtime and Wake Up with a New Glow", www.prevention.com/cda/article/beauty-sleep/ 3decd08f88803110VgnVCM20000012281eac_/lifelong.beauty/anti.aging.arsenal/ skin.care, 8 de septiembre, 2006.

Rayssiguier, Y., *et al*, "High Fructose Consumption Combined with Low Dietary Magnesium Intake May Increase the Incidence of the Metabolic Syndrome by Inducing Inflammation", *Magnesium Research* 19, no. 4, diciembre 2006.

Royte, E., *Bottlemania: How Water Went on Sale and Why We Bought It,* Nueva York, Bloomsbury USA, 2008.

Sadler, J., "Is Bottled Water Any Better than Tap Water?", Newswise, comunicado de prensa, 14 de abril, 2008.

Scarth, J., *et al*, "Modulation of the Growth Hormone-Insulin-Like Growth Factor (GH-IGF) Axis by Pharmaceutical, Nutraceutical and Environmental Xenobiotics: An Emerging Role for Xenobiotic-Metabolizing Enzymes and the Transcription Factors Regulating Their Expression", Xenobiotica 36, no. 2–3, febrero–marzo 2006.

Spiegel, K., *et al*, "Brief Communication: Sleep Curtailment in Healthy Young Men is Associated with Decreased Leptin Levels, Elevated Ghrelin Levels, and Increased Hunger and Appetite" *Annals of Internal Medicine* 141, no. 11, 7 de diciembre, 2004.

Steenhuysen, J., "Formaldehyde Exposure Linked with ALS in U.S. Study", Reuters, 16 de abril, 2008.

Stein, R., "Scientists Finding Out What Losing Sleep Does to a Body", *Washington Post,* 9 de octubre, 2005.

"Surprising Advice for Insominacs: Sleep Less", *Harvard HealthBeat,* 8 de mayo, 2008.

Suzawa, M. e Ingraham, H., "The Herbicide Atrazine Activates Endocrine Gene Networks Via Non-Steroidal NR54 Nuclear Receptors in Fish and Mammalian Cells", *PloS ONE3,* No. 5, mayo 2008.

Szabo, L., "Endocrine Disruptor Won't be on the Label", *USA Today,* 30 de octubre, 2007.

Tasali, E., *et al*, "Slow-Wave Sleep and the Risk of Type 2 Diabetes in Humans", *Proceedings of the National Academy of Sciences* 105, no. 3, enero 2008.

The George Mateljan Foundation. The World's Healthiest Foods Web Sites, whfoods.org y WorldsHealthiestFoods.com.

Tremblay, A., *et al,* "Thermogenesis and Weight Loss in Obese Individuals: A Primary Association with Organochlorine Pollution", *International Journal of Obesity and Related Metabolic Disorders* 28, no. 7, julio 2004.

Tugend, A., "Shortcuts: Vacations Are Good for You, Medically Speaking", *New York Times,* 7 de junio, 2008.

University of Maryland Medical Center Complementary and Alternative Medicine Index (CAM), http://www.umm.edu/altmed/.

Volek, J., *et al,* "Testosterone and Cortisol in Relationship to Dietary Nutrients and Resistance Exercise", *Journal of Applied Physiology* 82, no. 1, enero 1997.

Weinhold, B., "Pollutants May Put On The Pounds", *Environmental Health Perspectives* 114, no. 12, diciembre 2006.

Whittelsey, F., "Hazards of Hydration", *Sierra,* noviembre-diciembre 2003.

World Cancer Research Fund and the American Institute for Cancer Research, "Second Expert Report: Food, Nutrition, Physical Activity and the Prevention of Cancer: A Global Perspective", 2007, www.dietandcancerreport.org.

Xue, M., "Activation of NF-E2-related Factor-2 Reverses Biochemical Dysfunction of Endothelial Cells Induced by Hyperglycemia Linked to Vascular Disease", *Diabetes,* agosto 2008.

Yeager, S., "High-Metabolism Diet: Essential Eating Rules That Stoke Your Fat Burn All Day Long", *Prevention,* marzo 2008.

Zandonella, C., "The Bisphenol-A Debate: A Suspect Chemical in Plastic Bottles and Cans", *National Geographic Green Guide,* mayo-junio 2006, www.thegreen guide.com/doc/114/bpa.

CAPÍTULO 10

Bell, G., *et al,* "End-Organ Responses to Thyroxine Therapy in Subclinical Hypothyroidism", *Clinical Endocrinology* 22, no. 1, enero 1985.

Feldman, H., "Age Trends in the Level of Serum Testosterone and Other Hormones in Middle-Aged Men: Longitudinal Results from the Massachusetts Male Aging Study", *Journal of Clinical Endocrinology and Metabolism* 87 (2), febrero 2002.

Hernandez-Reif, M., *et al,* "Premenstrual Syndrome Symptoms Are Relieved by Massage Therapy", *Journal of Psychosomatic Obstetrics and Gynecology* 21 (britannica.com), 2000.

Houston, D., *et al,* "Dietary Protein Intake is Associated with Lean Mass Change in Older, Community-Dwelling Adults: The Health, Aging, and Body Composition (Health ABC) Study", *American Journal of Clinical Nutrition* 87, no. 1, enero 2008: 150–55.

Mayo Clinic, personal, "Lose a Little; Helps a Lot", *Mayo Clinic Health Letter,* enero 2008.

Shores, M., "Low Serum Testosterone and Mortality in Male Veterans", *Archives of Internal Medicine* 166, no. 15, del 14 al 28 de agosto, 2006.

"Studies Support Testosterone Supplements for Older Men: Low Levels of the Hormone Could Boost Death Risk, Researchers Say", U.S. News & World Report, 17 de junio, 2008, health.usnews.com/articles/health/healthday/2008/06/17/studies-support-testosterone-supplements-for.html.

The Merck Manual of Medical Information, www.merck.com/mmhe/index.html.

U.S. Environmental Protection Agency, "Lindane Voluntary Cancellation and RED

Addendum Fact Sheet", julio 2006, www.epa.gov/oppsrrd1/REDs/factsheets/lindane_fs_addendum.htm.

Vigorito, C., *et al,* "Beneficial Effects of a Three-Month Structured Exercise Training Program on Cardiopulmonary Functional Capacity in Young Women with Polycystic Ovary Syndrome", *Journal of Clinical Endocrinology and Metabolism* 92, no. 4, abril 2007.

ÍNDICE